"十四五"职业教育国家规划教材

中药炮制技术

靳丽梅　主编

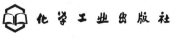

化学工业出版社

·北京·

《中药炮制技术》分为 4 个项目：中药炮制的认知、中药材前处理技术（净选加工、饮片切制）、中药材炮制技术（清炒、加辅料炒、炙制、煅制、水火共制、其他制法）与中药饮片质量检测与贮藏保管，包含 8 个任务 30 个子任务。同时借助二维码技术，配备电子课件、动画、视频等教学资源，以加深对知识的直观理解，帮助学生坚定文化自信，践行党的二十大精神。

本书可供高职高专类院校中药制药技术及相关专业师生作为教材使用，也可作为行业从业人员及自学者们的参考用书。

图书在版编目（CIP）数据

中药炮制技术/靳丽梅主编. —北京：化学工业出版社，2018.10（2025.7重印）
"十三五"职业教育规划教材
ISBN 978-7-122-32842-7

Ⅰ.①中… Ⅱ.①靳… Ⅲ.①中药炮制学-职业教育-教材 Ⅳ.①R283

中国版本图书馆 CIP 数据核字（2018）第 187077 号

责任编辑：章梦婕 李植峰 迟 蕾 装帧设计：关 飞
责任校对：王 静

出版发行：化学工业出版社（北京市东城区青年湖南街 13 号 邮政编码 100011）
印 装：大厂回族自治县聚鑫印刷有限责任公司
787mm×1092mm 1/16 印张 14¾ 字数 373 千字 2025 年 7 月北京第 1 版第 8 次印刷

购书咨询：010-64518888 售后服务：010-64518899
网 址：http://www.cip.com.cn
凡购买本书，如有缺损质量问题，本社销售中心负责调换。

定 价：38.00 元 版权所有 违者必究

《中药炮制技术》编审人员

主　编　靳丽梅

副主编　桑咏梅　史红波　李秋红　李继红

编　者　（按照姓氏汉语拼音排列）

靳丽梅（黑龙江农业经济职业学院）

李继红（辽宁农业职业技术学院）

李秋红（黑龙江中医药大学）

桑咏梅（黑龙江生态工程职业学院）

史红波（黑龙江农垦职业学院）

苏伟良（黑龙江惠美佳药业有限公司）

张小年（黑龙江农业经济职业学院）

赵吉宇（江苏食品药品职业技术学院）

郑燕枝（福建生物工程职业技术学院）

主　审　王振月（黑龙江中医药大学）

前　言

"健康中国2030"提出实施中医药传承创新工程，随着社会经济的进步，人们对健康需求的增加及中药应用模式的转变，使对中药类人才的数量、质量和结构也提出了更高的需求，也促进了非物质文化传承技术之一"中药炮制技术"的教学改革。为推进中医药文化传承与发展，坚定文化自信，落实党的二十大精神，我们根据高职高专院校的教学特点和中药岗位需求，充分借鉴近年来中药炮制技术教学改革成果，对课程定位和课程目标进行了充分的调研和论证，改革教学内容，创新教材编写形式，建设了以围绕"教师教学"和"学生学习"两个中心的立体化教材。

中药炮制技术是中药制药技术专业的核心课程，是一门综合应用性课程，实践性较强。掌握这门课程的理论与技能知识，可以在中药饮片厂各个工序和中药制药企业前处理车间从事生产操作、产品检验及中药养护等管理工作，达到中药炮制工的职业技能要求，符合行业发展需要，充分体现自身的价值。

全书分成4个项目：中药炮制的认知、中药材前处理技术、中药材炮制技术与中药饮片质量检测与贮藏保管。各个药材基于《中华人民共和国药典》下规定的炮制品种、质量标准、炮制作用，理论部分以实用为主，并突出实践能力的培养，有利于教师教学及学生阅读，提高教学质量；任务实施打破了传统的编写模式，增加了任务单、操作单和评价单内容，学生在任务实施中根据下达的任务进行操作，将理论与实践相结合。同时，"评价单"中明确了操作中考核的标准，便于实地操作和评价。为了提高学生的学习兴趣，教材中增加了"知识链接"板块，并于每个任务后进行经验小结，使知识内容一目了然，"教、学、做、练、训"一体，以提高教学质量和学习效果。附录配有中药炮制工技能考核题库、经反复讨论修改和审定的"课程标准"，以及《中华人民共和国药典》四部收载的中药材相关标准、中药饮片质量标准通则，结合现代信息化技术，通过二维码链接的视频、课件来学习中药炮制工艺各个关键技能点的操作。

本教材中，项目1、附录由赵吉宇老师编写；项目2、项目4由靳丽梅老师编写；项目3中，任务3由张小年老师编写，任务4由靳丽梅老师编写，任务5由史红波老师、郑燕枝老师编写，任务6由张小年老师、李秋红老师编写，任务7由赵吉宇老师、苏伟良老师编写，任务8由桑咏梅老师、李继红老师编写；配套视频、动画及ppt课件资源由张小年、赵吉宇、靳丽梅三位老师完成。全书由靳丽梅老师统稿、王振月教授审阅，由黑龙江省高职高专教育制药类专业指导委员会规划与审定。

由于编者的水平和能力有限，难免有疏漏和不足之处，恳请广大师生和同行提出宝贵意见，以便在今后修订中改正。

编者

目 录

项目 1

中药炮制的认知

知识目标：理解中药炮制技术的发展历程，熟悉中药炮制的相关法规，了解中药炮制技术的基本知识。

中药炮制是指以中医药基础理论为指导，按照中医辨证施治用药的需要，药物自身的性质、调剂及制剂等不同需求，采用一定操作工艺和方法，将中药材加工成中药饮片，以及进行特殊加工制作的一项传统制药技术。中药炮制所制作的是符合一定标准规格的中药炮制品，古时又称"炮炙""修事""修治"。药物经炮制后，不仅可以提高药效、降低药物的毒副作用，而且方便存储，是中医临床用药的必备工序。

一、中药炮制的发展

1. 中药炮制的起源

动画：中药炮制的发展及相关法规

中药是人类在找寻食物的过程中发现的。中药的炮制是随着中药的发现和应用而产生的，其历史可追溯到原始社会。古人在使用药物时，为了服用方便，有了洗涤、打碎、将整枝整块药物劈成小块、锉为粗末等简单加工，这便是中药炮制的萌芽。当人类开始用火以后，不仅能使生食变为熟食，同时也为药物"炮炙"加工提供了客观条件。到了夏商时代，由于酒醋和油盐的发明，以及人们对烹调技术的掌握，制药有了进一步的发展。由此可知，中药炮制的起源和发展是我们的祖先在长期生产、生活实践中总结出来的。

2. 中药炮制技术的发展

春秋战国至宋代（公元前 722 年至公元 1279 年）是中药炮制技术的起始和形成时期。在古代文献中，炮制的出现最早只是个别和简单的炮制原则，其特点和主要文献如下。

《五十二病方》是我国现存较早的医方书，在收录现存的 280 多个医方中，包括了净制、切制、水制、火制、水火共制等炮制内容。如"取庆（蜣）良（螂）一斗，去其甲足；服零（茯苓）……；取商劳渍醯中；止出血者燔发；燔其艾；陈藿，蒸而取其汁"等。不仅有"炮""煅""细切""熬""酒醋渍"等术语，并有操作过程的记载。

《黄帝内经》约为战国至秦汉时代的著作，在《灵枢经邪客》篇中有用"秫米半夏汤"治疗"邪气客人"的记载。"秫米汤"中的"治半夏"即为修治过的半夏。生半夏毒性大，以"治"来减低毒性，可见当时已出现有毒药物的炮制。《素问·缪刺论》中所说的"角发""燔治"即是最早的炭药——血余炭，"吹咀"即是当时的切制饮片。

到了汉代，中药炮制技术已有较大的发展。我国第一部药学专著《神农本草经》在纪元前问世。书中指出："药有……及有毒无毒，阴干暴干，采造时月，生熟，土地所出，真伪新陈，并各有法。"这里所指"阴干暴干"是指产地加工，而生熟则说的是药物炮制了。如"露蜂房……熬""桑螵蛸……蒸""贝子……烧"等。

汉代有关药物炮制的方法更多散见于处方药物的脚注，与药物配伍、剂型、煎法、服用相联系。如《伤寒论》中的抵当汤：水蛭十三个，熬；虻虫十三个，去翅足，熬；桃仁二十枚，去皮尖；大黄三两，酒浸。其对毒剧药应用很谨慎，用法也很有分寸，如附子要求"炮"（"炮去皮，破八片"）。其中有些炮制方法已趋成熟，如对制药火候提出"烧、炼、熬"三者的不同。同时，炮制理论上也开始引起人们的注意，如《神农本草经》序录中就有"凡此七情，合和视之……若有毒宜制，可用相杀者，不尔勿合用也"，这是对有毒药物炮制方法与机制的解释。张仲景还提出药物"有须烧炼炮制，生熟有定"，开创了药物生熟异用学说。

矿物药的炮制，当时也取得了很大的成就。《神农本草经》提到了丹砂能化汞、硝石炼之如膏、曾青（蓝色铜矿物）能化金铜、朴硝炼饵食之，这些是通过炮制改变其药性。汉代对中药炮制的目的、原则也已初步确立，并出现了大量的炮制方法和炮制品，但方法比较简单。

在炮制原则系统化方面，梁代·陶弘景的《本草经集注》中第一次将炮制技术作了系统归纳，说明了部分炮制作用，如"凡汤中用完物皆擘破""诸虫先微炙"等。唐代·孙思邈在《备急千金药方》中又进一步补充，在"合和"章中说："凡用甘草、厚朴、枳实、石楠、茵芋、藜芦、皂荚之类皆炙之"，"凡用麦、曲米、大豆黄卷、泽兰、芜荑皆微炒，干漆炒令烟断。"这些原则在宋代·唐慎微的《证类本草》中亦有引用。

在炮制方法方面，晋代的《肘后备急方》已有用大豆汁、甘草、生姜等解乌头、芫花、半夏毒的记载；梁代《本草经集注》已将"咀"改为"切制"；唐代《千金翼方》已有反复蒸曝制熟地黄，《食疗本草》开始用童便处理药材，《外台秘要》开始用麸炒法；宋代《太平圣惠方》开始有乳制法，《博济方》开始有巴豆霜，《小儿药证直诀》开始制胆南星等。

刘宋时代，雷敩总结了前人炮制方面的技术和经验，撰成《雷公炮炙❶论》三卷，这是我国第一部炮制专著。该书对后世中药炮制的发展有较大的影响。例如，大黄用蒸来缓和其泻下作用；莨菪、吴茱萸等含有生物碱，用醋制可以使生物碱成盐，而提升其在水中的溶解度；对挥发性药物茵陈指出"勿令犯火"，即防止高温处理；对某些含鞣质的药物，如白芍等须用竹刀刮去皮，知母、没食子勿令犯铁器等，这些技术经验对现在的中药炮制仍有指导意义。

宋代炮制方法有很大改进，炮制目的也呈现多样化。如《证类本草》广泛辑录了宋代以前有关药学方面的文献，部分保存了现今已失传的医药书籍的内容。宋大观年间，陈师文等编撰《太平惠民和剂局方》，强调"凡有修合，依法炮制"，并特设"论炮炙三品药石类例"，专章讨论炮制技术，同时收录了185种中药的炮制方法和要求，逐渐注意到药物经炮制后性味功效的改变，如蒲黄"破血消肿即生使，补血、止血即炒用"。由于该书筛选了当时通用的方剂及炮制方法，实践性强，现代应用的许多方法，特别是配制成药的方法，很多都与该书所列的方法相似。

总之，在宋代以前，炮制的原则、方法，适用品种已初具规模，是炮制技术的形成时期。

---

❶ 炮炙：炮制的古称。

3. 中药炮制理论的发展

金元、明时期（公元 1280～1644 年）是炮制理论的形成时期，在此时期的炮制特点和主要文献如下。

金元时期，名医各有专长，张元素、李东垣、王好古、朱丹溪等均特别重视药物炮制前后的不同应用、炮制辅料的作用，开始对各类炮制作用进行总结；明代又进一步系统整理，便逐渐形成了传统的炮制理论。

元代王好古在《汤液本草》中引李东垣"用药心法"，有"黄芩、黄连、黄檗、知母，病在头面及手梢皮肤者，须用酒炒之，借酒力以上腾也。咽之下、脐之上，须酒洗之，在下生用。大凡生升熟降，大黄须煨，恐寒则损胃气。至于川乌、附子须炮，以制毒也。"并说："去湿以生姜""去膈上痰以蜜"。张元素在《珍珠囊》中提到白芍可"酒浸行经，止中部腹痛""木香行肝气，火煨用，可实大肠"。葛可久在《十药神书》中首先提出炭药止血的理论："大抵血热则行，血冷则凝……见黑则止"，著名的"十灰散"就是该书的方剂之一。从药物炮制方法的数量之多和理论实践上的重大改进上，足见金元时期中药炮制的昌盛。

其后，明代对医药也比较重视，在中药炮制技术上有较大的进步，在炮制理论上也有显著的建树。

明代徐彦纯编撰的《本草发挥》辑自金元诸家的著作，在炮制作用原理上有较多的阐述，如"神曲火炒以补天五之气，入足阳明胃经""用上焦药须酒浸暴干……知柏之下却之药，久弱之人，须合之者，酒浸暴干，恐伤胃气也"。还提出童便制、盐制的作用，即"用附子、乌头者当以童便浸之，以杀其毒，且可助下行之力，入盐犹捷也""心虚则盐炒之""以盐炒补心肺"等，均为中药炮制理论的重要论述。

明代陈嘉谟在《本草蒙筌》的"制造资水火"中指出："凡药制造，贵在适中，不及则功效难求，太过则气味反失"。在炮制技术上特别值得提出的是"五倍子"条下所载的"百药煎"的制备方法，实际上就是没食子酸的制法，这比瑞典药学家舍勒氏制备没食子酸的工作早 200 多年。

明代李时珍的《本草纲目》载药 1892 种，其中有 330 味药记有"修治"专目。在"修治"专目中，综述了前代的炮制经验，载有李时珍本人炮制经验或见解的有 144 条。其中很多药物，如木香、高良姜、茺蔚子、枫香脂、樟脑等的炮制方法，都是李时珍个人的经验记载，并非他人经验的综述。全书记载炮制方法近 20 类，有水制、火制、水火共制、加辅料制、制霜、制曲等法，且多数制法至今仍为炮制生产所沿用，如半夏、天南星、胆南星等。

明代缪希雍所撰《炮炙大法》是继《雷公炮炙论》之后的另一部炮制专著，收载了 439 种药物的炮制方法，用简明的笔法叙述各药出处、采集时间、优劣鉴别、炮制辅料、操作程序及药物贮藏。其中大部分内容能反映当时的社会生产实际，在前人的基础上有所发展，并将前人的炮制方法归纳为：炮、爁、煿、炙、煨、炒、煅、炼、制、度、飞、伏、镑、摋、晒、曝、露十七种方法，即"雷公炮制十七法"。

总之，金元、明时期的中药炮制是在前人炮制作用解释的基础上，经系统总结而形成理论，是中药炮制的理论形成时期。

4. 中药炮制技术的应用与振兴

清代以后（公元 1645 年以后）是炮制品种和技术的扩大应用与振兴发展时期。清代时期多在明代的理论基础上增加炮制品，此时的医药文献多有专项记载炮制的方法和作用，但也有某些炮制的不同认识和看法。此时期的炮制特点和主要文献如下。

清代刘若金著《本草述》，收载有关炮制的药物 300 多种，记述药物的各种炮制方法、作用、目的及理论解释，内容丰富。后经杨时泰修改删节为《本草述钩元》，使得原著的意旨更为明确易解，如黄芪"治痈疽生用，治肺气虚蜜炙用，治下虚盐水或蒸或炒用等"。

张仲岩著《修世指南》为清代炮制专书，收录药物232种，较为系统地叙述了各种炮制方法，其中多来源于《证类本草》和《本草纲目》，但张氏作了进一步归纳、整理，条分缕析，较为醒目。张氏认为炮制在中医药学中非常重要，他说"炮制不明，药性不确，则汤方无准而病症无验也。"他在炮制理论上也有所发挥，如提出"吴茱萸汁制抑苦寒而扶胃气，猪胆汁制泻胆火而达木郁，牛胆汁制去燥烈而清润，秋石制抑阴而养阳……炙者去中和之性，炒着取芳香之性"等炮制作用。

赵学敏的《本草纲目拾遗》和唐容川的《血证论》，除了记载当时的很多炮制方法外，还特别记载了相当数量的炭药，并在张仲景"烧灰存性"的基础上明确提出"炒炭存性"的要求，主要用于疮、痔、烫伤、癣病，以及崩漏、出血、痢疾等的治疗。炭药的炮制与应用，在清代有相当大的发展，很有特色。

明、清时期炮制品增加虽很多，但有些是受当时炮制理论影响而推理出来的，所以认识上不甚一致。如《本草纲目拾遗》中不同意半夏长期浸泡："今药肆所售仙半夏，惟将半夏浸泡，尽去其汁味，然后以甘草浸晒……全失本性……是无异食半夏渣滓，何益之有。"

20世纪50年代以来，研究人员整理总结编写成文字资料并先后出版了《历代炮制经验集成》及《历代中药炮制资料辑要》等。各省市亦先后编订出版了地方性炮制规范，在此基础上又编订出版了《全国中药炮制规范》，有的已列入国家药典的炮制标准。

20世纪80年代，我国曾把中药饮片炮制科研项目列为攻关重点项目，组织全国炮制科研力量对中药炮制的沿革、理论、工艺、炮制化学、炮制药理及饮片质量等作了较为系统的研究，在中药饮片生产工业化、炮制工艺规范化和饮片质量标准化方面均取得较大的进展。

近年来，我国对中药饮片炮制工艺及质量标准示范与炮制规范化研究的开展，使中药炮制技术开启了新的篇章。同时也有保存地区特色的炮制工艺技术，如江西樟邦的炮制技术，历史上素有"南刀"之冠而流传全国。此外，还有保留大量依方炮制的特需品种，如"蒿芩清胆汤"中的仙半夏、"龙胆泻肝汤"中的酒炒栀子、"泻青丸"中的煨大黄等。

总之，在传统经验的基础上，运用现代科学技术探明炮制原理，改革工艺设备，可使炮制理论和技术更趋完善。

二、中药炮制技术在行业中的地位

中药材、中药饮片和中成药是中药行业的"三大支柱"。中医在临床用以治病的物质是中药饮片和成药制剂。中药饮片既不是药材的简单加工，也不光是为了方便配方而制，它直接关系到中药的临床疗效。只有采用品质优良的中药材原料，按照规范化的炮制技术进行严格认真的净制、切制和炮炙处理，才能生产出高品质的中药饮片。中药的炮制只有积极引进新技术、新方法进行研究和改进，才能提高炮制工艺水平，并逐步建立起中药质量标准体系，保证中药饮片的质量，以确保中医临床疗效的实现。

三、有关中药炮制的法规

《中华人民共和国药品管理法》于2015年第二次修正并实施，是目前药品生产、使用、检验的基本法律。其中第二章"药品生产企业管理"中第十条规定："中药饮片必须按照国家药品标准炮制；国家药品标准没有规定的，必须按照省、自治区、直辖市人民政府药品监督管理部门制定的炮制规范炮制。省、自治区、直辖市人民政府药品监督管理部门制定的炮制规范应当报国务院药品监督管理部门备案。"

《中华人民共和国药典》（2015年版）（简称《中国药典》）为现行的标准，一部收载药材和饮片1058种，四部收载药材和饮片取样法、药材和饮片检定通则、炮制通则，在进行眼看、口尝、鼻闻、手摸等手段的基础上，增加了水分、灰分、有害物限量残留、含量等指标的限度范围，在一定程度上保证了中药饮片的质量。

由于中药炮制具有较多的传统经验和地方特色，有些炮制工艺还不能全国统一，为了保留地方特色，各省（市）都先后制订了适合本地的质量标准，如中药饮片炮制规范，中药材质量标准等，但应与《中国药典》等国家标准相一致，如有不同之处，应按照国家级药品标准炮制的有关规定炮制。地方标准只有在国家级标准中没有收载的品种或项目的情况下，制定出适合本地的标准才有意义，一般应力求全国统一，同时应将地方标准报国家食品药品监督管理部门备案。

四、中药炮制技术的基础知识

（一）中药炮制的目的

动画：中药炮制的目的及炮制对药物的影响

中药来源于自然界的植物、动物、矿物，这些天然药物或质地坚硬、粗大，或含有杂质、泥沙，或含有毒性成分等，所以都要经过加工炮制后才能应用。中药炮制的目的是多方面的，往往一种中药可以有多种炮制方法。一种炮制方法兼有几方面的目的，这些既有主次之分，又彼此密切联系。一般认为中药炮制的目的有以下几方面。

1. 消除或降低毒副作用，保证用药安全

有的药物具有较好的疗效，但因毒性或副作用太大，临床应用不安全，则须通过炮制降低其毒性或副作用。有毒中药经炮制后，使有毒成分减少或发生改变，毒副作用消除或降低，能更安全地服务于临床。

历代对有毒药物的炮制都很重视，各代都有较好的除毒方法和炮制作用的论述。如草乌有用浸、漂、蒸、煮、加辅料制等炮制方法，以降低毒性；又如相思子、蓖麻子、商陆、萱草根等，可用加热炮制降低其毒性。

炮制也可除去或降低副作用。汉代张仲景提出麻黄"生令人烦，汗出不可止"，说明麻黄生用有"烦"和"出汗多"的副作用，用时"皆先煮数沸"，则可降低其副作用。柏子仁具宁心安神、润肠通便等作用，如果用于宁心安神则需避免服后产生滑肠致泻的作用，通过去油制霜法炮制可消除其滑肠致泻的副作用。

2. 增强药物作用，提高临床疗效

中药除了通过配伍来提高疗效外，炮制是达到这一目的的又一有效途径和手段。有些药物经炮制后，可增加有效成分的溶出和含量，或产生新的有效成分，使药效增强。经加工炮制后的中药饮片有效成分溶出率往往高于生药。

明代《医宗粹言》写道："决明子、萝卜子、芥子、苏子、韭子、青葙子，凡药用子者俱要炒过，入煎方得味出。"这便是现代"逢子必炒"的根据和用意。因为种子被有硬壳，不易煎出有效成分，炒后表皮爆裂，有效成分便于煎出。款冬花、紫菀等化痰止咳药经蜜炙后，增强了其润肺止咳作用，是因为蜂蜜可甘缓益脾、润肺止咳，作为辅料应用后与药物有协同作用而增强疗效。此外现代实验证明，胆汁制天南星能增强镇痉作用，甘草制黄连或甘草栓皮（含黄酮苷）可使黄连抑菌效力提高5～6倍。

3. 改变或缓和药物性能，适合病情需要

中医采用"寒、热、温、凉"及"辛、甘、酸、苦、咸"来表达中药的性能。性和味偏盛的药物，在临床应用时会带来一定的副作用，如太寒伤阳、太热伤阴、过酸损齿伤筋、过苦伤胃耗液、过甘生湿助满、过辛损津耗气、过咸助痰湿等。为了适应不同病情和患者体质的需要，一方面可通过配伍的方法，另一方面可用炮制的方法来转变或缓和药物偏盛的性和味，影响药物的归经、四气五味及升降浮沉，使应用范围改变或扩大。

根据中药临床观察，发现许多药物生、熟作用有别，如蒲黄生用可活血化瘀，炒用可止血；生甘草味甘、性平，能清热解毒，蜜炙甘草性温，能补中益气，故有"补汤宜用熟，泻药不嫌生"之说。

中医对疾病的部位（病所）通常以经络、脏腑来归纳，对药物作用趋向以"升降沉浮"来表示。疾病在病机和证候趋势上常表现为向上，如咳嗽、气喘、吐血等；或向下，如泻痢、崩漏、遗尿等。这些可以利用药物"升降沉浮"的作用趋向以纠正机体功能的失调。炮制可以引药入经，改变作用部位和趋向。如大黄苦寒，性沉而不浮，其用是"走而不守"，酒制后能引药上行，能在上焦产生清降热邪的作用，治疗上焦实热引起的牙痛等症；黄柏禀性至阴，气薄味厚，主降，上清丸中黄柏经酒制后，转降为生。

一种药物往往归入数经，在临床上常嫌其作用分散，这时可通过炮制进行适当调整，使其作用专一。如柴胡，入心包络、肝、三焦、胆经，经醋制后，作用专于肝经，使其更有效地治疗肝经的疾病。前人从实践中总结出一些规律性的认识，如"大凡生升熟降""酒制升提""盐制入肾"等。

总之，通过炮制可改变或缓和药物的性能，临床应用各有所长。

4. 便于调剂和制剂

来自植物根及根茎类、藤木类、果实类的中药，经炮制后加工成一定规格的饮片，如切成片、丝、段、块等，可便于调剂时分剂量和配方；矿物类、贝壳类及动物骨甲类药物，如自然铜、磁石、代赭石、牡蛎、石决明等，质地坚硬、难于粉碎，不便制剂和调剂，而且在短时间内也不易煎出有效成分，因此必须经过煅、煅淬、砂烫等炮制方法使质地变为酥脆，易于粉碎，同时可使有效成分易于煎出。

5. 有利于贮藏及保存药效

药物经纯净修制、除去杂质、制成饮片、干燥等炮制处理后，有利于药材贮藏和保存药效。如蒸制桑螵蛸，可杀死虫卵，更利于贮存；如苏子、莱菔子等植物种子类药物，经过加热处理，如蒸、炒、烊等，能终止种子发芽，便于贮存而不变质；某些含苷类药物，经加热处理破坏酶的活性，可避免有效成分被酶解损失，以利久贮，如黄芩、杏仁等。

6. 矫臭矫味，便于服用

一些动物药、动物粪便及有特殊臭味的药，往往为患者所厌恶，难以口服或服后出现恶心、呕吐、心烦等不良反应。为了利于服用，常将此类药物采用漂洗、酒制、醋制、蜜制、麸炒等方法处理，能起到矫臭矫味的效果。如酒制乌梢蛇、蕲蛇，麸炒僵蚕、椿根皮，醋制乳香、没药，长流水漂洗人中白等。

7. 提高药物净度，确保用药质量

中药在采收、运输、保管等过程中，常混有沙土、杂质、霉烂品及非药用部位，因此必须加以净选、清洗等加工处理，使其达到一定的净度，这对保证临床用药剂量准确有着重要的意义。如种子类药物要去沙土、杂质，根类药物要去芦头，皮类药物要去粗皮，动物类药物要去头、足、翅等。有些药物虽属同一植物，但由于药用部位不同，其作用也不同，更应

区分入药，如麻黄茎发汗、根止汗，故要分开入药，以适应医疗的需要。

（二）炮制对药物的影响

1. 炮制对药性的影响

炮制对药性的影响包括对性味、升降浮沉、归经、毒性的影响等。

（1）炮制对性味的影响　炮制常常通过对药物性味的影响，达到调整药物治疗作用的目的，其大致有三种情况。一是通过炮制纠正药物过偏之性，如栀子苦寒之性甚强，经过辛温的姜汁制后，能降低苦寒之性，以免伤中，即所谓"以热制寒"，称为"反制"。二是通过炮制使药物的性味增强，如以苦寒的胆汁制黄连，更增强黄连苦寒之性，所谓"寒者益寒"；以辛热的酒制仙茅，增强仙茅温肾壮阳作用，所谓"热者益热"，称为"从制"。三是通过炮制改变药物性味，扩大药物的用途，如生地黄甘寒，具有清热凉血、养阴生津作用，制成熟地黄后，则转为甘温之品，具有滋阴补血的功效，即一者性寒主清，一者性温主补；天南星辛温，善于燥湿化痰、祛风止痉，加胆汁制成胆南星，则性味转为苦凉，具有清热化痰、熄风定痉的功效。

（2）炮制对升降沉浮的影响　升降沉浮是指药物作用于机体的趋向。药物经炮制后，由于性味的变化，可以改变其作用趋向，尤其对具有双向性能的药物更明显。《本草纲目》云："升者引之以咸寒，则沉而直达下焦；沉者引之以酒，则浮而上至巅顶。"

药物大凡生升熟降，辅料的影响更明显，通常酒炒性升、姜汁炒则散、醋炒能收敛、盐水炒则下行。如黄柏原系清下焦湿热之药，经酒制后作用向上，兼能清上焦之热；黄芩酒炒可增强上行清头目之热的作用；砂仁为行气开胃、化湿醒脾之品，作用于中焦，经盐炙后可以下行温肾，治小便频数，莱菔子能升能降，生品以升为主，用于涌吐风痰，炒后则以降为主，长于降气化痰、消食除胀。由此可见，药物升降浮沉的性能并非固定不变，可以通过炮制改变其作用趋向。

（3）炮制对归经的影响　所谓归经就是指药物有选择性地对某些脏腑或经络表现出明显的作用，而对其他脏腑或经络的作用不明显或无作用。如生姜能发汗解表，故入肺经；又能和胃止呕，故入胃经。中药炮制很多都是以归经理论作指导的，特别是用某些辅料炮制药物，如醋制入肝经、蜜制入脾经、盐制入肾经等。

药物经炮制后，作用重点可以发生变化，对其中某一脏腑或经络的作用增强，而对其他脏腑或经络的作用相应地减弱，使其功效更加专一。如生地黄可入心经，以清营凉血为长；制成熟地黄后则主入肾经，以养血滋阴、益经补水见长。

炮制对药物的影响是多方面的，但因脏腑、经络的病变可以相互影响，在临床应用时不能单纯地受归经地限制，必须与整个药性结合起来考虑。

（4）炮制对毒性的影响　在古代医药文献中，早期的"毒药"通常是药物的总称，所谓"毒"主要是指药物的偏性。后世医药著作中所称的"毒"则是具有一定毒性和副作用的药物，用之不当可导致中毒，与现代"毒"的概念是一致的。药物通过炮制，可以达到去毒的目的。

去毒常用的炮制方法有净制、水泡漂、水飞、加热、加辅料处理、去油制霜等。这些方法可以单独运用，也可联合运用。如蕲蛇去头、朱砂水飞、川乌与草乌蒸或煮制、甘遂醋制、巴豆制霜等均可去毒。

炮制有毒药物时一定要注意去毒与存效并重，不可偏废，并且应根据药物的性质和毒性表现，选用恰当的炮制方法，才能收到良好的效果。否则，顾此失彼，可能造成毒去效失，甚至效失毒存的结果。

2. 炮制对药物化学成分的影响

中药炮制后，由于加热、水浸，以及酒、醋、药汁等辅料处理，使中药的化学成分发生一系列的变化，一些成分含量增加了，另一些成分减少或消失了，或者产生新的化合物。炮制对主要活性成分的影响，大体有以下几方面。

（1）炮制对含生物碱类药物的影响　生物碱是一类含氮的有机化合物，通常有似碱的性质，多数味苦，而且具有明显的生理活性。不但植物来源的中药可含有生物碱，而且动物来源的中药有的也含有生物碱（如蟾酥）。游离生物碱一般不溶或难溶于水，而能溶于乙醇、三氯甲烷等有机溶剂，亦可溶于酸水（形成盐）；大多数生物碱盐类则可溶于水，难溶或不溶于有机溶媒，所以常用酒、醋等作为炮制辅料。

虽然大多数生物碱不溶于水，但有些小分子生物碱（如槟榔碱）易溶于水，一些季铵类生物碱（如小檗碱）也能溶于水。在炮制过程中如用水洗、水浸等操作时，应尽量减少与水接触。在切制这类药材时，宜采取"少泡多润"的原则，尽量减少在切片浸泡过程中生物碱的损失，以免影响疗效。

各种生物碱都有不同的耐热性。高温情况下某些生物碱不稳定，可产生水解、分解等变化。炮制常用煮、蒸、炒、烫、煅、炙等方法，改变生物碱的结构，以达到解毒、增效的目的。如乌头碱在高温条件下水解成毒性小得多的乌头原碱；士的宁在加热条件下转变为异士的宁、士的宁含氮氧化物等，以保证临床用药安全有效。

有些药物（如石榴皮、龙胆草、山豆根等）所含生物碱遇热活性降低，而该生物碱又是有效物质，因而炮制过程中尽量减少热处理过程，以生用为宜。

（2）炮制对含苷类药物的影响　苷是糖分子中环状半缩醛上的羟基与非糖部分（苷元）中的羟基（或酚基）缩合（失水）而成的环状缩醛衍生物。苷在自然界中分布极广，广泛分布在植物体中，尤其在果实、树皮和根部最多。苷的溶解性能常无明显的规律，一般易溶于水或乙醇中，有些苷也易溶于三氯甲烷和乙酸乙酯，但难溶于乙醚和苯。

含苷类成分的药物往往在不同细胞中含有相应的分解酶，在一定温度和湿度条件下可被相应的酶所水解，从而使有效成分减少，影响疗效。如槐花、苦杏仁、黄芩等含苷药物，采收后长期放置，相应的酶便可分解芦丁、苦杏仁苷、黄芩苷，从而使这些药物失效；花类药物所含的花色苷也可因酶的作用而变色脱瓣。所以含苷类药物常用炒、蒸、烘、焯或曝晒的方法以破坏或抑制酶的活性，保证药物有效物质免受酶解，保存药效。

苷类成分在酸性条件下容易水解，不但会减低苷的含量，也增加了成分的复杂性，因此炮制时除临床上有专门要求外，一般少用或不用醋处理。在生产过程中，有机酸会被水或醇溶出，使水呈酸性，促进苷的水解，应加以注意。

（3）炮制对含挥发油类药物的影响　挥发油通常也是一种具有治疗作用的活性成分，它是指水蒸气蒸馏所得到的挥发性油状成分的总称。挥发油大多数具有芳香性，在常温下可以自行挥发而不留任何油迹，大多数比水轻，易溶于多种有机溶剂及脂肪油中，在70%以上的乙醇中能全溶，在水中的溶解度极小，呈油状。

人们很早就知道在许多植物中含有挥发性的香气物质，并指出要尽量少加热或不加热。如《雷公炮制论》中就对茵陈等注明"勿令犯火"；《本草纲目》在木香条下云"凡入理气药，不见火。若实大肠，宜面煨熟用"。所以凡含挥发性的药材应及时加工处理，干燥宜阴干，加水处理宜"抢水洗"，以免挥发油损失，加热处理尤须注意。

但也有些药物需要通过炮制以减少或除去挥发油，以达到临床的需要。例如，苍术含挥发油较多，甚至能析出挥发油结晶，具有刺激性，即中医所指的"燥性"。一些药物实训结果表明：炒炭可减少挥发油约80%，炒焦可减少约40%，煨或土炒可减少约20%，醋炙、酒炙、盐炙、米泔水制及麸炒减少约10%～15%，故应根据临床不同要求，相应选用不同的方法进行炮制。

（4）炮制对含鞣质类药物的影响　鞣质是一类复杂的多元酚类化合物，具有一定的生理活性，广泛地存在于植物中，在医疗上作为收敛剂，具有收敛止血、止泻、抗菌、保护黏膜等作用，有时也用作生物碱及重金属中毒的解毒剂。

鞣质含有多数酚羟基，极性较强，所以易溶于水，尤其易溶于热水，因而以鞣质为主要药用成分的药物在炮制过程中如用水处理要格外注意，如地榆、虎杖、侧柏叶、石榴皮等。

鞣质为强还原剂，能被空气中的氧所氧化，生成鞣红。槟榔、白芍等切片，露置空气中有时泛红，就是由这些药物所含的鞣质氧化成鞣红所造成的。鞣质在碱性溶液中变色更快，所以在炮制过程中要特别注意。

鞣质遇铁能发生化学反应，生成黑绿色的鞣质铁盐沉淀，因而在炮制含鞣质成分的药物时，有用竹刀切、铜刀切、木盆中洗的要求，煎药时也要用砂锅，都是为了避免鞣质与铁的反应。

（5）炮制对含有机酸类药物的影响　有机酸广泛存在于植物细胞液中，特别是正将成熟的肉质果实内。通常果实愈接近成熟，其含酸量愈逐渐减低。药材中常见的有机酸有甲酸、乙酸、乳酸、琥珀酸、苹果酸、酒石酸、枸橼酸等。其在人体营养及生理上都有重要作用。

有机酸在植物体内有以游离状态存在的，也有与钾、钠、钙、铍、镁、锶、钡等离子结合成盐类存在的。低分子的有机酸大多能溶于水，因此炮制过程中用水处理时宜采用"少泡多润"的方法，以防止有机酸类成分的损失。但植物如存在着可溶性的草酸盐往往有毒，如白花酢浆草、酢浆草，食后可产生虚弱、抑制，甚至死亡，炮制时应除去。

加热炮制可使有机酸破坏。具有强烈酸性的有机酸，对口腔、胃刺激性大，因此，对有强烈刺激性有机酸或含有机酸过多的药材，经过热处理，可破坏一部分，以适应临床需要。如山楂炒焦后有机酸破坏一部分，酸性降低，减少对胃肠道的刺激。有的药物经加热后，有机酸会发生质的变化，如咖啡经炒后，绿原酸被破坏，而生成咖啡酸和奎宁酸；或减少酒石酸、枸橼酸、苹果酸、草酸，相应产生挥发性的乙酸、丙酸、丁酸、缬草酸。

有些有机酸能与生物碱生成盐，有利于药效发挥，因而常用甘草水制一些生物碱的药物增强疗效，如吴茱萸制黄连。

（6）炮制对含油脂类药物的影响　油脂的主要成分为具长链脂肪酸的甘油酯，大多存在于植物的种子中，通常具有润肠通便或致泻等作用，有的作用峻烈，有一定毒性。

炮制过程中，经加热、压榨除去部分油脂类成分，以免滑肠致泻或可降低毒副作用，保证临床用药安全有效。如柏子仁去油制霜以降低或消除滑肠作用；千金子去油制霜以减小毒性，使药力缓和；瓜蒌仁去油制霜以除令人恶心呕吐之弊，更适用于脾胃虚弱患者。再如蓖麻子含有脂肪油，具消肿拔毒、泻下通滞作用，但种子中含有毒蛋白，炒熟后可使毒蛋白变性避免中毒；巴豆油既是有效成分又是有毒成分，则宜控制用量，使达适中。

（7）炮制对含树脂类药物的影响　树脂是一类复杂的混合物，通常存在于植物组织的树脂道中。当植物体在外伤的刺激下，即能分泌出树脂来，形成固体或半固体物质。有的为油树脂，有的为胶树脂，有的为油胶树脂。其多有一定的生理活性而被药用，常用作防腐、消炎、镇静、镇痛、解痉、活血、止血剂。

树脂一般不溶于水，而溶于乙醇等有机溶酶中。炮制含树脂类药物常用辅料酒、醋处理，可提高树脂类成分的溶解度，增强疗效。如五味子经酒制可提高疗效，因五味子的补益成分为一种树脂类物质；乳香、没药经醋制，能增强活血止痛作用。

加热炮制可增强某些含树脂类药物的疗效，如藤黄经高温处理后，抑菌作用增强。但是有的树脂如果加热不当反而影响疗效，如乳香、没药中的树脂如果炒制时温度过高，易促使树脂变性，反会影响疗效。同时，加热炮制可以破坏部分树脂，以适应医疗需要。如牵牛子树脂具有泻下去积作用，经炒制后部分树脂被破坏，可缓和泻下作用。

（8）炮制对含蛋白质、氨基酸类药物的影响　蛋白质是生物体内所有化合物中最复杂的物质，水解后可产生多种氨基酸，很多种氨基酸都是人体生命活动所不可缺少的。蛋白质是一类大分子物质，多数可溶于水，生成胶体溶液，一般煮沸后由于蛋白质凝固，不再溶于水。纯氨基酸大多数是无色结晶体，易溶于水。由于其具有水溶性，故不宜长期浸泡于水中，以免损失有效成分，影响疗效。

炮制时加热煮沸可使蛋白质凝固变性。某些药物所含的氨基酸遇热不稳定，如雷丸、天花粉、蜂毒、蛇毒、蜂王浆等，以生用为宜。一些含有毒性蛋白质的中药便可通过加热处理，使毒性蛋白变性而消除毒性，如巴豆、白扁豆、蓖麻子加热后毒性大减。

蛋白质加热处理以后，往往还能产生一些新的物质，而取得一定的治疗作用。如鸡蛋黄、黑大豆等经过干馏处理，能得到含氮的吡啶类、卟啉类衍生物，而具有解毒、镇痉、止痒、抗菌、抗过敏的作用。

氨基酸还能和单糖类及有少量水分存在的条件下产生化学变化，生成环状的杂环化合物，这是一类具有特异香味的类黑素。如缬氨酸和糖类能产生香味可口的微褐色类黑素；亮氨酸和糖类能产生强烈的面包香味。所以麦芽、稻芽等炒后会变香并具健脾消食作用。

蛋白质能和许多蛋白质沉淀剂，如鞣酸、重金属盐产生沉淀，一般不宜和鞣质类的药物一起加工炮制。酸碱度对蛋白质和氨基酸的稳定性、活性影响很大，加工炮制时也应根据药物性质妥善处理。

（9）炮制对含糖类药物的影响　糖类成分在植物体内的存在种类很多，有单糖、寡糖和多糖。单糖及小分子寡糖易溶于水，在热水中溶解度更大；多糖难溶于水，但能被水解成寡糖、单糖。因此在炮制含糖类成分的药物时，要尽量少用水处理，必须用水泡时要"少泡多润"，尤其要注意与水共同加热的处理。

糖与苷元可结合成苷，故一些含糖苷类药物在加热处理后，可分解出大量糖。如生地黄制成熟地黄后甜度增加；何首乌制后还原糖含量随之增加，这都与糖类成分的变化有关。

（10）炮制对含无机化合物类药物的影响　无机成分大量存在于矿物和介壳类药物中，在植物药中也含一些无机盐类，如钾、钙、镁盐等，大多与组织细胞中的有机酸结合而成盐共存。

矿物类药物通常采用煅烧或煅红醋淬的方法，除了可改变其物理性状，使之易于粉碎，有利于有效成分的煎出外，也有利于药物在胃肠道的吸收，从而增强疗效，如磁石、自然铜、牡蛎等。某些含结晶水的矿物，经煅制后失去结晶水而改变药效，如石膏、明矾、寒水石等。在加热炮制过程中，可改变某些药物的化学成分，产生治疗作用，如炉甘石原来的主要成分为碳酸锌（$ZnCO_3$），煅后变为氧化锌（ZnO），具有解毒、明目退翳、收湿止痒、敛疮的作用。

同时在炮制过程中，水处理时间过长，易使所含水溶性无机盐类成分流失而降低疗效。如夏枯草中含有大量钾盐，若经长时间的水处理，会大大降低其降血压、利尿作用。

3. 炮制对调剂和制剂的影响

汤剂和中成药对饮片质量有共同的要求，特别是净制，如皮壳、毛核、粗皮、木心等往往作用很弱或无作用，若不除去则会影响剂量，降低疗效。饮片的外观质量一般是从形态、色泽、气味、质地来控制。汤剂和中成药对饮片的内在质量都应严格控制，尤其是有毒中药。丸、散剂的要求一般高于汤剂饮片。

中药制剂的内服药，其给药途径多为口服，这就需要按照药品卫生标准严格执行。如净制，即为保证药材品质及入药部位的准确性设定的净度要求。在饮片切制时，必须按制备程序制成饮片，这样既利于粉碎，又有益于服后吸收，易于发挥疗效。药物必须依方认真炮制，才可使其疗效稳定。如清宁丸中的大黄，就要用黄酒多次蒸制以后，才能制丸，否则药力猛峻易产生服后腹痛的副作用；又如乌头类药物，如果炮制失当，不仅疗效欠佳，还易引起中毒，再如小儿健脾丸的神曲，必须发酵与炒制，其健脾效果才好。因此，在制剂中繁多的炮制方法绝不能轻率简化甚至改变，否则都将直接影响疗效。

（三）中药炮制方法的分类

1. 雷公炮炙十七法

明代缪希雍在《炮炙大法》卷首把当时的炮制方法进行了归纳，载述了"按雷公炮炙法有十七：曰炮、曰爁、曰煿、曰炙、曰煨、曰炒、曰煅、曰炼、曰制、曰度、曰飞、曰伏、曰镑、曰摋、曰晒、曰曝、曰露是也，用者宜如法，各尽其宜。"这就是后世所说的"雷公炮炙十七法"，因历史的变迁，其内涵已难以准确表达，但却可窥见明代以前中药炮制的大概。由于医药的发展，炮制方法不断扩大，炮制方法远远超出了十七法的范围，但多年来都有一定的影响，尤其对学习中药炮制和查阅古代文献有一定的帮助。

2. 三类分类法和五类分类法

三类分类法是明代陈嘉谟提出的，他在《本草蒙筌》中说"火制四，有煅、有炮、有炙、有炒之不同；水制三，或渍、或泡、或洗之弗等；水火共制造者，若蒸、若煮而有二焉，余外制虽多端，总不离此二者。"即以火制、水制、水火共制三类炮制方法为纲，统领各种中药的炮制，能反映出炮制的特色。

由于火制、水制、水火共制尚不能包括中药炮制的全部内容，后来总结归纳了五类分类法。

五类分类法包括：修制、水制、火制、水火共制、其他制法，基本概括了所有的炮制方法，不但能比较系统地反映药物加工炮制工艺，而且能够有效地指导生产实际。

3. 工艺与辅料相结合的分类法

工艺与辅料相结合的分类法是在三类、五类分类法的基础上发展起来的，继承了净制、切制和其他制法的基本内容。由于炮制项目的内容太庞杂，有必要进一步分门别类。

其一法是突出辅料对药物所起的作用，以辅料为纲、以工艺为目的的分类法，如分为酒制法、醋制法、蜜制法、盐制法、姜制法、药汁制法等；在酒制法中再分为酒炙、酒蒸、酒煮、酒炖等。此种分类法在工艺操作上会有一定的重复。

其二法是突出炮制工艺的作用，以工艺为纲、以辅料为目的的分类法，如分为炒、炙、煅、蒸、煮、燀等。在炙法中再分为酒炙法、醋炙法、姜炙法、蜜炙法等。这种分类方法能较好地体现中药炮制工艺的系统性、条理性。它吸收了工艺法的长处，采纳了辅料分类的优点，既能体现整个炮制工艺程序，又便于叙述辅料对药物所起的作用，是中药炮制中共性和个性的融合，便于掌握，一般多为教材所采用。

4. 以药用部位为准的来源分类法

中药炮制专著《雷公炮炙论》，全书将炮制方法散列于各药之后，无规律可循。至宋代《太平惠民和剂局方》，将炮制依据药物的来源属性（金、石、草、水、火、果等）分类，但仍局限于本草学的范畴。现今，《全国中药炮制规范》及各省市制订的炮制规范，大多以药用部位的来源进行分类，即根及根茎类、果实及种子类、全草类、叶类、花类、皮类、藤木类、动物类、矿物类等，在各种药物项下再分述各种炮制方法。此种分类方法的优点是便于具体药物的查阅，但体现不出炮制工艺的系统性。

（四）中药炮制的常用辅料

中药炮制的常用辅料有液体辅料和固体辅料。常用的液体辅料有酒、醋、蜂蜜、食盐水、生姜汁、甘草汁、黑豆汁、米泔水、胆汁、麻油、吴茱萸汁、萝卜汁、油脂油、鳖血、石灰水等，根据临床需要而选用。常用的固体辅料有米、麦麸、白矾、豆腐、土、蛤粉、滑石粉、河砂、朱砂等。

（五）中药炮制的设备

1. 净制设备

净制是中药炮制中一道涉及面广、加工量大、劳动条件艰苦、强度大的工序，是影响中药饮片质量的首要环节。

近年来，饮片厂不断采用多种电动设备代替手工操作，这些设备包括不同类型的洗药机（如 GZ 型翻板式、XY 型滚筒式、XD 型滚筒式、喷淋式及籽实药清洗机等），以及吸风式、两级铅锤式、滑栅吸式、旋风分离吸式风选机等，还有振荡式筛药机及滚筒式、旋转式除毛机等。

另外，还引用其他药物加工机械或食品机械。如将切药机通过倒装刀片、调节刀距、换装软木质刀片，加工栀子、金樱子、杏仁、桃仁等；利用滚筒式炒药机、糖衣锅来加工砂烫后的骨碎补、马钱子，以及切片后的毛知母等；利用碾米机、磨粉机来完成药材的"去刺""去毛""去果壳""去核""去心""去皮"等加工。

2. 软化设备

干燥的净药材，切制前必须进行适当的软化处理。药材的软化，是饮片生产中工作量大、生产周期长，操作不当易损失药效、影响饮片质量的关键工序。

传统软化方法主要是淋、洗、泡、润等常规水处理法，易受自然因素影响，不易达到软化"适中"；对一些质硬、体坚的药材，生产周期长、有效成分易流失，影响切片质量。目前在大生产中，为了缩短生产周期、减少损耗、提高饮片质量，已开始使用新的软化设备。其中有减压快速润药机（分为立式和卧式）、DCS 型中药材冷浸软化设备及真空加热润药机等。在软化方法上，也进行了有效的改进，如定量润药法、空压快速引润法及真空喷气快速引润法等。

3. 切制设备

目前在实际生产中，大批量生产多采用机械切制，小批量生产加工或特殊需求者多使用手工操作。手工切制工具包括切药刀（又称铡刀或琢器）、片刀、刨刀、镑刀、锉刀、斧头、碾船、研钵、刮刀 9 种刀具，以及槟榔钳、竹压板、油帚钳子等辅助工具。

机械切制设备依刀具的运动方向，大致可分为剁刀式（上下运动）、旋转式（圆周运动）、镑刀式（水平运动）等各个类型，如转盘切药机、旋转式切药机、多功能切药机、往复式切药机、直刀式切药机等。

4. 炮制设备

现代炮制使用的炒药机，根据结构的不同，主要有平锅式和转筒式两种，具体有炒药锅、电动平底炒药锅、电热中药炒药锅、煤热滚筒炒药机、CY电热炒药机、红外线中药烘炒机等。使用的煅制设备有煅药锅、煅药反火炉、密闭式电煅炉、恒温马沸炉及箱式电阻炉等。为克服蒸汽消毒柜或卧式流化罐等现行设备的不足而研制的回转式蒸药机，既适用于蒸制药材，又有干燥功能。另外多功能提取罐在中药炮制蒸、煮、炖、焯法中的应用，提高了中药饮片的机械化生产水平，不仅保证了炮制品质，更提高了生产能力和效率。

5. 干燥设备

中药饮片的干燥设备现已有很大发展，中药饮片厂大多采用翻板式干燥机、热风干燥机，此外尚有隧道式烘房、电热恒温干燥箱、远红外干燥机、筛网式干燥机、微波干燥机及太阳能干燥机等，基本上由机械生产取代了自然干燥的手工操作。

6. 包装设备

随着中药饮片加工技术的进步，如贵重药品的精美小包装、充氮气包装、真空包装、无毒塑料袋包装等被广泛应用于饮片包装中，改变了大麻袋"一统天下"的局面。大多饮片采用全自动包装机包装，具有易吸潮、返油、生虫、挥发等特性的中药饮片可以选择真空包装机包装，中药配方颗粒采用旋转式高速颗粒包装机、多列条状袋颗粒包装机等包装。

总之，现代炮制设备的发展和使用，已使中药饮片的生产由传统的手工操作逐渐向"机械化、自动化、电脑控制化、工艺数据化、质量标准化"的方向发展。当然，不同设备间的工艺参数变化会造成新旧炮制品间的某些差距，我们应在继承传统炮制经验的基础上，加强炮制原理研究及工艺研究的结合，不断尝试新技术，改进现有炮制设备和研制新设备。

⊙ 任务小结

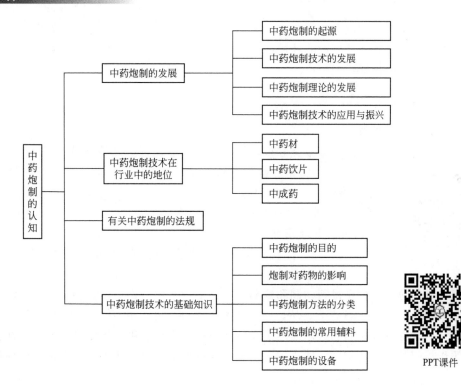

PPT课件

项目2

中药材前处理技术

任务 1　净选加工

知识目标：能够根据各种饮片性质，确定正确的净选加工技术；掌握各类药材净选加工的操作方法、注意事项；能依据饮片质量标准，判断所炮制饮片成品规格是否合格。

技能目标：学会使用传统和现代净选的设备与方法；具备对炮制后的饮片进行外观和内在质量的鉴定技能。

一、必备知识

净选是中药炮制的第一道工序，主要是将原药材经过洗净、分选等处理方法，除去药材中的泥沙、夹杂物及残留的非药用部分，或分离其不同的药用部分及霉败品等，使药材达到药用的净度和纯度标准。

（一）净选加工的目的

1.分开药用部位

如中药当归、生地黄等根类和根茎类药材常带有泥沙，须清水洗净后才可入药；海藻、海带、全蝎等常带有盐分，须洗漂干净后才可入药；麻黄则须分离地上部分和地下根部，两者分别入药；莲子须分离其莲肉和莲心（胚芽）分别入药；芒硝和硇砂等须经提净后才能入药等。

动画：净选加工

2.除去非药用部位

除去非药用部位是使调配时剂量准确或减少服用时的副作用。如去粗皮、去瓤、去心、去芦等。

3.进行分档，便于进行切制和炮制

中药材系自然状态的干燥品，同种药材的个体大小、粗细和长短是有差别的，所以在饮片切制和炮制前均须在净选时按其大小、粗细等加以分类，这样在软化浸润时便于控制其湿润的程度，便于进行切制；在进行炮制时亦便于控制火候，以保证饮片的质

量。如半夏、天南星、大黄等。

4.除去泥沙杂质及虫蛀霉变品

净选加工可除去产地采集、加工、贮运过程中混入的泥沙杂质、虫蛀及霉变品。

（二）净选方法

中药材在切制、炮炙或调配、制剂前，均应选取规定的药用部位，除去非药用部位、杂质及霉变品、虫蛀品、灰屑等，使其达到药用的净度标准，称净选。经过净选后的中药材称"净药材"。中药材都要通过净选加工，方可用于临床。汉代医药学家张仲景在医疗实践中即很重视药用部位、品质和修治，在其著作《金匮玉函经》中指出：药物"或须皮去肉，或去皮须肉，或须根去茎，又须花须实，依方拣采、治削，极令净洁"。净选可根据药材质地的不同，选用下列常用方法进行操作。

1.挑选

挑选是清除混在药物中的杂质及霉变品等，或将药物按大小、粗细等进行分档，以便达到洁净或进一步加工处理。适用于对药物进行大小分档，除去药物中所含的霉变品、虫蛀品、泛油品等；或药物中所含杂质少且明显，用其他器具难以与药物相分离时选用；还常用于分离不同的药用部位。如莱菔子、桑螵蛸、蛇床子、石膏等常含有木屑、砂石等杂质；苏叶、藿香、淡竹叶、香薷等常夹有枯枝、腐叶及杂草等；枸杞子、百合、薤白等亦常有霉变品混入，这些均须挑选除去。又如天南星、半夏、白芍、白附子、白术、大黄、木通等药物，均需按大小、粗细分开，以便分别浸润或煮制，这样在软化浸润时便于控制其湿润的程度或火候，确保中药饮片的质量，使其充分发挥疗效。此外，挑选往往配筛簸交替进行。

2.筛选

筛选是根据药物和杂质的体积大小不同，选用不同规格的筛，以筛去药物中的砂石、杂质、碎屑等，使其达到洁净，便于进一步加工炮制。有些药物形体大小不等，须用不同孔径的筛子进行筛选分开，如延胡索、浙贝母、半夏等，以便分别浸、漂和煮制；另外如鸡内金、鱼鳔胶及其他大小不等的药物均须分开，分别进行炮制，以使受热均匀、质量一致；或筛去药物在炮制中的辅料，如麦麸、河砂、滑石粉、蛤粉、米、土粉等。目前，许多地区采用机器筛选，如振荡式筛药机等，操作时只要将待筛选之药物放入筛子内，启动机器，即可达到筛净。不同体积之药物，可更换不同孔径之筛子。

3.风选

风选是利用药物和杂质的轻重不同，借助风力将杂质除去。一般选用簸箕或风车将杂质和药物分开，使杂质和药用部分分离，以达到纯洁之目的。多用于果实、种子类药材的净选。如紫苏子、车前子、吴茱萸、青葙子、莱菔子、葶苈子等。有些药物通过风选可将果柄、花梗、干瘪之物等非药用部位除去。

4.水选

水选是将药物通过水洗或漂除去杂质的常用方法。有些药物常附着泥沙、盐分或不洁之物，用筛选或风选不易除去，故用水选或漂的方法，以使药物洁净。如乌梅、山茱萸、大枣、川贝母、海藻、昆布等，均需洗或漂去附着的泥沙、盐分。质地较轻的药物，如蝉蜕、蛇蜕、地鳖虫等，操作时将药物置水中搅拌，使药物中的杂质漂浮于水面或沉于水中而除去。洗漂应掌握时间，勿使药物在水中浸漂过久，以免损失药效，并及时注意干燥，防止霉变，降低疗效。

（三）中药材净选的要求

1. 去根或茎

（1）去残根　是指药用茎或根茎部分的药物一般须除去主根、支根、须根等非药用部位。如石斛、荆芥、薄荷、黄连、芦根、藕节、马齿苋、马鞭草、泽兰、益母草、瞿麦等。另如麻黄茎和根均能入药，但两者作用不同，茎能发汗解表，根能止汗，故须分离，分别药用。

（2）去残茎　药用根部的药物往往须除去残茎，如龙胆、白薇、丹参、威灵仙、续断、防风、秦艽、广豆根等，均除去残茎，使药物纯净。

2. 去皮壳

去皮壳的操作方法早在汉代就有记载，如《金匮玉函经》中明确指出："大黄皆去黑皮。"梁代《本草经集注》亦指出一些皮类药物，如肉桂、厚朴、杜仲、秦皮等，"皆去削上虚软甲错，取里有味者称之"。清代《修事指南》谓"去皮者免伤气"。这些方法无疑对中药的质量和疗效是一个提高。因为有些药物的表皮（栓皮）及果皮、种皮属非药用部位，或是有效成分含量甚微，或果皮与种子两者作用不同，如苦杏仁、白扁豆等，故须除去或分离，以便纯净药物或分离不同的药用部位。

有些外皮辛燥耗气，尤其是体弱的患者，过多服用生姜皮、橘皮等辛散皮类药物会有耗气之虑。传统所谓"去皮免损气"，可能是指这些特殊情况。有些皮有毒，如苦楝根皮、雷公藤皮若剥除其红黄色外皮不完全，会引起中毒，大伤元气；又如白首乌中含有有毒金属元素高达 946.11mg/kg，去皮白首乌饮片有毒金属元素为 36.50mg/kg，含量大为降低，所以必须去皮。

去皮壳的药物大体有三类，具体如下。

① 树皮类。如杜仲、厚朴、黄柏、肉桂等。可用刀刮去栓皮、苔藓及其他不洁之物。因栓皮内含有效成分甚微，如不除去，调配时仍作药物数量称取，就会影响药用剂量的准确性。

② 根和根茎类。如知母、桔梗、北沙参、明党参等，应除去根皮。有些药物多在产地趁鲜去皮，如知母、桔梗等；若不趁鲜及时去皮，干后不易除去。传统要求桔梗去"浮皮"后入药。

③ 果实种子类。如草果、益智、使君子、鸦胆子、大风子、榧子、白果、石莲子、桃仁、苦杏仁等，应去果壳或果皮。可砸破皮壳，去壳取仁，如巴豆、白果、使君子等。种子类药物，如苦杏仁、桃仁等，可用燀法去皮。大量生产用去皮机去皮，小量生产用手搓去皮。

3. 去毛

有些药物表面或内部，常着生许多绒毛，服后能刺激咽喉，引起咳嗽或其他有害作用，故须除去，消除其副作用。如唐代《新修本草》载："枇杷叶凡用须火炙，以布拭去毛，不尔射入肺，令咳不以"。宋代《证类本草》云："石韦，用之去黄毛，毛射入肺，令人咳，不可疗"。从文献记载看，去毛主要是为了避免因毛绒机械性刺激咽喉引起咳嗽而采取的一种操作。

根据不同的药物，可分别采取下列方法。

① 刮去毛。如鹿茸的茸毛，先用刃器（瓷片或玻璃片）将茸毛基本刮净，再置酒精灯上稍燎一下，用布擦净毛屑。注意不可将鹿茸燎焦，以免切片时破碎。

② 刷去毛。如枇杷叶、石韦等在叶的背面密生许多绒毛，历代文献记载均须刷去。刷毛的方法，少量者用毛刷刷除，大量者可用去毛机刷去。

③ 烫去毛。如骨碎补、狗脊、马钱子等表面生有黄棕色绒毛，可用砂炒法将毛烫焦，取出稍凉后再撞去毛绒即可。

④ 挖去毛。如金樱子，在果实内部生有淡黄色绒毛，常在产地纵剖两瓣，挖去毛核，但往往还有去不尽的毛或完整的果实，须再进行加工处理。其方法为，将金樱子用温水稍浸后润软（完整的须切开），挖净毛和核，洗净后晒干。

⑤ 撞去毛。如香附，表面生有黄棕色的毛，将香附和瓷片放进竹笼中来回撞去毛，产品称香附米。

4. 去心

"心"一般指根类药物的木质部或种子的胚芽。早在汉代《伤寒论》中就有麦冬、天冬去心的记载。南齐增加了远志去心，梁代增加了丹皮去心，宋代增加了巴戟天、贝母去心，明代增加了莲子去心，近代有地骨皮、五加皮、白鲜皮、连翘等药材去心。梁代陶弘景曰："凡使麦门冬，须用肥大者，汤浸，抽去心，不尔，令人烦"。清代《修事指南》谓"去心者免烦"。但在长期实践中，有些带木质心的药物服后并不使人感觉烦闷，如麦冬，近代多不去心用于临床。

现在去心有两个方面的作用，一是除去非药用部位，如牡丹皮、地骨皮、白鲜皮、五加皮、巴戟天的木质心不入药用，在产地趁鲜将心除去，以保证调剂用量准确。二是分离药用部位，如莲子心（胚芽）和肉作用不同，莲子心能清心热，而莲子肉能补脾涩精，故须分别入药。

但是有些情况值得注意，如明代《寿世保元》曾有"莲子食不去心，恐成卒暴霍乱"的记载。亦有由于炮制不妥，带心服用，导致腹泻复发的临床报道。临床上还观察到连翘不去心，往往造成小儿遗尿症。此类现象虽非普遍的规律，但药材去心的传统操作，仍不容轻易否定。

去心的方法因药而异。如远志去心，可将远志根稍润至软时，放在木墩上用木槌捶捣，其木质部与皮部即脱离，抽去木心；莲子去心，将莲子趁鲜在产地加工时，用竹签插出莲子心，晒或烘干，莲子肉仍保持整粒出售。

5. 去芦

"芦"又称"芦头"，一般指药物的根茎、叶茎等部位。通常认为需要去芦的药物有人参、党参、桔梗、续断、牛膝、草乌、茜草、地榆、玄参等。因为历代医药学家认为"芦"是非药用部位，故应除去。《雷公炮炙论》在甘草条下载有："凡使，须去头尾尖处，其头尾吐人"。《修事指南》谓："去芦头者免吐"。前人将人参与参芦分别入药，把参芦作为涌吐剂，用于虚弱患者的催吐。多数古代医籍记载认为参芦可催吐，具有实践病案。现代研究认为，参芦中所含的三醇型苷较人参高，有明显的溶血作用，不宜和人参同用或代替人参作注射剂，对此应进一步深入研究才能得出正确的结论。且有服用参芦 15～30g 中毒的报道。

6. 去核

有些果实类药物，常需用果肉而不用核或种子，其中有的核（或种子）属于非药用部位。去核是一项传统操作。汉代有花椒去目，南北朝有山茱萸去核，近代有乌梅、诃子、北山楂等药材去核的要求。在《雷公炮炙论中》有："使山茱萸，须去内核……核能滑精"的记载。《修事指南》谓："去核者免滑"。

7. 去瓤

有些果实类药物，须去瓤用于临床。《本草蒙筌》中有"剜去瓤免胀"的记述；《修事指南》载"去瓤者免胀"。如枳壳，通常用果肉而不用瓤，瓤无治疗作用。据研究，枳壳瓤中不含挥发油等成分，故枳壳瓤作为非药用部分除去是有一定道理的。其方法是，原药用小刀挖去瓤，洗净泥沙，捞起，润过夜，用铁锚压扁，再上木架压 3～5 天，压扁后，使对合成扁半圆形，切成 0.2cm 的凤眼片，晒干。

8. 去枝梗

去枝梗是指除去某些果实、花、叶类药物非药用部位的枝梗，以使其纯净、用量准确，如五味子、花椒、连翘、夏枯草、辛夷、密蒙花、桑叶、侧柏叶、钩藤、桑寄生、桑螵蛸等。一般采用挑选、切除等方法去除枝梗。

9. 去头尾足翅

部分动物类或昆虫类药物，有些需要去头尾或足翅，其目的是为了除去有毒部分或非药用部分。汉代《金匮玉函经》指出"虻虫熬去翅足"；晋代《肘后方》在斑蝥项下有"去足翅炙"的记载；宋代《证类本草》谓"蛤蚧合药去头足，洗去鳞鬣内不净"；《本草衍义》在蕲蛇项下有"用之去头尾"的记述。

在中药的加工处理中，对一些动物、昆虫药的头尾足翅，均须除去，如乌梢蛇、金钱白花蛇、蕲蛇等均去头尾；斑蝥、红娘子、青娘子均去头足翅；蛤蚧须除去鳞片头爪；蜈蚣须除去头足。

10. 去残肉

某些动物类药物，均须除去残肉筋膜，以纯洁药材，如龟甲、鳖甲等。龟甲、鳖甲净制的研究如下。

(1) 胰脏净制法

① 加工方法：取新鲜或冰冻的猪胰脏，除去外层脂肪和结缔组织，称量后绞碎，用水少许搅匀，置于纱布上过滤。取滤汁配制成约 0.5% 的溶液，用 Na_2CO_3 调 pH 值在 8.0～8.4 之间。水浴加热至 40℃ 时，加入龟甲、鳖甲，使其全部浸没。恒温 35～40℃，每隔 3h 搅拌 1 次，经 12～16h，残皮和残肉能全部脱落，捞起龟甲、鳖甲，洗净晒干，至无臭味即得。

② 加工原理。胰脏分泌胰酶（胰蛋白酶、糜蛋白酶、胰淀粉酶和胰脂肪酶）。其中胰蛋白酶在适宜的条件下（温度 40℃，pH 值 8.0～8.4，糜蛋白酶要求 pH 值为 8.0，胰蛋白酶要求 pH 值为 8.4），对不同形式的肽链发生水解作用，使蛋白质水解成氨基酸和多肽。而龟甲上的残肉、残皮含有丰富的蛋白质，可被胰酶水解而除去。该方法的优点是，产品色泽好，无残肉，易裂开，胰脏易得，设备简单，操作方便，成本低，时间短。但该法对产品质量有影响。

(2) 酵母菌法　取龟甲 0.5kg，用冷水浸泡 2 天，放弃浸泡液，加卡氏罐酵母菌 300mL，加水淹过龟甲体积的 1/6～1/3，盖严。2 天后溶液上面起一层白膜，7 天后将药物捞出，用水冲洗 4～6 次，晒干至无臭味即得。其优点是比原来传统净制法时间缩短 5～6 倍，设备简单，去腐干净，对有效成分（动物胶）无损失，出胶率比传统净制品还高，适应大量生产。

此外，有些动物类药材需要去毛丝、角塞和皮膜，如僵蚕、羚羊角、麝香等。

11. 其他加工

（1）碾捣　某些矿物、动物、植物类药物，由于质地特殊或形体较小不便切制，不论生熟，均需碾或捣碎，以便调配和制剂，使其充分发挥疗效。

采用碾碎或捣碎的药物，大致分为以下几类。

① 矿物类。如自然铜、赭石、磁石、石膏、龙骨、龙齿、花蕊石、白石英、紫石英、金精石、银精石、阳起石、赤石脂、禹余粮、寒水石、钟乳石、云母石、金礞石、青礞石、海浮石等。

② 甲壳类。如龟甲、鳖甲、石决明、牡蛎、瓦楞子、蛤壳、紫贝齿、白贝齿等。

③ 果实种子类。如芥子、莱菔子、川楝子、紫苏子、决明子、瓜蒌子、胡麻仁、牵牛子、诃子、砂仁、豆蔻、草豆蔻、益智、桃仁、苦杏仁、郁李仁、肉豆蔻、荔枝核、橘核、栀子、苍耳子、酸枣仁、小茴香、女贞子、冬瓜子、葫芦巴、补骨脂、刺蒺藜、韭菜子、榧子、刀豆、木鳖子、猪牙皂、穞豆等。本类药物大多数含有脂肪油或挥发油，碾或捣碎后不宜贮存过久，以免泛油变质或挥发而失效。

④ 根及根茎类。本类药物大多数切成饮片供临床应用，但有的品种形体很小，不便切制，如川贝母、制半夏、珠儿参、三七等，需在调剂时捣碎。

（2）制绒　某些药物碾成绒状，以缓和药性或便于应用。如麻黄碾成绒，则发汗作用缓和，适用于老年、儿童和体弱者。另外，艾叶制绒，便于配制"灸"法所用的艾条或艾柱。

（3）拌衣　将药物表面用水湿润，使辅料粘于药物上，从而起到一定的治疗作用。如朱砂拌茯神、茯苓、远志等，以增强宁心安神的作用。朱砂拌将药物湿润后，加入定量的朱砂细粉拌匀，晾干。青黛拌基本与朱砂拌法相同，如青黛拌灯心草，有清热凉肝的作用。

（4）揉搓　某些质地松软而呈丝条状的药物，需揉搓成团，便于调配和煎熬，如竹茹、谷精草等。另如荷叶、桑叶需揉搓成小碎块，便于调剂和制剂。

二、实训操作实例

（一）净制麻黄

取麻黄称重，再将麻黄置挑选台上，挑出麻黄根、木质茎，用簸箕筛去灰屑、泥土，再称重，计算净度。

📖 **知识链接** ▶▶▶

麻黄与麻黄根

麻黄与麻黄根虽然同出一种植物，但二者功效相反，早在《本草纲目》述"麻黄发汗之气，骏不能御，而根节止汗。"

麻黄为辛温解表药，性味辛、微苦、温，归肺、膀胱经，功效发汗、平喘、利尿，主要应用于：外表风寒表实证、肺气壅遏的咳喘证、水肿兼有表证者。而麻黄根为收涩药，性味甘、平，归肺经，功效止汗，主要用于自汗、盗汗。其药理作用成分也不同，麻黄的成分主要含有生物碱即麻黄碱，有发汗、平喘、利尿、抗炎、解热抗病毒、兴奋中枢神经系统以及升高血压作用，可用于预防硬膜外和脊椎麻醉引起的低血压。而麻黄根含有呈弱降压作用的麻黄考宁，以及显降压作用的麻黄新碱A、麻黄新碱B、麻黄新碱C。由于药材是特殊商品，因此在采收、收购，以及用药配方过程中一定要识别伪劣、分别筛选，把麻黄与麻黄根采取相应措施分开处理，不可混用。

(二) 制艾绒

将经过净制的艾叶放入石臼中，反复研捣后，使之细碎如棉絮状，筛去灰尘、粗梗和杂质，制成淡黄色洁净柔软的艾绒。

● 知识链接 ▶▶▶

艾　绒

艾的采集时间有着严格的要求。每年阴历的五月中旬，是艾叶生长将成熟的时期，其叶新鲜肥厚，叶纤维已形成，此时采集制作的艾绒富有弹性，绒长而柔韧，品质优良。

艾叶的品种主要有两种，一种为蕲艾，另一种为野艾。蕲艾多产于江北，叶宽而厚，绒毛多，可以制出优质艾绒。李时珍在其著作中曾指出："艾叶自成化以来，则以蕲州者为胜，用充方物，天下重之，谓之蕲艾。"野艾江南较多，绒质较硬，其艾香亦不如蕲艾，为劣质绒。艾叶经过加工，制成细软的艾绒，更具优点。其一，便于搓捏成大小不同的艾炷，易于燃烧，气味芳香；其二，燃烧时热力温和，能穿透皮肤，直达深部。艾绒要注意储存保管，平时可放在干燥的容器内，注意防止潮湿和霉烂。每年当天气晴朗时要反复曝晒几次，霉变的艾绒不要使用。

艾绒另有一种制法，是将艾叶与一定比例的上等黄土，用水共同搅拌，搓成艾泥圆球，放于阴凉处自然风干，然后捣碎，用细筛反复过筛数十次，所制之艾"柔烂如棉"即为上等精艾。

艾绒分为青艾绒、陈艾绒和金艾绒。青艾绒是选用当年初夏采摘的艾叶，经过天然干燥后加工而成；陈艾绒是用初夏采摘的艾叶经过陈放加工而成；金艾绒是用初夏采摘的艾叶经过陈放三年加工而成。因此青艾绒和陈艾绒老中医会根据病因选用；金艾绒为艾绒的极品，用途广泛，但价格昂贵。此外，新艾施灸火烈有灼痛感，陈艾施灸火温柔和，灸感明显，疗效好。正如李时珍所指出的："凡用艾叶，需用陈久者。"所以施灸应选用陈年老艾，这也是历代医家所反复强调的。

(三) 朱砂拌远志

称取100g制远志和2g朱砂（用量为朱砂的2%）；将喷壶中灌注饮用水，向远志中喷淋，边喷边搅拌，使其表面有潮润感。将朱砂细粉均匀撒于远志上，拌匀，晾干。

(四) 净制延胡索（用 XZS 型振动筛选机操作）

1. 准备

（1）检查设备、盛药箱的洁净状况，必要时进行清洁。

（2）选择适宜的筛网，调整筛网的斜度，检查螺栓，并拧紧。

（3）在出料口放置好盛药箱。

（4）检查电供应情况。

（5）接通电源，启动开机按钮，空机运行 2～3min，检查筛选机运行有无障碍现象，无障碍现象时停机。

2. 操作

（1）启动机器。

（2）加入待净选的延胡索，料厚不超过 2cm，注意出料口的盛药箱是否装满，装满后要及时更换盛药箱。

（3）将筛选后的延胡索称重，存放；将杂质、药屑单独存放。

（4）工作结束后，空机再运转 2～3min，关闭控制开关，然后切断总电源。

（5）将净延胡索装入无毒聚乙烯塑料袋中，密封袋口。

3. 清洁消毒

（1）用毛刷对机器进行清扫，并取下各层筛网清洗干净，用干洁净布擦干。

（2）用湿洁净布分别擦拭内、外壁，再用干洁净布分别擦拭干净。

（3）清洗盛药箱，再用于洁净布擦干。

（4）用消毒剂消毒设备及盛药箱。

（5）填写相关生产记录。

（五）净制昆布（XYJ 型滚筒式洗药机操作）

1. 准备

（1）检查设备、盛药箱的洁净状况，必要时进行清洁。

（2）在出料口放置好盛药箱。

（3）检查电供应情况。

（4）检查水箱注水阀门，以及水箱是否注满水、水泵是否正常。

（5）接通电源，试开机运行，检查洗药机运行有无障碍现象，无障碍现象时停机。

2. 操作

（1）接通电源，打开进水阀。

（2）开启电动机，将电动机的开关置于"顺转"，再把待清洗的昆布放入转筒内，打开高压水泵喷淋昆布。

（3）达到洁净标准后，启动"洗停"开关；待洗药机停稳后，启动"反转"开关，转出清洗好的昆布。

（4）关闭"洗停"开关，关闭洗药机总电源，最后关闭水箱管道阀门。

（5）取出洗药机的喷淋管，用湿洁净布擦拭干净，再用不锈钢丝清理喷淋小洞，待洗药机擦拭干净后装上。

（6）用湿洁净布将洗药筒内外壁及药斗擦拭干净，再用干洁净布擦拭干净。

（7）打开洗药机两边挡水板，用毛刷清理水箱板上面的泥沙，再用饮用水冲净，之后用湿洁净布擦拭干净，最后用干洁净布擦干，装好。

（8）打开机架后的挡板，用干洁净布擦干净，装好。

（9）用洁净布蘸消毒剂，对直接接触药料的部位进行消毒。

（10）填写相关生产记录。

三、任务实施

（一）任务单

净选加工

1. 任务内容

山楂、莱菔子、王不留行、枳壳、车前子、延胡索、鸡内金、乌梅、麻黄、竹茹、朱砂、远志的净选加工。

2. 技能目标

(1) 会使用常见的净选工具。

(2) 能依据不同药物所含杂质的类型确定净选方法。

(3) 掌握揉搓、制绒和拌衣的加工方法。

3. 器具材料

盆、竹匾、簸箕、铁丝筛等；山楂、莱菔子、王不留行、车前子等中药材。

4. 操作过程

药材置容器中，清除杂质或分离杂质，计算净度。

(1) 挑选　将已称好的药物麻黄、鸡内金、枳壳等置挑选台上，拣出药物中所含的杂质和变异品后称重，计算药物净度［净度(%)＝(净药重量/供试药物重量)×100%］，使药物净度达到《中药饮片质量标准通则（试行）》要求。

(2) 筛选　将已称好的药物山楂、枳壳、延胡索等置合适的筛内，两手对称握紧筛子的边缘，均匀用力将杂质、药物碎屑等筛出。将净药称重后计算药物净度，使药物净度达到《中药饮片质量标准通则（试行）》要求。

(3) 风选　将已称好的药物莱菔子、车前子、王不留行等置簸箕内，两手握住簸箕边缘后部的 2/3 处，均匀用力，借扬、簸、摆等力量将杂质、瘪粒、碎屑等除去。将净药称重后计算药物净度，使药物净度达到《中药饮片质量标准通则（试行）》要求。

(4) 水选　称取朱砂适量，用磁铁吸净含铁的杂质，再由水淘去杂石和泥沙，选取纯净者。

(5) 去核　乌梅用水浸泡 1～2h，待果皮软化后，用小刀纵切成两瓣，去核取肉，干燥，筛去碎屑。

(6) 其他加工　包括制绒、揉搓、拌衣还有碾捣。

制绒、碾捣：麻黄草质茎置铁碾船中进行碾制，碾至麻黄的草质茎破裂成绒状，髓部组织破坏，取出绒状的草质茎入药。

揉搓：取竹茹约 3g，用手揉搓成直径约 3cm、重 3g 的小团，揉搓时除去竹皮等杂质。

拌衣：用水将 100g 远志表面喷湿（手摸有湿润感），将朱砂细粉均匀撒于远志上，拌匀后晾干。

（二）操作单

药材 （可另选药材）	工艺过程	生药 品量	净制后 药材量	净制后药材 损耗量	标准 要求
山楂					
莱菔子					
王不留行					
枳壳					
朱砂					
竹茹					
麻黄					
乌梅					
鸡内金					
延胡索					
车前子					

1. 注意事项

（1）净药应置洁净的无毒聚乙烯包装袋内，密封后贮藏。

（2）操作完毕，应及时清洁所用器具。

2. 思考题

（1）药物拌衣的关键环节是什么？

（2）麻黄为什么要除去木质茎？麻黄根和麻黄茎为什么分别入药？

（3）请谈谈对于净选加工的操作体会。

（三）评价单

评价项目	重点评价内容	评价标准	标准分值	得分
过程评价	准备工作	洁净和检查工具,准备工作到位	10	
	操作步骤	严格操作流程,操作过程没有大的失误	15	
	工具使用	正确使用簸箕、竹筛、电子秤、铁研船等	10	
	净选操作	能选用适当工具进行操作,成品符合质量要求	10	
	创新训练	能主动查阅资料,尝试新的净制操作方法	10	
结果评价	意外事件	整个操作过程中,没有发生器具损坏及不安全事件	5	
	分组讨论	能找出本组操作中存在的问题,找到合理的解决方法	10	
	炮制程度	各个药物净度达到炮制标准,制绒、揉搓、拌衣符合要求	10	
	场地清理	能及时清洗所用器具,清理桌面,药物归类放置	5	
	实训报告	报告字迹工整,条理清晰,结果准确,分析透彻	15	
总分			100	

➡ 任务小结

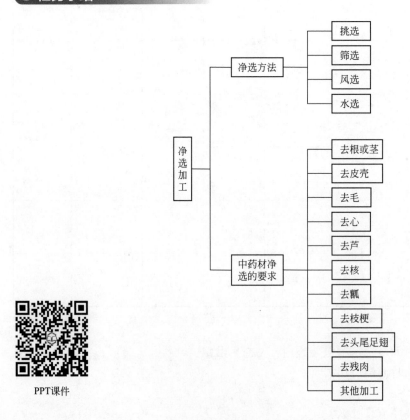

PPT课件

任务 2　饮片切制

知识目标：掌握各类药材切制技术的操作方法、注意事项；能依据饮片质量标准，判断所炮制饮片的成品规格是否合格。

技能目标：学会使用传统和现代切制设备与方法；能够使用正确的切制技术对中药材进行加工；具备对炮制后的饮片进行外观和内在质量的鉴定技能；能够遵守中药饮片生产 GMP 相关规定，从事饮片切制岗位工作。

一、必备知识

凡是直接供中医临床调配处方用的中药，统称为饮片。饮片切制是中药炮制的工序之一，是净选后的药物进行软化，切成一定规格的片、丝、块、段等的炮制工艺。

饮片切制历史悠久，是油"㕮咀"发展过来的。早在汉以前的《五十二病方》中，就载有"细切""削""剉"等早期饮片切制用语。制药事业历经汉、唐发展到南宋时期日臻完善，如南宋末年的周密在《武林旧事》中，记载杭州已有制售"熟药圆散，生药饮片"的作坊了。但"饮片"一词直到清代吴仪洛在《本草从新》一书中的柴胡项下，才明确提出"药肆中俱切为饮片"。从此，医药书籍开始引用，并沿用至今。

切制饮片传统上是用手工方式。如今，大都用机器切制，并出现了具有一定机械化、自动化程度的中药饮片厂。饮片切制的科研工作已经开展起来，在操作工艺和质量控制等方面都取得了一定进展。

（一）饮片切制的目的

1. 便于有效成分煎出

饮片切制的厚薄直接影响临床疗效。一般按药材的质地不同而采取"质坚宜薄""质松宜厚"的切制原则，以利于煎出药物的有效成分。

2. 提高煎药质量

由于饮片与溶剂的接触面增大，可提高药效的煎出率；并可避免药材细粉在煎煮过程中糊化、粘锅等现象，显示出饮片"细而不粉"的特色。

3. 利于炮炙

药材切制成饮片后，便于炮炙时控制火候，使药物受热均匀；还有利于各种辅料的均匀接触和吸收，提高炮炙效果。

4. 利于调配和贮存

药材切成饮片后，体积适中、洁净度提高、含水量下降，既方便调剂，又降低了霉变、虫蛀等风险而利于贮存。

5. 便于鉴别

对于性状相似的药材，饮片切制便于鉴别，防止混淆。

6. 利于制剂

在制备液体剂型时，药材切制后能增加浸出效果；制备固体剂型时，由于切制品便于粉碎，使处方中的药物比例相对稳定。

（二）切制前的水处理

干燥的药材切成饮片必须经水处理过程，目的是使药材吸收一定量的水分，使质地由硬变软，以便于切制。明代《本草蒙筌》载："诸药锉时，须要得法，或微水渗，或略火烘。湿者候干，坚者待润，才无碎末，片片薄匀，状与花瓣相侔，合成方剂起眼，仍忌锉多留久，恐走气味不灵，旋锉应人，速能求效。"凡以水处理的药材，须先经过净制程序和水处理中洗净泥沙，再根据药材的质地、种类和季节等情况灵活选用，并要严格控制水量、温度和时间，采取适当的方法使其软化适中。故水处理的目的主要为：①洁净药物，除去泥沙杂质；②调整或缓和药性，降低毒性；③软化药材，便于切制饮片。

1. 常用的水处理方法

常用的水处理的方法有淋法、淘洗法、泡法、漂法、润法等。

（1）淋法（喷淋法）　淋法即用清水喷淋或浇淋药材。操作时，将药材整齐堆放，用清水均匀喷淋。喷淋的次数根据药材质地而异，一般为2～3次，均需稍润，以适合切制。本法多适应于气味芳香、质地疏松的全草类、叶类、果皮类和有效成分易随水流失的药材，如薄荷、荆芥、佩兰、香薷、枇杷叶、陈皮、甘草等。

淋法处理时应注意防止返热烂叶，每次软化药材量以当日切完为度，切后应及时干燥。若用淋法处理后仍不能软化的部分，可选用其他方法再进行处理。

近年来，有些药材已在产地加工，如藿香、益母草、青蒿等，均采用趁鲜切制。

（2）淘洗法　淘洗法是用清水洗涤或快速洗涤药物的方法。操作时，将药材投入清水中，经淘洗后或快速洗涤后及时取出，稍润，即可切制。由于药材与水接触时间短，故又称"抢水洗"。适用于质地松软、水分易渗入及有效成分易溶于水的药材，如五加皮、瓜蒌皮、白鲜皮、合欢皮、南沙参、石斛、瞿麦、陈皮、防风、龙胆等。大多数药材洗一次即可，但有些药材附着多量泥沙或其他杂质，则需用水洗数遍，以洁净为度，每次用水量不宜太多，如蒲公英、紫菀、地丁等。

淘洗法要在保证药材洁净和易于切制的前提下，尽量采取"抢水洗"，操作力求迅速，缩短药材与水接触时间，防止药材"伤水"和有效成分的流失。

目前，大生产中多采用洗药机洗涤药材。洗药机的工作过程是将待洗药物从滚筒口送入后，启动机器，打开开关放水。在滚筒转动时，喷水不断冲洗药物，冲洗水再经水泵打起作第二次冲洗。洗净后，打开滚筒尾部放出药物停车。此种洗药机的特点是：①由于利用导轮的作用，故噪音及震动很小；②应用水泵作用，使水反复冲洗，可以节约用水。

（3）泡法　泡法是将药材用清水泡一定时间，使其吸入适量水分的方法。操作时，先将药材洗净，再注入清水至淹没药材，放置一定时间，视药材的质地和大小、季节、水温等灵活掌握，中间不换水，一般浸泡至一定程度，捞起，润软，再切制。适用于质地坚硬、水分较难渗入的药材。如草薢、天花粉、木香、乌药、土茯苓、泽泻、三棱等。

泡法操作时受药材体积、质地、季节等因素的影响。一般体积粗大、质地坚实者，泡的时间宜长些；体积细小、质轻者，泡的时间宜短些。有些质轻遇水漂浮的药材，如枳壳、青皮在浸泡时，要压一重物，使其泡入水中。

春、冬季节气温较低，浸泡的时间宜长些；夏、秋季节气温较高，浸泡的时间宜短些。

总之，药材在浸泡过程中，注意泡的时间不宜过长，防止药材"伤水"和有效成分的流失而降低药效。本着"少泡多润"的原则，以使之软硬适度便于切制为准，保证药物的质量。

动物类药物采取不换水法进行，即将药材置缸内，放水淹过药面，加盖泡之。由于微生物繁殖，造成筋膜腐烂，以除去附着的筋、肉、膜、皮等，而留下需要的骨质。之后洗净，干燥。如龟甲、鳖甲、鹿角等。

（4）漂法　漂法是将药材用多量水，多次漂洗的方法。操作时，将药材放入大量的清水中，每日换水2～3次。漂去有毒成分、盐分及腥臭异味。古代常用长流水漂。本法适用于毒性药材、用盐腌制过的药物，以及具腥臭异常气味的药材，如川乌、草乌、天南星、半夏、附子、肉苁蓉、昆布、海藻、五谷虫、人中白等。

漂的时间，可根据药材的质地、季节、水温而灵活掌握。其标准：有毒的药物，药材切开，取少量放于舌尖上，以半分钟以内不刺舌为准；有盐分的药物，以药物无咸味为准；有腥臭味的药物，如五谷虫、人中白以漂去臭味为度。漂后切制，干燥即得。

（5）润法　润法是把泡、洗、淋过的药材，用适当的容器盛装或堆积于润药台上，以湿物遮盖或继续喷洒适量的清水，保持湿润状态，使药材外部的水分徐徐渗透到药物的组织内部，达到内外湿度一致，利于切制。

① 润的方法。有浸润、伏润、露润等。

A.浸润。以定量水或其他溶液浸润药材，经常翻动，使水分缓缓渗入内部，以"水尽药透"为准，如酒浸黄连、木香，水浸郁金、枳壳、枳实等。

B.伏润（闷润）。经过水洗、泡或以其他辅料处理的药材，用缸（坛）等在基本密闭条件下闷润，使药材内外软硬一致、利于切制，如郁金、川芎、白术、白芍、山药、三棱、槟榔等。

C.露润（吸湿回润）。将药材摊放于湿润而垫有篾席的土地上，使其自然吸潮回润，如当归、玄参、牛膝等。

② 润药操作过程中的注意事项

A.润法时间长短应视药物质地而定，如质地坚硬的需浸润3～4天或10天以上；质地较软的，浸润1～2天即可。但润药的时间又因季节气温高低而异，如夏、秋宜短，冬、春宜长。

B.有些药物，如大黄、何首乌、泽泻、槟榔等质地特别坚硬，不易一次润透，需反复闷润才能软化。方法是：第一次闷润后，摊开晾晒至表面略干，然后再堆积起来遮盖闷润，如此反复操作至软化为度。晾晒时，如药物表面过干，可适当喷洒清水，再堆积闷润。

C.夏季润药，由于环境温度高，要防止药物霉变，对含淀粉多的药物尤应特别注意，如山药、天花粉等，很容易出现发黏、变红、变味现象。对这些药物进行闷润时应勤加检查，防止发生霉变。如出现发黏情况，应立即以清水快速洗涤，然后摊开晾晒，再适当闷润；同时避免变红、变味的现象出现。润药是关键，如方法得当，既保证质量，又可减少有效成分损耗，有"七分润工，三分切工"之说法。

润法的优点：一是有效成分损失少；二是饮片颜色鲜艳；三是使水分均匀，饮片平坦整齐，很少有炸心、翘片、掉边、碎片等现象。

此外，还有些药材不适宜用上述方法处理，需要采取蒸、煮等法使之软化。如木瓜用蒸法蒸透后趁热切片，呈棕红色，既可保证质量，又便于切片；鹿茸先刮去茸毛，加酒稍闷，置高压锅脐上喷气趁热切片，边蒸边切，这样利于切制和保证质量；又如黄芩要清蒸后趁热切片，使其断面呈鲜黄色，若用冷水浸润后切片，断面变绿色说明发生了质变，从而降低了疗效；还有一些药材，如川乌、盐附子、天南星、熟地黄等，均采用酒蒸或加辅料煮后进行切片。

2. 药材软化程度的检查方法

药材在水处理过程中，要检查其软化程度是否符合切制要求，习惯称"看水性""看水头"。现将常用检查法简要介绍如下。

（1）弯曲法 长条状药材软化至握于手中，大拇指向外推，其余四指向内缩，药材略弯曲而不易折断，即为合格，如白芍、山药、木通、木香等。

（2）指掐法 团块状药材以软化至手指甲能掐入表面为宜，如白术、白芷、天花粉、泽泻等。

（3）穿刺法 粗大块状药材以软化至以铁扦能刺穿而无硬心感为宜，如大黄、虎杖等。

（4）手捏法 不规则的根与根茎类药材以软化至用手捏粗的一端，感觉其较柔软为宜，如当归、独活等。部分块根、果实、菌类药材，如延胡索、枳实、雷丸等，以润至手握无"吱吱"响声或无坚硬感时为宜。

（三）饮片类型及切制方法

1. 饮片类型及选择原则

（1）常见的饮片类型及规格 饮片的形态取决于药材的特点、质地、形态，以及各种不同的需求，如炮制、鉴别、用药要求的不同等。由于全国各地区用药习惯有所不同，各地饮片差异较大。药材的自然状况对于决定饮片的类型具有重要意义，因为它直接关系到饮片切制的操作和临床疗效，而机器切片多为横片、段、丝等。现以《中国药典》和各省市炮制规范指出的饮片类型为准，将常见的饮片类型分述如下。

① 极薄片。厚度为0.5mm以下，对于木质类及动物骨、角质类药材，根据需要在入药时，可分别制成极薄片。如羚羊角、鹿角、松节、苏木、降香等。

② 薄片。厚度为1～2mm，适宜质地致密坚实、切薄片不易破碎的药材。如白芍、乌药、槟榔、当归、木通、天麻、三棱等。

③ 厚片。厚度为2～4mm，适宜质地松泡、粉性大、切薄片易破碎的药材。如茯苓、山药、天花粉、泽泻、丹参、升麻、南沙参等。

④ 斜片。厚度为2～4mm，适宜长条形而纤维性强的药材。倾斜度小的称瓜子片（如桂枝、桑枝），倾斜稍大而体粗者称马蹄片（如大黄），倾斜度更大而药材较细者称柳叶片（如甘草、黄芪、川牛膝、银柴胡、漏芦、苏梗、鸡血藤、木香等）。

⑤ 直片（顺片）。厚度为2～4mm，适宜形状肥大、组织致密、色泽鲜艳和需突出其鉴别特征的药材。如大黄、天花粉、白术、附子、何首乌、防己、升麻等。

⑥ 丝（包括细丝和宽丝）。细丝2～3mm，宽丝5～10mm。适宜皮类、叶类和较薄果皮类药材。如黄柏、厚朴、桑白皮、秦皮、合欢皮、陈皮等均切细丝；荷叶、枇杷叶、淫羊藿、冬瓜皮、瓜蒌皮等均切宽丝。

⑦ 段（咀、节）。长为10～15mm，长段又称"节"，短段称"咀"。适宜全草类和形态细长、内含成分易于煎出的药材。如薄荷、荆芥、香薷、益母草、党参、青蒿、佩兰、瞿麦、怀牛膝、北沙参、白茅根、藿香、木贼、石斛、芦根、麻黄、忍冬藤、谷精草、大蓟、小蓟等。

⑧ 块。为$8～12mm^3$的立方块。有些药材煎熬时，易糊化，需切成不等的块状，如阿

胶丁等。

（2）饮片类型的选择原则

① 质地致密、坚实者，宜切薄片。如乌药、槟榔、当归、白芍、木通等。

② 质地松泡、粉性大者，宜切厚片。如山药、天花粉、茯苓、甘草、黄芪、南沙参等。

③ 为了突出鉴别特征，或为了饮片外形的美观，或为了方便切制操作，视不同情况，选择直片、斜片等。如大黄、何首乌、山药、黄芪、桂枝、桑枝等。

④ 为了对药材进行炮炙（如酒蒸），切制时，可选择一定规格的块或片。如大黄、何首乌等。

⑤ 凡形态细长、内含成分有易煎出的药材，可切制一定长度的段。如木贼、荆芥、薄荷、麻黄、益母草等。

⑥ 皮类药材和宽大的叶类药材，可切制成一定宽度的丝。如陈皮、黄柏、荷叶、枇杷叶等。

2. 饮片的切制方法

饮片切制在不影响药效，便于调配、制剂的前提下，基本上采用机械化生产，并逐步向联动化生产过渡。目前，由于机器切制还不能满足某些饮片类型的切制要求，故在某些环节，手工切制仍在使用。

视频：饮片切制-山药

手工切制用的切药刀，全国各地不甚相同，但切制方法相似。操作时，将软化好的药物，整理成把（称"把活"）或单个（称"个活"）置于刀床上，用手或一特别的压板向刀口推进，然后按下刀片，即切成饮片。饮片的厚薄长短，以推进距离控制。有些"个活"，如槟榔，可用"蟹爪钳"加紧向前推进。刀磨得好坏直接影响到饮片的质量。手工切制生产量小、劳动强度大，但切出的饮片平整、平滑，类型和规格齐全，外形美观，弥补了机器切制的不足。

对于木质及动物骨、角类药物，用上述手工和机械工具切制较难，可根据不同情况，选择适宜工具，如镑刀、刨刀、钢锉、斧类等，以利于操作。

（四）饮片的干燥

药物切成饮片后，为保存药效，便于贮存，必须及时干燥，否则影响质量。

1. 自然干燥

自然干燥是指把切制好的饮片置日光下晒干或置阴凉通风处阴干。《神农本草经》序录中就有"……阴干暴干，采造时月，生熟，土地所出，真伪新陈，并有各法"。晒干法和阴干法都不需要特殊设备，如水泥地面、药匾、席子、竹晒垫等均可应用，具有经济方便、成本低的优点。但本法占地面积较大，易受气候的影响，饮片亦不太卫生。

一般饮片均用晒干法。对于气味芳香、含挥发性成分较多、色泽鲜艳，和受日光照射易变色、走油等类药物，不宜曝晒，通常采用阴干法。一般药物的饮片干燥传统要求保持"形、色、气、味"俱全，充分发挥其疗效。现将不同性质的药物及干燥方法，归纳为八个类型分述如下。

（1）黏性类 黏性类药物（如天冬、玉竹等）含有黏性糖质，潮片容易发黏，如用小火烘、焙，原汁不断外渗，会降低质量，故宜用明火烘焙，促使外皮迅速硬结，使内部原汁不向外渗。烘焙时颜色随着时间演变，过久、过干会使颜色变枯黄，原汁走失，影响质量，故一般烘焙至九成即可。掌握干燥的程度，只需以手摸之，以感觉烫不黏手为度。上烘焙笼前摊晒防霉，旺火操作要注意勤翻，防止焦枯，如有烈日可晒至九成干即可。

（2）芳香类　芳香类药物（如荆芥、薄荷、香薷、木香等）保持香味极为重要，因为香味与质量有密切的关系，香味浓就是质量好。为了不使香味走散，切后宜薄摊于阴凉通风干燥处。如太阳光不太强烈也可晒干，但不宜烈日曝晒。否则温度过高会挥发香气，颜色也随之变黑。如遇阴雨连绵天气，药材快要发霉，也只能用微火烘焙，决不能用猛火高温干燥，导致香散色变，降低药物的效能。

（3）粉质类　粉质类就是含有淀粉质较多的药物，如山药、浙贝母等。这些药材潮片极易发滑、发黏、发霉、发馊、发臭而变质，必须随切随晒，薄摊晒干。由于其质甚脆，容易破碎，潮片更甚，故在日晒操作中要轻翻防碎。如天气不好，要用微火烘焙，保持切片不受损失。但火力不宜过大，以免烘至药物外色焦黄。

（4）油质类　油质类药材（如当归、怀牛膝、川芎等）极易起油。如烘焙，油质就会溢出表面，色也随之变黄；火力过旺，更会失油后干枯影响质量，故宜日晒。如遇阴雨不能日晒，也只能用微火烘焙，以防焦黑。

（5）色泽类　色泽类药材（如桔梗、浙贝母、泽泻、黄芪等）含水量不宜过多，否则不易干燥。如白色类的桔梗、浙贝母宜用日晒，越晒越白；黄色类的泽泻、黄芪，如日晒则会毁色，故宜用小火烘焙，且可保持黄色、增加香味，但不能用旺火，以防焦黄。

2. 人工干燥

人工干燥是利用一定的干燥设备，对饮片进行干燥。本法的优点是，不受气候影响，比自然干燥卫生，并能缩短干燥时间。近年来，全国各地在生产实践中设计并制造各种干燥设备，如直火热风式、蒸气式、电热式、远红外线式、微波式干燥设备，其干燥能力和效果均有了较大的提高，这些干燥设备正在推广和不断完善，适宜大量生产。

人工干燥的温度，应视药物性质而灵活掌握。一般药物以不超过80℃为宜，含芳香挥发性成分的药材以不超过50℃为宜。干燥后的饮片须放凉后再贮存，否则，余热能使饮片回潮，易于发生霉变。但干燥后的饮片含水量应以控制在7%～13%为宜。

（五）饮片的包装

饮片的包装系指对饮片盛放、包扎并加以必要说明的过程。我国由于中药材产地较为复杂，各产区适用的中药材包装也不相同。目前多数饮片厂生产出的饮片无统一的包装标准。包装材料都采用麻袋、化纤袋、蒲包、竹筐、木箱等，混乱不一，致使饮片污染严重，易沾上麻袋纤维和灰尘，含糖类和淀粉类的药材易发生虫蛀和霉变。由于中药饮片品种繁多、包装不善而带来的饮片混淆和发错药的现象也时有发生，后果不堪设想。再次，饮片的包装不善会严重影响饮片的保管、贮存、运输和销售。

饮片包装的作用：①方便饮片的存取、运输、销售；②有利于饮片的经营和防止再污染；③有利于饮片的美观、清洁、卫生和定期监督检查；④有利于促进饮片生产的现代化、标准化。

饮片包装的具体方法如下。

（1）对于根、根茎类，种子、果实类，花类，动物类药材的饮片　全部用小包装加大包装的方法。小包装用无毒聚乙烯塑料透明袋，根据饮片的质地不同而固定装量，一般为0.5kg、1.5kg、2kg等。放入饮片检验合格证后封口，装入大包装（可用大铁盒或硬纸箱）中。在小包装里面和大包装外面都注明饮片品名、规格、数量、生产批号、厂名。必须注意的是，对于水制、火制和水火共制的饮片，必待凉透后方可包装，否则会出现结露和霉变现象。

（2）对于全草类和叶类药材的饮片　可用无毒聚丙烯塑料编织袋包装，固定装量为10～15kg一件。封口时同样要放入检验合格证，并在外面印上饮片的品名、数量、规格、生产批号和厂名。

（3）对于矿物类和外形带钩刺药材的饮片　宜用双层或多层无毒聚丙烯塑料编织袋装，以防泄露。

（4）对于贵重、毒剧药材的饮片　宜用小玻璃瓶、小纸盒分装到一日量或一次量的最小包装，并贴上完整的使用说明标签。

合理的包装可以保证饮片质量，使其达到预期的临床效果，充分发挥其社会效益。而中药饮片作为一种特殊的商品，产品包装设计也是相当重要。好的设计既要体现产品的价值、产品造型的美观，又要经济、实用、方便，体现出中药饮片这种商品的特殊性，在其充分发挥社会效益的同时，创造出良好的经济效益。

（六）影响饮片质量的因素

在饮片生产中，只有认真按照炮制工艺操作，才能保证饮片质量。如果药物处理不当，或切制工具及操作技术欠佳，或切制后干燥不及时、贮存不当，都可能影响饮片质量。一般易出现下述现象。

1. 连刀（拖胡须）

连刀是饮片之间相牵连、未完全切断的现象。系药物软化时，外部含水量过多，或刀具不锋利所致，如桑白皮、黄芪、厚朴、麻黄等。

2. 掉边（脱皮）与炸心

前者是药材切断后，饮片的外层与内层相脱离，形成圆圈和圆芯两部分；后者是药材切制时，其髓芯随刀具向下用力而破碎。系药材软化时，浸泡或闷润不当，内外软硬都不同所致。如郁金、桂枝、白芍、泽泻等。

3. 败片

败片是指与同种药材饮片的规格和类型不一致、破碎及其他不符合切制要求的饮片。主要系操作技术欠佳所致。

4. 翘片

翘片即饮片边缘卷曲而不平整。系药材软化时，内部含水分太过所致，又称"伤水"。如槟榔、白芍、木通等。

5. 皱纹片（鱼鳞片）

皱纹片是饮片切面粗糙，具鱼鳞样斑痕。系药材未完全软化，"水性"不及或刀具不锋利，或刀与刀床不吻合所致。如三棱、莪术等。

6. 变色与走味

变色是指饮片干燥后失去了原药材的色泽；走味是指干燥后的饮片失去了药材原有的气味。系药材软化时浸泡时间太长，或切制后的饮片干燥不及时，或干燥方法选用不当所致。如槟榔、白芍、大黄、薄荷、荆芥、藿香、香薷、黄连等。

7. 油片（走油）

油片是药材或饮片的表面有油分或黏液质渗出的现象。系药材软化时，吸水量"太过"，或环境温度过高所致。如苍术、白术、独活、当归等。

8. 发霉

发霉是药材或饮片表面长出菌丝。系干燥不透或干燥后未放凉即贮存，或贮存处潮湿所致。如枳壳、枳实、白术、山药、白芍、当归、远志、麻黄、黄芩、泽泻等。

二、实训操作实例

（一）黄芩饮片切制（机械切制）

1. 软化

取净黄芩大小分档，分别置蒸制容器内隔水加热，"圆汽"后再蒸半小时，候质地软化，取出，趁热切片。

2. 切制（用直线往复式切药机操作）

（1）检查设备、盛料盘洁净状况，必要时进行清洁。

（2）检查电源，观察设备传动系统、齿轮箱、压刀夹具、进料皮带等关键部件是否正常，机身是否可靠接地。

（3）检查各润滑部位是否需润滑。

（4）接通切药机电源，点动试机。机器运行无障碍后关闭切药机，将盛料盘置于出料口。

（5）启动切药机。

（6）调整切药机的切制档位，将拨杆上小球所处的位置调整至"截断长度-齿轮挡位配位表"表中的"内"。

（7）将蒸后的黄芩趁热铺于切药机输送带上，由输送带自然送至刀口处进行切片。铺放要均匀，不能用手去挤压。

（8）在操作过程中，应及时清理输送带下侧附着的黄芩。

（9）操作结束，关闭切药机开关，然后切断总电源。

（10）清理输送带、切药刀片、刀口处及转动部位的药材。

（11）用不锈钢铲将切药机刀口处黏附的药屑铲净，并用洁净布蘸清洁剂清洗，随后用湿洁净布擦拭干净，再用干洁净布擦干。

（12）用毛刷刷净切药机加料斗、出料口内外壁，用湿洁净布擦拭干净，再用干洁净布擦干。

（13）将切药机链条拆下，先用铲子铲干净，再用湿洁净布擦拭干净，必要时蘸清洁剂擦拭，再用干洁净布擦干。

（14）电器部位用干洁净布擦拭干净。

（15）用消毒剂消毒设备。

3. 干燥（用热风循环烘箱操作）

（1）检查烘箱及盛料盘的洁净状况，必要时进行清洁。

（2）开启电源，启动仪表控制仪，将温度设置在60℃。

（3）启动风机，待运行正常后启动加热装置。

（4）当温度达到60℃时，打开烘箱门，将盛有黄芩片的盛料盘置烘箱内，关好烘箱门进行烘制。

（5）烘制过程中，经常检查温度和饮片干燥程度。

（6）干燥结束，先关加热装置，待温度下降至40℃左右时，再关风机和电源。

（7）用刷子刷洗盛料盘上黏附的饮片，用湿洁净布擦拭干净，在烘箱内烘干。

（8）将烘箱内壁用湿洁净布擦拭干净。

（9）用湿洁净布（电器部位用干洁净布）擦拭烘箱外壁，再用干洁净布擦干。

4. 筛去药屑

用筛子筛去药屑。

5. 包装

将已筛去药屑的黄芩片装入无毒的聚乙烯塑料中，用热封机封口。

6. 填写生产记录

填写黄芩相关的生产记录。

（二）陈皮饮片切制

1. 软化

将净陈皮铺在竹匾内，均匀喷洒适量饮用水，上面用湿纱布覆盖，闷润 4～8h，至湿度均匀、内外一致。

2. 切制

用手工切药刀将陈皮切成 2～3mm 的细丝。

3. 干燥

将合格的饮片置盛料盘内，放置在通风处阴干或置于 CT-C 型热风循环烘箱中低温烘干。

4. 包装

筛去碎屑，将陈皮置无毒的聚乙烯塑料袋中，用热封机封口。

三、任务实施

（一）任务单

饮片切制

1. 任务内容

对大黄、黄芩、干姜、陈皮、益母草进行饮片切制。

2. 技能目标

（1）掌握切药刀的正确使用。

（2）掌握药材的软化方法、程度及条件。

（3）掌握饮片的干燥方法。

3. 器具材料

盆、竹匾、簸箕、切药刀、压板、烘箱等；大黄、黄芩、干姜、陈皮、益母草等中药材。

4. 操作过程

净药材→洗、润→切制→干燥→半成品→检验→包装→检验→成品入库。

（1）大黄　将净大黄放入盆内，用清水浸过药面约 15cm。体粗大者，浸泡 4～5h；体细小者，浸泡 2～3h。捞出后置润药台上，上用湿纱布覆盖，堆润 24～28h。达不到软化程度时，将大黄摊开晾至表面干燥后再进行堆润。用铁丝插入大黄内检查其软化程度，若有 2/3 能顺利插入，纵切成 2～4mm 的厚片，晾干。

（2）黄芩　取净黄芩大小分档，置沸水锅中煮 3～10min，不断上下翻动，至用手折之能略弯曲时捞出，沥干水后，置容器内润 8～12h，达到内外湿度一致。将净黄芩置笼屉内，在沸水锅内隔水加热 30min，待质地柔韧、内外软硬度一致时，取出趁热切成 1～2mm 的薄片，干燥。

（3）陈皮　将净陈皮铺在竹匾上，均匀喷洒适量清水，上用湿纱布覆盖，闷润 4～8h，至内外湿度一致时，切成 2～3mm 细丝，于通风处阴干。

（4）干姜　将净干姜用水浸泡 20～30min，捞出置润药台上，上用湿纱布覆盖后堆润；用手捏法检查软化程度，当干姜软硬适度时，切成 2～4mm 的厚片或 $1cm^3$ 的块，干燥。

（5）益母草　将净益母草喷淋清水，润 4～8h 置内外湿度一致时，切成 10～15mm 的段，干燥。

（二）操作单

药材 （可另选药材）	工艺过程	生药品量	切制后药材量	切制后药材损耗量	标准要求
大黄					
黄芩					
干姜					
陈皮					
益母草					

1. 注意事项

（1）药材应在净制后进行切制。

（2）浸泡水分要适当，软化太过或不及会影响饮片质量。

（3）手工切制持刀要从旁边持握，放刀要平稳。

（4）自然干燥要防风沙、尘土。

2. 思考题

（1）药材为什么要切成各种类型的饮片？写出各种药材的软化方法、切制类型和干燥方法。

（2）浸泡软化时应该注意哪些问题？

（3）手工切制和机器切制有哪些注意事项？

（4）大黄为什么不宜暴晒？

（三）评价单

评价项目	重点评价内容	评价标准	标准分值	评价得分
过程评价	准备工作	洁净和检查工具，准备工作到位	10	
	操作步骤	严格操作流程，操作过程没有大的失误	15	
	饮片切制	饮片切制厚度把握适当，成品合格	10	
	饮片干燥	干燥方式选择适当，成品合格	10	
	创新训练	能主动查阅资料，尝试新的净制操作方法	10	
结果评价	意外事件	整个操作过程中，没有发生器具损坏及不安全事件	5	
	分组讨论	能找出本组操作中存在的问题，找到合理的解决方法	10	
	炮制程度	各个药物从颜色、质地等外观上都达到了炮制标准	10	
	场地清理	能及时清洗实训器具，清理桌面，药物归类放置	5	
	实训报告	报告字迹工整，条理清晰，结果准确，分析透彻	15	
总分			100	

➔ 任务小结

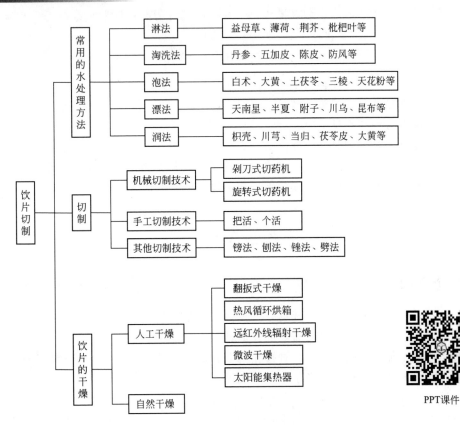

PPT课件

项目3
中药材炮制技术

任务3 清 炒

> 知识目标：熟练掌握炒黄、炒焦、炒炭的操作技术；能识别决明子、莱菔子、王不留行、山楂、栀子、槟榔、地榆等药物的炒制品规格和炮制作用，并能正确地判断其炒制品的质量；
>
> 技能目标：会进行清炒（炒黄、炒焦、炒炭）的手工操作；能按着工艺要求正确使用炒药机进行炒黄、炒焦、炒炭操作，会对机器进行清洁和日常保养；具备炒制技术岗位技能。

炒法包括清炒法和加辅料炒法。不加辅料的炒法即是清炒法，根据药物受热和变化的程度不同，将清炒法分为炒黄（微炒）、炒焦和炒炭3种。药物清炒后能增强疗效、缓和或改变药性、降低毒性和不良反应、利于贮存和制剂。

火力是指药物炮制时的温度高低，一般有文火（小火）、中火（大火）和武火（强火）。火候是药物炮制时火力的大小、加热时间的长短及其受热程度，可根据药物内外特征变化进行判断。在炮制时，掌握好火候是保证成品质量的重要因素。

子任务 3-1 炒 黄

一、必备知识

炒黄是将净选或切制后的药物，置预热的炒制器具内，用文火或中火加热，炒至药物表面黄色或颜色加深，或微带焦斑，或发泡鼓起，或爆裂，并逸出药物固有气味的方法。由于炒黄是炒法中加热程度最低的一种操作工艺，故又称为"微炒"。一般果实种子类药物多炒黄后入药，因此，古代有"逢子必炒"之说。

炒法是迄今为止最古老、最基本的炮制方法，是将净选或切制后的药物置炒制器具中，用不同的火力连续加热，并不断搅拌、翻动或转动，使之达到一定程度的操作方法。主要有机器操作和手工操作两种。饮片生产以机器操作为主，多选用各种类型的滚筒式炒药机进行操作；手工操作主要是临方炮制、小批量生产和教学上采用，多选用不同规格的炒锅进行操作。

1. 目的

（1）增强疗效　如炒王不留行等多数种子类药物，炒至爆裂易煎出有效成分而增效；炒槐米、杏仁等可杀酶保苷而增效。

（2）缓和药性　如决明子、牛蒡子炒后可缓和寒泻之性，白芥子炒后可缓和辛散走窜之性。

（3）降低毒性或消除副作用　如苍耳子炒后可破坏毒性成分、牵牛子可缓和药性并降低毒性、莱菔子炒后可消除恶心呕吐的副作用。

2. 工艺

加热炒制容器→投入药物→用文火或中火翻炒至表面色稍深或略带焦斑、膨胀鼓起、爆裂或透出药物固有气味→出锅→晾凉→筛去碎屑→装袋检斤→存放。

3. 注意事项

（1）炒制器具应预热到一定程度，方能投药。否则，有的药物可粘锅，如蒲黄；有的种子类药物容易炒成"僵子"，如王不留行。

（2）翻炒要均匀，出锅要迅速，避免出现生熟不匀或药物焦化。

（3）翻动时要"亮锅底"，即铲子紧贴锅底翻动，以避免部分药物长时间受热。

4. 常见药材

王不留行

【常用别名】　王不留行、王不留、留行子、不留行、金盏银台、禁宫花。

【来源】　本品为石竹科植物麦蓝菜的干燥成熟种子。夏季果实成熟、果皮尚未开裂时采割植株，晒干，打下种子，除去杂质，再晒干。

【历史沿革】　王不留行炮制首见于汉代《金匮要略》。历代尚有蒸王不留行、酒王不留行等。《中国药典》（2015年版）载有王不留行和炒王不留行两种炮制品。

【炮制工艺】

（1）王不留行　取原药材，除去杂质。

（2）炒王不留行　取净王不留行，置已预热好的炒制器具中，用中火加热，迅速翻炒至大多数爆开白花，取出晾凉，筛去碎屑。

【饮片质量标准】

（1）王不留行　呈球形。表面黑色，未成熟者红棕色，略有光泽，有细密颗粒状突起，一侧有一凹陷的纵沟。质硬。气微，味微涩、苦。

（2）炒王不留行　大多数呈类球形白花状，质松脆，具香气。

【炮制作用】

（1）王不留行　味苦，性平。归肝、胃经。具有活血通经、下乳消肿的作用。生品长于消痈肿，用于乳痈或其他疮痈、肿痛。因生品质地坚硬、辛散力强、有效成分难以煎出，临床上多捣烂外敷，有消肿止痛之效。

（2）炒王不留行　炒爆后质地松泡，易于煎出有效成分，且性偏温，长于活血通经、下乳、通淋。多用于产后乳汁不下、经闭、痛经、石淋、小便不利等。

【处方应付】　处方写王不留行、炒王不留行，付炒王不留行；写生王不留行，付生品。

【贮存保管】　置干燥处。

◉ 知识链接 ▶▶▶

根据实际生产能力和试验结果，炒王不留行的爆花率应以达到 80% 以上为宜。实际操作时，可将王不留行先用水浸湿或用湿布搓擦，再用中火炒制，爆花率可达 95% 以上。

决明子

【常用别名】 草决明、羊角、马蹄决明。

【来源】 本品为豆科植物决明或小决明的干燥成熟种子。秋季采收成熟果实，晒干，打下种子，除去杂质。

【历史沿革】 决明子始载于《神农本草经》，其炮制首见于梁代《本草经集注》。历代尚有醋渍决明子、酒煮决明子等。《中国药典》(2015 年版) 载有决明子和炒决明子两种炮制品。

【炮制工艺】

(1) 决明子　取原药材，除去杂质，洗净，干燥。用时捣碎。

(2) 炒决明子　取净决明子，置已预热好的炒制器具中，用中火炒至微有爆裂声并有香气逸出时，取出晾凉，筛去碎屑。用时捣碎。

【饮片质量标准】

(1) 决明子　略呈菱方形或短圆柱形，两端平行倾斜。表面绿棕色或暗棕色，平滑有光泽。背腹面各有一条突起的棱线。质坚硬，不易破碎。味微苦。

(2) 炒决明子　鼓起，有裂隙，微有光泽，颜色略有加深，偶有焦斑。质脆。微有香气。

【炮制作用】

(1) 决明子　味甘、苦、咸，性微寒。归肝、大肠经。具有清热明目、润肠通便的作用。生品长于清肝热、润肠燥。用于目赤肿痛、大便秘结等。

(2) 炒决明子　炒后质地疏松，便于粉碎和煎出有效成分，能缓和其寒泻之性，有平肝养肾的作用。用于头痛眩晕、目暗不明等。

【处方应付】 处方写决明子、草决明，付生决明子；写炒决明子、盐决明子，各随方付给。

【贮存保管】 置干燥处。

◉ 知识链接 ▶▶▶

决明子炒黄后，具泻热通便作用的结合型蒽醌含量下降（有报道仅为生品的 26.4%），游离型蒽醌含量则相应增高，泻下作用缓和，保肝作用得以保留。炒后微量元素溶出量及还原糖含量较生品为高，氨基酸含量丰富。其抗衰老及免疫作用的增强，可能与氨基酸和多糖含量较多有关。但随着温度的升高，保肝作用和通便作用减弱。

莱菔子

【常用别名】 萝卜子、萝富子、老卜子。

【来源】 本品为十字花科植物萝卜的干燥成熟种子。夏季果实成果，割植株，晒干，搓出种子，除去杂质，再晒干。

【历史沿革】 莱菔子始载于《日华子本草》，其炮制首见于宋代《太平圣惠方》，历代尚有焙莱菔子、蒸莱菔子、生姜炒莱菔子等。《中国药典》(2015 年版) 载有莱菔子和炒莱菔子两种炮制品。

【炮制工艺】

(1) 莱菔子　取原药材，除去杂质，干燥。用时捣碎。

（2）炒莱菔子　取净莱菔子，置已预热好的炒制器具中，用文火加热，炒至种子鼓胀、色泽加深、有爆裂声并逸出固有气味时，取出晾凉，筛去碎屑。用时捣碎。

【饮片质量标准】

（1）莱菔子　呈类卵圆形或椭圆形，稍扁。表面黄棕色、红棕色或灰棕色。种皮薄而脆。气微，微苦、辛。

（2）炒莱菔子　鼓起，颜色加深。质脆，手捻易碎。具香气。

【炮制作用】

（1）莱菔子　味辛、甘，性平。归肺、脾、胃经。具有消食除胀、降气化痰的作用。本品能升能散，长于涌吐风痰。用于痰塞喘咳。

（2）炒莱菔子　炒后药性缓和，易于粉碎和煎出有效成分，产生香气，避免患者服用出现恶心的不良反应；并长于消食除胀、降气化痰。多用于饮食停滞、积滞泻痢、脘腹痛、咳嗽喘逆等。

【处方应付】　处方写莱菔子、萝卜子，付炒莱菔子；写焦莱菔子、盐莱菔子、生莱菔子，各随方付给。

【贮存保管】　置通风干燥处，防潮。

🅾 **知识链接** ▶▶▶

药理实训发现，莱菔子各炮制品均有增强离体兔回肠节律性收缩的作用，和抑制小鼠胃排空率的作用。对胃排空的延迟，可使食物不过快地进入小肠，有利于减轻小肠消化的作用；对小肠运动的增强，则可加强机械消化的作用。这可能是炒莱菔子"消食除胀"的机制之一。另外，炒莱菔子对离体豚鼠胃肌条节律性收缩和紧张性收缩对抗肾上腺素抑制兔回肠运动方面，较生品为强，故临床用炒莱菔子作为消导药是有一定道理的。

芥　子

【常用别名】　黄芥子、白芥子、胡芥、芥菜子、青菜子、辣菜子。

【来源】　本品为十字花科植物白芥的干燥成熟种子。前者习称"白芥子"，后者习称"黄芥子"。夏末秋初果实成熟时割植株，晒干，打下种子，除去杂质。

【历史沿革】　芥子始载于《名医别录》，其炮制首见于唐代《备急千金要方》。历代尚有酒芥子、醋芥子、芥子炭等。《中国药典》（2015年版）载有芥子和炒芥子两种炮制品。

【炮制工艺】

（1）芥子　取原药材，除去杂质，洗净，干燥。用时捣碎。

（2）炒芥子　取净芥子，置已预热好的炒制器具中，用文火加热炒至深黄色且有爆裂声，并逸出香辣气味时，取出。筛去碎屑。用时捣碎。

【饮片质量标准】

（1）芥子　呈球形。白芥子表面呈灰白色至淡黄色，具细微的网纹。种皮薄而脆，有油性。气微，味辛辣。黄芥子表面呈黄色至棕黄色，少数呈暗红棕色。研碎后加水浸，则产生辛烈的特异臭气。

（2）炒芥子　表面呈深黄色或深棕黄色，有裂纹，微有焦香气。

【炮制作用】

（1）芥子　味辛，性温。归肺经。具有温肺豁痰利气、散结通络止痛的作用。生品辛散作用和通络散结的作用强。多用于胸胁闷痛、关节疼痛、痈疽肿毒等。

（2）炒芥子　芥子炒后可缓和其辛散走窜之性，以免耗气伤阴，并善于顺气豁痰，易于煎出有效成分，同时起到杀酶保苷的作用，有利于保存有效成分。常用于咳嗽气喘，特别是寒痰咳嗽。

【处方应付】 处方写芥子、白芥子、黄芥子、炒芥子，付炒芥子；写生芥子，付生品。

【贮存保管】 置通风干燥处，防潮。

◎ 知识链接 ▶▶▶

芥子含硫苷化合物。此苷本身无刺激性，酶解后生成异硫氢酸酯类（芥子油），具有辛香辣味和刺激性。炒后可杀酶保苷，服用后使其在肠道中缓慢水解，逐渐释放出芥子油而发挥治疗作用。

槐 花

【常用别名】 槐树花。

【来源】 本品为豆科植物槐的干燥花及花蕾。夏季花开放或花蕾形成时采收，及时干燥，除去枝、梗及杂质。前者习称"槐花"，后者习称"槐米"。

【历史沿革】 槐花始载于《日华子本草》，其炮制首见于宋代《太平圣惠方》。历代尚有酒槐花、醋槐花、款炒槐花等。《中国药典》(2015 年版) 载有槐花、炒槐花和槐花炭三种炮制品。

【炮制工艺】

(1) 槐花 取原药材，除去杂质及枝梗，筛去灰屑。

(2) 炒槐花 取净槐花置已预热好的炒制器具中，用文火加热，炒至表面深黄色并逸出固有香气时，取出晾凉。筛去碎屑。

(3) 槐花炭 取净槐花置已预热的炒制器具中，用中火加热，炒至表面焦褐色、有火星时及时喷淋适量饮用水，熄灭火星，炒干，取出晾凉。筛去碎屑。

【饮片质量标准】

(1) 槐花 皱缩而卷曲，花瓣多散落。完整者花萼钟状，黄绿色，花瓣黄色或黄白色，体轻。气微，味微苦。槐米卵形或椭圆形。花萼钟状，下部有数条纵纹，萼的上方为黄白色未开放的花瓣，花梗细小，体轻，手捻即碎。味微苦涩。

(2) 炒槐花 外表深黄色，具香气。味微苦。

(3) 槐花炭 外表焦褐色，味涩。

【炮制作用】

(1) 槐花 味苦，性微寒。归肝、大肠经。具有凉血止血、清肝泻火的作用。生品长于清肝泻火、清热凉血。多用于血热妄行、肝热目赤、头痛眩晕等。

(2) 炒槐花 炒黄后能缓和其苦寒之性，避免伤中，且利于保存有效成分。其清热凉血作用较生品为弱，止血作用较生品为强而逊于槐花炭。多用于脾胃虚弱的出血者。

(3) 槐花炭 炒炭后其清热凉血作用极弱，产生了涩性，偏于止血。用于便血、痔血、血痢、崩漏、吐血、衄血等多种出血症。

【处方应付】 处方写槐花，付生品；写炒槐花，付炒制品；写槐花炭，付炒炭品；其余各随方付给。

【贮存保管】 置通风干燥处，防潮。

◎ 知识链接 ▶▶▶

(1) 槐花或槐米中所含的芸香苷（芦丁）能维持毛细血管的抵抗力，降低其通透性及脆性，能促进细胞的增生，防止血细胞的凝集，此外尚有抗炎、抗过敏、利尿、解痉、镇咳等作用。与芸香苷共存的鼠李糖转化酶能在常温下水解芸香苷，形成槲皮素。槲皮素具有祛痰、止咳、平喘、止血的作用。槐花炒后能破坏鼠李糖转化酶，保存芸香苷成分。

（2）近代研究发现，槐米中的芸香苷、槲皮素、鞣质的含量随炮制时加热的温度高低、受热时间长短呈规律性变化。槐米炒炭后，芸香苷含量降低，鞣质含量相应增加，但温度过高，鞣质也会破坏损失。槐米在170℃下加热，鞣质的含量变化不大；170～190℃内加热，鞣质的含量迅速增加至数倍；温度超过190℃时，鞣质含量开始下降；230℃左右加热，鞣质的含量可降至生品以下。故槐米炒炭时，温度应保持在170～190℃。

二、实训操作实例

1. 炒王不留行（手工操作）

（1）准备

① 除去王不留行中的杂质、非药用部位、霉粒。

② 检查炒锅、铲子和盛药器具是否洁净，必要时进行清洁。

（2）炒制

① 将炒锅倾斜一定角度，预热至所需程度。

② 将净王不留行投入到已预热好的炒锅内。

③ 中火加热，翻炒时"亮锅底"，动作要娴熟，使药物受热均匀。

④ 当王不留行大部分爆成白花并逸出固有气味时，迅速出锅。置洁净的容器内，晾凉。筛去碎屑。

⑤ 成品大多数呈类球形白花状，质松脆，具香气。药屑、杂质含量不得超过1.0%，生品、煳品不超过2.0%。

⑥ 将炒王不留行装入洁净塑料袋中，密封袋口。

（3）清场　按要求清洁相关器具、工作台面及灶具。

2. 炒槐花（机器操作）

（1）准备

① 检查CY型电热炒药机及盛药箱的洁净状况，必要时进行清洁。

② 检查电源是否接通。

③ 启动加热、滚筒正转及反转开关，检查机器运行有无障碍现象。无障碍现象时关闭加热、滚筒正转及反转开关。

④ 除去槐花中的杂质、药屑，称重；置洁净的盛药箱中。

（2）炒制

① 启动机器。

② 设置温控仪温度至150℃，启动加热开关，使炒药机预热。

③ 当温度达到150℃时，启动"筒正转"开关，炒药机滚筒旋转。

④ 投入槐花，药量不超过炒药机容积的1/3～1/2。

⑤ 炒至槐花呈深黄色、质地鼓起、有气味逸出时，启动"筒体停"开关，待筒体停稳后，再启动"筒反转"开关，倒出药物，摊开晾凉。

⑥ 空转半小时左右至筒体温度接近室温，关闭电源开关，拔下电源插头。

（3）清洁消毒

① 用专用刷清理炒药机烟筒内、外壁烟灰，用湿洁净布擦拭烟筒外壁，再用干洁净布

擦干。

②用高压水枪冲洗干净炒药机内筒，再用干洁净布擦干。

③用湿洁净布擦拭炒药机外壁、分气管道，再用干洁净布擦干。

④用饮用水清洗盛药箱，再用干洁净布擦干。

⑤用消毒剂彻底消毒设备和盛药箱。

（4）筛去药屑。

（5）将炒槐花装入洁净塑料袋中，封口。

（6）填写相关生产记录。

三、任务实施

（一）任务单

炒 黄

1. 任务内容

将枣仁、王不留行、苍耳子、牵牛子、决明子、山楂等炒黄。

2. 技能目标

（1）通过操作，掌握药物炒黄的基本操作方法和质量标准。

（2）掌握药物的炮制方法，正确判断成品规格。

3. 器具材料

电炒锅、铲子、刷子、盛药器具、天平等；枣仁、王不留行、决明子等中药材。

4. 操作过程

操作流程：将药物大小分档→加热炒制容器，调节火力（一般用文火）→将适量的（一般药量不超过锅高度的 2/3）药物投入预热好的炒锅内加热翻炒，翻炒时要"亮锅底"→用文火或中火翻炒至表面颜色变黄或色稍深、膨胀鼓起、爆裂或透出药物固有气味时迅速出锅→晾凉，筛去碎屑→检斤，将炮制好的药物盛放在洁净的容器内→清洗炒锅和铲子。

（1）炒枣仁　调节火力至文火，将适量的净枣仁投入到已预热好的炒锅内加热翻炒，当枣仁爆裂声由急剧变得稀疏，并放出特有气味，表面有裂隙、色泽加深时迅速出锅。将炒枣仁盛放在洁净的容器内。清洗炒锅和铲子。

成品性状：本品呈紫红色，鼓起，有裂纹，无焦斑，手捻种皮易脱落。具香气。

（2）炒王不留行　调节火力至中火，将适量的净王不留行投入到已预热好的炒锅内加热翻炒，当80%以上的王不留行爆成白花并放出特有气味时迅速出锅。将炒王不留行盛放在洁净的容器内。清洗炒锅和铲子。

成品性状：本品炒后种皮炸裂，80%以上爆成白花，体轻质脆。

（3）炒苍耳子　调节火力至中火，将适量的净苍耳子投入到已预热好的炒锅内加热翻炒，当炒至苍耳子表面呈深黄色、刺焦，并有特有的香气溢出时迅速出锅。将炒苍耳子盛放在洁净的容器内。清洗炒锅和铲子。

成品性状：本品炒后表面焦黄色，刺尖焦脆，微有香气。

（4）炒决明子　调节火力至小火，将适量的净决明子投入到已预热好的炒锅内加热翻炒，当炒至决明子爆裂声由急剧变得稀疏、果实膨胀、表面有裂隙、色泽加深、有香气溢出时，迅速出锅。将炒决明子盛放在洁净的容器内，清洗炒锅和铲子。

成品性状：本品炒后种皮破裂，颜色加深，偶有焦斑，质稍脆，微有香气。

（5）炒牵牛子　调节火力至中火，将适量的净牵牛子投入到已预热好的炒锅内加热翻炒，当炒至牵牛子爆裂声由急剧变得稀疏、果实膨胀、表面有裂隙、色泽加深、有香气溢出时，迅速出锅。将炒牵牛子盛放在洁净的容器内。清洗炒锅和铲子。

成品性状：本品炒后色泽加深，膨胀，有裂隙，具香气。

（6）炒山楂　调节火力至中火，将适量分档后的净山楂投入到已预热好的炒锅内加热翻炒，中火炒至色泽加深、酸香气味浓郁时迅速出锅。将炒山楂盛放在洁净的容器内。清洗炒锅和铲子。

成品性状：炒山楂表面颜色加深，味酸微甜。

（二）操作单

药材 （可另选药材）	工艺 过程	生药 品量	炮制后 药材量	炮制药 材损耗量	成品 质量
枣仁					
王不留行					
苍耳子					
决明子					
牵牛子					
山楂					

1. 注意事项

（1）锅、盛药器具和铲子洁净后才可以炒制。

（2）药量不能超过炒锅高度的三分之二，所用火力要根据药量进行调节。

（3）翻炒时要"亮锅底"、勤翻动，使药物受热均匀，避免生熟不匀的现象。

（4）当有火星时，及时喷淋清水，炒干后再出锅。

（5）换品种时要对炒制器具进行彻底清洁。

（6）炒制好的药物要盛放在规定的容器中，以防混药。

（7）药物晾凉后再包装。

2. 思考题

（1）炒黄有哪些规格标准？操作时应注意什么？

（2）任务中，各药物的炮制作用是什么？

（三）评价单

评价项目	重点评价内容	评价标准	标准分值	评价得分
过程评价	准备工作	洁净和检查工具,准备工作到位	10	
	操作步骤	严格操作流程,操作过程没有大的失误	15	
	炒锅预热	文火预热炒锅,用手感受锅的温度,有灼热感即可	10	
	饮片翻炒	饮片翻炒勤快,做到"亮锅底",并没有药物翻炒出锅外	10	
	创新训练	能主动查阅资料,尝试新的净制操作方法	10	
结果评价	意外事件	整个操作过程中,没有发生器具损坏及不安全事件	5	
	分组讨论	能找出本组操作中存在的问题,找到合理的解决方法	10	
	炮制程度	各个药物从颜色、质地等外观上都达到了炮制标准	10	
	场地清理	能及时清洗实训器具,清理桌面,药物归类放置	5	
	实训报告	报告字迹工整,条理清晰,结果准确,分析透彻	15	
总分			100	

子任务 3-2　炒　　焦

一、必备知识

炒焦是将净选或切制后的药物置炒制器具内，用中火或武火加热，炒至药物表面呈焦黄色或焦褐色，并逸出焦香气味的炮制方法。

1. 目的

（1）增强疗效　药物炒焦变香，增强健脾消食作用，如焦三仙。

（2）缓和药性，减少药物刺激性　如山楂炒焦可缓和酸性，减少对胃的刺激性；槟榔、川楝子炒焦可缓和苦寒之性，免伤正气。

2. 工艺

预热炒制容器→投入净药物→用中火或武火翻炒至表面呈焦黄色或焦褐色，逸出焦香气味→出锅→晾凉→筛去碎屑→装袋检斤→存放。

3. 注意事项

（1）选用适当火力。炒焦一般用中火，但质轻易碎者（如麦芽、槟榔）应用文火。

（2）观察药物色泽、气味变化，配合翻炒速度，控制加热时间，保证成品质量。炒焦取其焦，应焦而不黑，内部颜色加深，具焦香气。

（3）出锅要及时，摊晾放冷方可入库。

4. 常见药材

山 楂

视频: 清炒-山楂

【常用别名】 赤瓜实、棠球子、山里红果。

【来源】 本品为蔷薇科植物山里红或山楂的干燥成熟果实。秋季果实成熟时采收，切片，干燥。

【历史沿革】 山楂始载于《新修本草》，其炮制首见于元代《丹溪心法》。历代尚有蒸山楂、姜汁炒山楂、蜜山楂、酒山楂等。《中国药典》（2015年版）载有净山楂、炒山楂和焦山楂三种炮制品。

【炮制工艺】

（1）净山楂 取原药材，除去杂质及脱落的果核。

（2）炒山楂 取净山楂，置已预热好的炒制器具中，用中火加热，炒至色泽加深并有固有香气逸出时，取出晾凉。筛去碎屑。

（3）焦山楂 取净山楂，置已预热好的炒制器具中，用中火加热，炒至表面焦褐色、内部焦黄色并有焦香气味逸出时，取出晾凉。筛去碎屑。

（4）山楂炭 取净山楂，置已预热好的炒制器具中，用武火加热，炒至表面黑褐色，内部焦褐色。有火星时及时喷淋适量饮用水，熄灭火星，略炒，取出晾凉。筛去碎屑。

【饮片质量标准】

（1）净山楂 为圆形片，皱缩不平。切面深黄色至浅棕色，中间有5粒浅黄色果核，多脱落而中空。外皮红色，具皱纹，有灰白色小斑点，有的可见短而细的果梗或花萼残迹。气微清香，味酸、微甜。

（2）炒山楂 切面黄褐色，偶见焦斑。《中国药典》（2015年版）规定：本品按干燥品计算，含有机酸以枸橼酸计，不得少于 4.0%。

（3）焦山楂 表面焦褐色，内部黄褐色。

（4）山楂炭 表面黑褐色，内部焦褐色，味涩。

【炮制作用】

（1）山楂 味酸、甘，性微温。归脾、胃、肝经。具有消食健胃、行气散瘀的作用。生品长于活血化瘀。常用于瘀血经闭、产后瘀阻、心腹刺痛、疝气疼痛，以及高血压病、高脂血症、冠心病等，也用于食积停滞。

（2）炒山楂 炒后酸味减弱，缓和对胃的刺激性，长于消食化积。常用于饮食停滞、脾虚食滞。

（3）焦山楂 炒焦后不仅酸味减弱，而且增加了苦味，善于消食止泻。常用于食积腹泻。

（4）山楂炭 炒炭后酸味大减、苦涩味增加，有收涩之性，具有止血、止泻的作用。可用于脾虚泄泻、胃肠出血。

【处方应付】 处方写山楂、炒山楂、焦山楂，付焦山楂；写山楂炭、生山楂，各随方付给。

【贮存保管】 置通风干燥处，防蛀。

● 知识链接 ▶▶▶

1. 对山楂各炮制品总黄酮、有机酸成分研究发现，山楂炒后总黄酮含量变化不大，有机酸含量稍有下降。但二者下降幅度与受热程度有关，当温度超过175℃时，下降幅度明显增大；当温度超过200℃时，总黄酮下降约70%、总有机酸下降约55%。

2.另有分析研究表明，山楂各炮制品中的总黄酮含量分别为：生山楂2.6%、炒山楂2.2%、焦山楂2.0%、山楂炭1.3%，说明山楂炮制时间越长、温度越高，总黄酮破坏越多。以小白鼠胃肠推进功能、胃中游离酸、总酸、胃蛋白酶，以及山楂中亚硝酸盐含量为指标，对山楂、炒山楂、焦山楂和山楂炭进行比较。结果表明，山楂和炒山楂对小白鼠消化能力影响较大，亚硝酸盐含量较低。初步认为，入消食药以山楂和炒山楂为好。

3.山楂中的总黄酮和总有机酸主要分布于果肉中，核中含量甚微，而核又占整药材重量的40%左右，故山楂去核入药是合理的，除去的核可另作药用。

槟　榔

【常用别名】 大白、宾门、橄榄子、槟榔子。

【来源】 本品为棕榈科植物棉袄榔的干燥成熟种子。春末至秋初采收成熟果实，用水煮后，干燥，除去果皮，取出种子，干燥。

【历史沿革】 槟榔始载于《名医别录》，其炮制首见于南北朝《雷公炮炙论》。历代尚有煨槟榔、醋槟榔、蜜槟榔、盐槟榔等。《中国药典》（2015年版）载有槟榔、炒槟榔和焦槟榔三种炮制品。

【炮制工艺】

(1) 槟榔　取原药材，置水中浸泡至六七成透，捞出后置适宜的容器内，润至无干心时，切薄片。阴干。

(2) 炒槟榔　取净槟榔片，置已预热好的炒制器具中，用文火加热，炒至表面微黄色并有固有味逸出时，取出晾凉。筛去碎屑。

(3) 焦槟榔　取净槟榔片，置已预热好的炒制器具中，用文火加热，炒至焦黄色时，取出晾凉。筛去碎屑。

【饮片质量标准】

(1) 槟榔　为圆形薄片。切面呈棕色种皮与白色胚乳相间的大理石花纹，周边淡黄棕色或淡红棕色，具稍凹下的网状沟纹。质坚脆易碎，味涩微苦。

(2) 炒槟榔　切面浅黄色，有焦斑。

(3) 焦槟榔　切面焦黄色，可见大理石花纹，味涩微苦。

【炮制作用】

(1) 槟榔　味苦、辛，性温。归胃、大肠经。具有杀虫消积、降气、行水、截疟的作用。生品作用较猛，以杀虫、降气、行水消肿、截疟力强。常用于肠道寄生虫病（如蛔虫、绦虫、姜片虫等）、水肿、脚气、疟疾等。

(2) 炒槟榔　炒黄后药性缓和，避免克伐太过耗损正气，并能减轻恶心、腹泻、腹痛的不良反应。长于消食导滞。用于积滞泻痢、里急后重，适用于身体素质较好的患者。

(3) 焦槟榔　药性更缓，有消食导滞的作用。用于食积不消、泻痢后重，适用于身体较差的患者。

【处方应付】 处方写槟榔、榔片，付生槟榔片；写焦槟榔、槟榔炭、炒槟榔、蜜槟榔、盐槟榔，各随方付给。

【贮存保管】 置通风干燥处，防蛀。

1.槟榔质地坚硬,所含有效成分之一为槟榔碱。由于易溶于水,长时间浸泡会导致槟榔碱的流失。有实验表明,采用润法和减压冷浸法软化槟榔,均可减少槟榔碱的损失,提高软化效果,缩短浸泡时间,保证饮片质量。

2.槟榔切片后暴晒会降低生物碱含量,采用阴干法或烘干法干燥较为合理。

栀　子

视频：炒焦-栀子

【常用别名】　山栀、支子、山栀子、黄栀子。

【来源】　本品为茜草科植物栀子的干燥成熟果实。9～11月间果实成熟呈红黄色时采收,除去果梗及杂质,蒸至上汽或置沸水中略烫,取出,干燥。

【历史沿革】　栀子始载于《神农本草经》,其炮制首见于晋代《肘后备急方》。近代有酒栀子、姜栀子、蜜栀子、蒲黄炒栀子等。《中国药典》(2015年版)载有栀子、炒栀子、焦栀子三种炮制品。

【炮制工艺】

(1)栀子　取原药材,除去杂质,破碎或捣碎。

(2)炒栀子　取碎栀子块,置已预热好的炒制器其中,用文火加热,炒至黄褐色,取出晾凉。

(3)焦栀子　取碎栀子块,置已预热好的炒制器具中,用中火加热,炒至焦黄色,取出晾凉。

(4)栀子炭　取碎栀子块,置已预热好的炒制器具中,用武火加热,炒至表面焦褐色或焦黑色,果皮内面和种子表面黄棕色或棕褐色,取出晾凉。

【饮片质量标准】

(1)栀子　均为不规则的碎块状。果皮薄而脆,红黄色或棕红色,略有光泽。种子多数,扁卵圆形,深红色或红黄色,表面密具细小疣状突起。味微酸而苦。

(2)炒栀子　表面黄褐色,有焦斑。

(3)焦栀子　表面焦褐色或焦黑色,果皮内表面棕色,种子团棕色或棕褐色。味微酸而苦。

(4)栀子炭　黑褐色,味苦涩。

【炮制作用】

(1)栀子　味苦,性寒。归心、肺、三焦经。具有泻火除烦、清热利尿、凉血解毒的作用。生品善于泻火利湿、凉血解毒。常用于热病心烦、湿热黄疸、湿热淋证、火毒疮疡及火邪炽盛的目赤肿痛。栀子苦寒之性较强,对胃有一定的刺激性,脾胃较弱者服用后易引起呕吐。

(2)炒栀子　炒黄后能缓和苦寒性,消除不良反应,其功用与栀子相同。常用于热郁心烦和肝热目赤。

(3)焦栀子　焦栀子的苦寒之性弱于炒栀子,其功用偏于凉血止血。用于血热吐衄、尿血、崩漏等。

(4)栀子炭　炒炭后味变苦涩,偏于止血。用于吐血、咯血、尿血、崩漏等。

【处方应付】　处方写栀子、炒栀子,付炒栀子;写焦栀子、栀子炭、姜栀子、酒栀子、姜栀炭、盐栀子、生栀子,各随方付给。

【贮存保管】　置通风干燥处。

1.栀子中所含栀子苷（京尼平苷）、异栀子苷、山栀子苷等多种环烯醚苷类，以及熊果酸、绿原酸等多种有机酸。环烯醚苷类成分有利胆作用，京尼平苷水解后的京尼平有一定的抗炎作用，熊果酸有安定和降温作用。实训结果表明，京尼平苷在果皮中含量很低，主要分布在栀子种子中，栀子炒黄或炒焦后，其含量均有所下降，焦栀子比炒栀子更明显。对栀子生品、炒黄制品、炒焦制品和栀子炭的水溶性浸出物，栀子苷、鞣质含量测定结果表明，所测成分均较生品明显下降。

2.生栀子、焦栀子抑菌实验表明，二者对金黄色葡萄球菌、链球菌、白喉杆菌的抑菌作用相似，焦栀子对痢疾杆菌的作用较生品略强，这与中医用焦栀子治疗大便溏薄是一致的。药理实验显示，栀子生品、炒黄品、炒焦品、姜制品均有较好的解热作用，但以生品作用最强。栀子加热炮制后，京尼平苷受热破坏或分解，使得栀子的其他炮制品的抗炎作用及对抗四氯化碳所引起的动物肝急性中毒反应明显弱于生品。抗炎及护肝作用均以生品为好。

二、实训操作实例

以焦山楂为例。

操作流程：将药物大小分档→加热炒制容器，调节火力（一般用文火）→将适量的（一般药量不超过锅高度的 2/3）药物投入预热好的炒锅内加热翻炒，翻炒时要"亮锅底"→用中火或武火翻炒至表面颜色变焦黄或焦褐色，透出焦香气味时迅速出锅→晾凉，筛去碎屑→检斤，将炮制好的药物盛放在洁净的容器内→清洗炒锅和铲子。

（1）准备

① 除去山楂中的杂质、非药用部位、霉粒。

② 检查炒锅、铲子和盛药器具是否洁净，必要时进行清洁。

（2）炒制

① 将炒锅倾斜一定角度，预热至所需程度。

② 将净选合格的山楂投入到已预热好的炒锅内。

③ 中火加热，翻炒时"亮锅底"，动作要娴熟，使药物受热均匀。

④ 翻炒至表面颜色变焦黄或焦褐色，透出焦香气味时迅速出锅。置洁净的容器内，晾凉。筛去碎屑。

⑤ 成品规格：成品表面焦褐色，酸味减弱。药屑、杂质含量不得超过 2.0%，生品、煳品不超过 3.0%。

⑥ 将焦山楂装入洁净塑料袋中，密封袋口。

（3）清场　按要求清洁相关器具、工作台面及灶具。

三、任务实施

（一）任务单

炒　焦

1.任务内容

将山楂、栀子进行炒焦。

---

2. 技能目标

（1）通过操作，掌握炒焦的基本操作方法和质量标准。

（2）掌握实训药物的炮制方法，正确判断成品规格。

3. 器具材料

电炒锅、铲子、刷子、盛药器具、天平；山楂、栀子等药材。

4. 操作过程

操作流程：将药物大小分档→调节火力（一般选用中火）→将适量的（一般药量不超过锅高度的 2/3）的药物投入到已预热好的炒锅内加热翻炒，翻炒时要"亮锅底"→炒至药物由固有气味变为焦香气味，表面呈焦黄色或焦黑色，断面焦黄色时迅速出锅→将炮制好的药物盛放在洁净的容器内→清洗炒锅和铲子。

（1）焦山楂　调节火力至中火，将适量的净山楂投入到已预热好的炒锅内加热翻炒，中火炒至外表焦褐色、内焦黄色，焦香气味浓郁时迅速出锅。将焦山楂盛放在洁净的容器内。清洗炒锅和铲子。

成品性状：本品表面呈焦褐色、具焦斑，内部焦黄色。具焦香气，酸味减弱。

（2）焦栀子　将净栀子砸碎，果皮、种子分别炒。调节火力至中火，将适量的栀子皮或种子投入到已预热好的炒锅内加热翻炒，炒至焦黄色并有焦香气味逸出时取出。将焦栀子盛放在洁净的容器内。清洗炒锅和铲子。

成品性状：本品呈焦黄色或红棕色、具焦斑，内部焦黄色。具焦香气，酸味减弱。

（二）操作单

药材 （可另选药材）	工艺过程	生药 品量	炮制后药 材量	炮制药材 损耗量	标准 要求
山楂					
栀子					

1. 注意事项

（1）当有火星时，及时喷淋清水，炒干后再出锅。

（2）及时出锅，以免炒黄的药物炭化。

（3）换品种时要对炒制器具进行彻底清洁。

（4）炒制好的药物要盛放在规定的容器中，以防混药。

（5）药物应晾凉后再包装。

2. 思考题

（1）炒焦有哪些规格标准？操作时应注意什么？

（2）为什么炒焦的药物须放置一定的时间才能入库贮藏？

（三）评价单

评价项目	重点评价内容	评价标准	标准分值	评价得分
过程评价	准备工作	洁净和检查工具,准备工作到位	10	
	操作步骤	严格操作流程,操作过程没有大的失误	15	
	炒锅预热	文火预热炒锅,用手感受锅的温度,有灼热感即可	10	
	饮片翻炒	饮片翻炒勤快,做到"亮锅底",并没有药物翻炒出锅外	10	
	创新训练	能主动查阅资料,尝试新的净制操作方法	10	
结果评价	意外事件	整个操作过程中,没有发生器具损坏及不安全事件	5	
	分组讨论	能找出本组操作中存在的问题,找到合理的解决方法	10	
	炮制程度	各个药物从颜色、质地等外观上都达到了炮制标准	10	
	场地清理	能及时清洗实训器具,清理桌面,药物归类放置	5	
	实训报告	报告字迹工整,条理清晰,结果准确,分析透彻	15	
总分			100	

子任务 3-3　炒　　炭

一、必备知识

炒炭是清炒法中受热程度最深、令药材性状改变最大的一种方法,是将净选或切制后的药物,置炒制器具内,用武火或中火加热,炒至药物表面呈焦黑色,内部呈焦黄色或焦褐色的炮制方法。

1. 目的

炒炭主要目的是产生或增强止血作用。如干姜、乌梅、荆芥、蒲黄等炒炭后可改变药性产生止血作用;地榆、藕节、大小蓟、白茅根、侧柏叶、茜草炒炭后可增强止血作用。

2. 工艺

预热炒制容器→投入净药物→用武火或中火翻炒至表面焦黑色或焦褐色→出锅→晾凉→筛去碎屑→装袋、检斤→存放。

3. 注意事项

（1）药物净选分档,分别炒制,选用适当火力。炒炭一般用武火,但叶、花、草及片薄者（如蒲黄、荆芥等）用中火,遇易燃药物及时喷洒清水灭火星。

（2）观察药物色泽、气味变化,配合翻炒速度,控制加热时间,保证成品质量。炒炭取其黑,黑而存性,内部焦黄色或焦褐色,花、叶、草类应可辨别原形。

（3）出锅要及时,摊晾放冷方可入库。

4. 常见药材

地　　榆

【常用别名】 赤地榆、紫地榆、血箭草、枣儿红。

【来源】 本品为蔷薇科植物地榆或长叶地榆的干燥根,后者习称"绵地榆"。春季发芽时或秋季植株枯萎后采挖,除去须根,洗净,干燥。或趁鲜切片,干燥。

【历史沿革】 地榆始载于《神农本草经》,其炮制首见于唐代《外台秘要》。历代尚有煨地榆、醋地榆、酒地榆、盐地榆等。《中国药典》(2015年版)载有地榆和地榆炭两种炮制品。

【炮制工艺】

(1) 地榆 取原药材,除去残茎及杂质,洗净,润透,切厚片,干燥,筛去碎屑。

(2) 地榆炭 取净地榆片,置已预热好的炒制器具中,武火加热,炒至表面焦黑色、内部棕褐色。有火星时及时喷淋适量饮用水,熄灭火星,略炒,取出,筛去碎屑。

【饮片质量标准】

(1) 地榆 呈不规则的圆片或椭圆形斜片。切面粉红色或淡黄色(绵地榆黄棕色或红棕色),木部略呈放射状排列,较平坦。周边灰褐色至暗棕色。味微苦涩。

(2) 地榆炭 表面焦黑色,内部棕褐色。质脆,味焦苦涩。

【炮制作用】

(1) 地榆 味苦、酸、涩,性微寒。归肝、大肠经。具有凉血止血、解毒敛疮的作用,生品以凉血解毒为主。用于血痢经久不愈、水火烫伤、皮肤溃烂、湿疹、痈肿疮毒。

(2) 地榆炭 炒炭后,以收敛止血力胜。用于便血、痔血、崩漏等各种出血症。

【处方应付】 处方写地榆、地榆炭,付地榆炭;写生地榆,付生品;其余各随方付给。

【贮存保管】 置通风干燥处,防蛀。

💙 知识链接 ▶▶▶

地榆和地榆炭均含有鞣质和钙离子,前者有收敛止血的作用,后者有促进血液凝固的作用。有实验证明,地榆炭中的鞣质含量于150℃为最高,随着温度升高其含量降低,而可溶性钙含量则随着温度升高而增加。通过观察地榆炒炭前后的组织结构发现,地榆炒炭后草酸钙簇晶的体积和数量减少,显示部分不溶于水的草酸钙结晶,在高温下释放出能促使血液凝固的可溶性钙离子,部分淀粉粒、导管、韧皮纤维和木栓细胞炭化,产生了一定数量的碳素。碳素具吸附、收敛作用,可促进止血。这与近代文献中地榆炭有明显缩短出血时间的报道相一致。

干　姜

【常用别名】 炮姜、姜炭。

【来源】 本品为姜科植物姜的干燥根茎。冬季采挖,除去须根及泥沙,晒干或低温干燥。趁鲜切片晒干或低温干燥者称"干姜片"。

【历史沿革】 干姜始载于《神农本草经》,其炮制首见于汉代《金匮要略》。历代尚有煅干姜、蜜干姜、盐干姜、土干姜等。《中国药典》(2015年版)载有干姜、炮姜和姜炭三种炮制品。

【炮制工艺】

(1) 干姜 取原药材,除去杂质,洗净,润透,切厚片或块,干燥,筛去碎屑。

(2) 炮姜 将砂置炒制器具内,用武火加热,炒至滑利、灵活状态,投入净干姜,翻炒至鼓起、表面棕褐色、内部呈棕黄色时,取出,筛去砂,晾凉。

（3）姜炭　取干姜块，置已预热好的炒制器具中，武火加热，炒至干姜鼓起、松泡、表面焦黑色、内部棕褐色。有火星时及时喷淋适量饮用水，熄灭火星，略炒，取出晾凉。筛去碎屑。

【饮片质量标准】

（1）干姜　呈不规则的纵切片或斜切片，厚 0.2～0.4cm，切面灰黄色或灰白色，外皮灰黄色或浅黄棕色。质坚实，断面纤维性，气香、特异，味辛辣。《中国药典》（2015 年版）规定：总灰分不得过 6.0%。

（2）炮姜　呈不规则膨胀的块状，表面棕黑色或棕褐色，断面边缘处显棕黑色，中心棕黄色，细颗粒性，维管束散在。质轻泡，气香、特异，味微辛、辣。《中国药典》（2015 年版）规定：总灰分不得超过 7.0%。

（3）姜炭　呈不规则膨胀的块状，表面焦黑色，内部棕褐色。

【炮制作用】

（1）干姜　味辛，性熟。归脾、胃、肾、心、肺经。具有温中散寒、回阳通脉、燥湿消炎的作用。生品以温中散寒、回阳通脉、燥湿化痰为主，能守能走，对中焦寒邪偏胜而兼湿者及寒饮伏肺的喘咳尤为适宜；又因力速而作用较强，用于回阳复脉效果甚佳。常用于脘腹冷痛、呕吐泄泻、肢冷脉微、痰饮喘咳。

（2）炮姜　辛散之性减弱，其温里作用不及干姜迅猛，但作用缓和而持久，有温中散寒、温经止血的作用。用于脾胃虚寒、腹痛吐泻和吐衄崩漏等。

（3）姜炭　其辛味消失，守而不走，长于止血温经。其温经作用弱于炮姜，而固涩止血作用强于炮姜。可用于各种虚寒性出血，且出血较急、出血量较多的患者。

【处方应付】　处方写干姜，付干姜；写炮姜，付炮姜；写姜炭，付姜炭。

【贮存保管】　置阴凉干燥处，防蛀。

💙 **知识链接** ▶▶▶

　　药理实验表明，生姜与干姜水煎液均无明显缩短小鼠凝血时间的作用，而炮姜、姜炭的醚提取物、水煎液和混悬液均有明显缩短小鼠凝血时间的作用，且姜炭水煎液的凝血作用优于炮姜。

视频：炒炭-荆芥

荆　芥

【常用别名】　香荆芥。

【来源】　本品为唇形科植物荆芥的干燥地上部分。夏、秋花开到顶，穗绿时采割，除去杂质，晒干。

【历史沿革】　荆芥始载于《神农本草经》，其炮制首见于宋代《普济本事方》。历代尚有蜜荆芥、醋荆芥、童便制荆芥等。《中国药典》（2015 年版）载有荆芥和荆芥炭两种炮制品。

【炮制工艺】

（1）荆芥　取原药材，除去杂质，分档后喷淋饮用水，洗净，润透，于 50℃烘 1h，切段，晒干。

（2）荆芥炭　取净荆芥段进行粗细分档，分别置已预热好的炒制器具中，武火加热，表面焦黑色、内部焦黄色。有火星时及时喷淋适量饮用水，熄灭火星，略炒，取出晾凉。筛去碎屑。

【饮片质量标准】

（1）荆芥　呈不规则的段。茎呈方柱形，表面淡黄绿色或淡紫红色，被短柔毛。切面类白色。气芳香，味微涩而辛凉。《中国药典》（2015年版）规定：本品按干燥品计算，含挥发油不得少于0.30%，胡薄荷酮不得少于0.020%。

（2）荆芥炭　为不规则段，长约5mm。全体黑褐色。茎方柱形，体轻，质脆，断面焦褐色。《中国药典》（2015年版）规定：醇溶性浸出物不得少于8.0%。

【炮制作用】

（1）荆芥　味辛，性微温。归肺、肝经。具有解表散风、透疹、消疮的作用。生品长于疏风散热、利咽喉、清头目。多用于感冒、头痛、风疹、麻疹、疮疡初起。

（2）荆芥炭　味辛、涩，性微温。归肺、肝经。炒炭后辛散之性减弱，具有收涩止血作用。多用于便血、崩漏、产后血晕。

【处方应付】　处方写荆芥、香荆芥，付生荆芥；写荆芥炭，付荆芥炭；写炙荆芥，付蜜炙荆芥；写醋荆芥，付醋制荆芥。

【贮存保管】　置阴凉干燥处。

◉ **知识链接** ▶▶▶

荆芥炒炭后挥发油含量明显降低，其辛散之性减弱。药理研究结果表明，荆芥炭混悬液和荆芥炭挥发油乳剂均有明显的止血作用，且止血作用与剂量有关，生品则无此作用；荆芥炭的脂溶性提取物具有明显的止血作用，可显著缩短小鼠凝血和出血时间，说明脂溶性提取物为荆芥炭中的主要止血组分。

二、实训操作实例

以姜炭为例。

操作流程：将药物大小分档→加热炒制容器，调节火力（一般用文火）→将适量的（一般药量不超过锅高度的2/3）药物投入预热好的炒锅内加热翻炒，翻炒时要"亮锅底"→用武火或中火翻炒至表面颜色变焦黄或焦褐色、内部棕褐色时迅速出锅→晾凉，筛去碎屑→检斤，将炮制好的药物盛放在洁净的容器内→清洗炒锅和铲子。

（1）准备

① 除去干姜中的杂质、非药用部位。

② 检查炒锅、铲子和盛药器具是否洁净，必要时进行清洁。

（2）炒制

① 将炒锅倾斜一定角度，预热至所需程度。

② 将净选合格的干姜投入到已预热好的炒锅内。

③ 中火加热，翻炒时"亮锅底"，动作要娴熟，使药物受热均匀。

④ 炒至干姜鼓起、松泡、表面焦黑色、内部棕褐色时迅速出锅。有火星时及时喷淋适量饮用水，熄灭火星，略炒，取出晾凉。筛去碎屑。

⑤ 成品表面焦黑色，内部棕褐色。药屑、杂质含量不得超过2.0%。

⑥ 装入洁净料袋中，密封袋口。

（3）清场　按要求清洁相关器具、工作台面及灶具。

三、任务实施

（一）任务单

炒　炭

1. 任务内容

将山楂、地榆、蒲黄炒炭。

2. 技能目标

（1）通过操作，掌握炒炭的基本操作方法和质量标准。

（2）掌握实训药物的炮制方法，正确判断成品规格。

3. 器具材料

电炒锅、铲子、刷子、盛药器、天平；山楂、地榆、蒲黄。

4. 操作过程

操作流程：除去药物中的碎屑和杂质→将药物大小、粗细、长短分档→调节火力（一般选用武火）→将适量的（一般药量不超过锅高度的 2/3）的药物投入预热好的炒锅内加热翻炒，翻炒时要"亮锅底"，有火星时喷淋少许清水，熄灭火星→再将药物炒干，无焦香气味，表面呈焦黑色或焦褐色，断面焦黄色时迅速出锅→将炮制好的药物盛放在洁净的容器内→清洗炒锅和铲子。

（1）山楂炭　将适量的净山楂投入预热好的炒锅内用中火加热翻炒，炒至外表焦褐色、内部焦黄色，无焦香气味时迅速出锅。将山楂炭盛放在洁净的容器内。清洗炒锅和铲子。

成品性状：本品表面呈焦黑色，内部棕褐色，味涩。

（2）地榆炭　将分档后的适量地榆投入到已预热好的炒锅内，先用小火炒至色泽加深，即相当于炒黄程度，改用中火炒至外表焦黑色、断面棕褐色、有银白色斑点时迅速出锅。将地榆炭盛放在洁净的容器内。清洗炒锅和铲子。

成品性状：本品表面呈焦黑色，内部棕褐色，部分炭化，质脆存性。

（3）蒲黄炭　将适量的净蒲黄投入到已预热好的炒锅内用小火加热翻炒，炒至焦褐色时迅速出锅。将蒲黄炭盛放在洁净的容器内。清洗炒锅和铲子。

成品性状：本品呈深褐色，质地轻松。味涩，存性。

（二）操作单

药材 （可另选药材）	工艺过程	生药品量	炮制后药材量	炮制药材损耗量	标准要求
山楂					
地榆					
蒲黄					

1. 注意事项

（1）及时出锅，以免炒炭的药物灰化。

（2）换品种时要对炒制器具进行彻底清洁。

（3）炒制好的药物要盛放在规定的容器中，以防混药。

（4）药物应晾凉后再包装。

2. 思考题

（1）炒炭为何要存性？如何防止灰化？

（2）炒药前为什么要先将锅预热？

（三）评价单

评价项目	重点评价内容	评价标准	标准分值	评价得分
过程评价	准备工作	洁净和检查工具,准备工作到位	10	
	操作步骤	严格操作流程,操作过程没有大的失误	15	
	炒锅预热	文火预热炒锅,用手感受锅的温度,有灼热感即可	10	
	饮片翻炒	饮片翻炒勤快,做到"亮锅底",并没有药物翻炒出锅外	10	
	创新训练	能主动查阅资料,尝试新的净制操作方法	10	
结果评价	意外事件	整个操作过程中,没有发生器具损坏及不安全事件	5	
	分组讨论	能找出本组操作中存在的问题,找到合理的解决方法	10	
	炮制程度	各个药物从颜色、质地等外观上都达到了炮制标准	10	
	场地清理	能及时清洗实训器具,清理桌面,药物归类放置	5	
	实训报告	报告字迹工整,条理清晰,结果准确,分析透彻	15	
总分			100	

➡ 任务小结

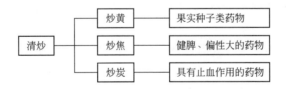

清炒 —— 炒黄 —— 果实种子类药物

清炒 —— 炒焦 —— 健脾、偏性大的药物

清炒 —— 炒炭 —— 具有止血作用的药物

PPT课件

任务 4　加辅料炒

知识目标：能识别苍术、枳壳、党参、白术、马钱子、鸡内金、水蛭、阿胶等药物的炒制品规格和炮制作用；并能正确判断其炒制品的质量。

技能目标：熟练掌握麸炒、米炒、土炒、砂炒、蛤粉炒和滑石粉炒的操作技术。会进行加辅料炒技术的手工操作；能正确使用炒药机，能按着工艺要求进行加辅料炒技术的操作，会对机器进行清洁和日常保养。具备炒制技术岗位技能。

子任务 4-1　麸　　炒

一、必备知识

麸炒是将净制或切制后的药物用麸皮熏炒的方法，又称麸皮炒或麦麸炒。麸炒分为净麸炒或清麸炒（药物与麸皮拌炒）、蜜麸炒（药物与蜜麸拌炒）、酒麸炒（药物用酒拌润后与麸皮拌炒）和盐麸炒（药物用食盐水拌润后与麸皮拌炒）等。

麸皮黄褐色，主含淀粉、蛋白质及维生素等成分。麸皮味甘、淡，性平，能和中益脾，故常用于补脾胃、作用强烈或有腥味的药物。常以麸炒的药物有枳壳、枳实、僵蚕、苍术、白术等。除另有规定外，一般每 100kg 净药物，用麸皮 10kg。

1. 目的

（1）增强疗效　具有补脾作用的药物，如山药、白术等，麸炒后可增强疗效。

（2）缓和药性　某些药性峻烈的药物，如枳实、苍术，麸炒后可缓和药性，不致耗气伤阴。

（3）矫臭矫味　某些气味腥臭的药物，如僵蚕，麸炒后可矫味矫臭，便于服用。

2. 工艺

加热炒制容器→撒入定量麸皮→中火加热→起烟后投净药物→翻炒至麸皮表面焦褐色→出锅→晾凉→筛去麸皮及碎屑→装袋、检斤→存放。

3. 注意事项

（1）麸炒药物要求干燥，以免药物黏附焦化的麸皮。

（2）先将炒制器具预热至"麸下烟起"，方可撒入麸皮，烟起即可投药。另外，麸皮撒布要均匀。

（3）麸炒一般用中火，并要求火力均匀。火力过大则药物易焦，火力过小则易黏麸、烟气不足，达不到炒制要求。

（4）翻动要迅速而有规律，避免加热不匀。

（5）炒至符合要求后，要及时出锅筛出麸皮，以免成品发黑或焦斑过重。

炮制辅料是指具有辅助作用的附加物料，它对主药可起一定的协调作用，或增强疗效，或降低毒性，或缓和药性，或影响主药的理化性质等。

将净制或切制后的药物与固体辅料共同拌炒的方法称为加辅料炒法。依据所加辅料的不同可分为麸炒、米炒、土炒、砂炒、蛤粉炒和滑石粉炒等。

由于砂炒、蛤粉炒、滑石粉炒时所用辅料多，温度较高且较恒定。辅料主要起中间传热体的作用，能使药物受热均匀，饮片色泽一致。这 3 种方法又分别称为砂烫、蛤粉烫和滑石粉烫。

4. 常见药材

苍　术

【**常用别名**】　赤术、仙术、南苍术、茅术。

【**来源**】　本品为菊科植物茅苍术或北苍术的干燥根茎。春、秋二季采挖，除去泥沙，晒干，撞去须根。

【**历史沿革**】　苍术始载于《神农本草经》，其炮制首见于唐代。历代尚有盐炒苍术、酒煮苍术、苍术炭、蒸苍术等。《中国药典》（2015 年版）载有苍术和麸炒苍术两种炮制品。

【**炮制工艺**】

（1）苍术　取原药材，除去杂质，洗净，润透，切厚片，干燥，筛去碎屑。

（2）麸炒苍术　先将炒制器具预热至一定程度，均匀撒入定量的麸皮，中火加热，即刻烟起，随即投入净苍术片，迅速拌炒至深黄色时取出，筛去麸皮，晾凉。每 100kg 净苍术片，用麸皮 10kg。

（3）焦苍术　取净苍术片，置已预热好的炒制器具内，用中火加热，炒至苍术表面呈焦褐色。有火星时及时喷淋适量饮用水，熄灭火星，再用文火炒干，取出晾凉。筛去碎屑。

（4）制苍术　取净苍术片，用米泔水拌匀润透，置炒制器具内，文火炒干，取出晾凉。筛去碎屑。

【**饮片质量标准**】

（1）苍术　为不规则厚片，边缘不整齐。切面黄白色或灰白色，散有多数橙黄色或棕红色的油室（俗称"朱砂点"），可析出白色细针状结晶（习称"起霜"）。茅苍术周边灰棕色，质坚实，气香特异，味微甘，辛、苦；北苍术周边黑棕色，除去外皮者黄棕色，切面散有黄棕色油室，质较疏松，香气较淡，味辛、苦。

（2）麸炒苍术　表面深黄色，散有多数棕褐色油室，有焦香气。

（3）焦苍术　表面焦褐色，有焦香气。

（4）制苍术　表面黄色或土黄色，有焦斑。

【**炮制作用**】

（1）苍术　味甘、辛、苦，性温。归脾、胃、肝经。具有燥湿健脾、祛风散寒、明目的作用。生品温燥而辛烈，化湿和胃之力强，而且能走表祛风湿。用于风湿痹痛、感冒夹湿、湿温发热、脚膝疼痛。

（2）麸炒苍术　麸炒后能缓和燥性，气变芳香，增强健脾燥湿的作用。用于脾胃不和、痰饮停滞、脘腹胀满、夜盲。

（3）焦苍术　炒焦后辛燥之性大减，以固肠止泻为主。用于脾虚泄泻、久痢等。

（4）制苍术　缓和燥性，增强健脾燥湿的作用。

【处方应付】 处方写苍术、炒苍术、麸苍术，均付麸炒苍术；写生苍术，付生品；其余各随方付给。

【贮存保管】 置阴凉干燥处。

💙 知识链接 ▶▶▶

《本草纲目》谓："苍术性燥，故以糯米泔浸去其油，切片焙干用"。据实验报道，苍术挥发油对青蛙有镇静作用，并略使脊髓反射功能亢进。大剂量使中枢神经抑制，终致呼吸麻痹而死亡，可见过量的苍术挥发油对生物体是有害的。

苍术挥发油过量对人体表现出来的明显不良反应，中医称之为"燥性"。苍术炮制后"燥性"缓和的原因是由于除去了过量的挥发油成分。有实验发现，米泔水制苍术、麸炒苍术均能明显增强脾虚小鼠体重，延长游泳时间，改善小鼠脾虚症状，抑制脾虚小鼠的小肠推进运动，减轻腹泻程度，而生品作用不明显。可见苍术炮制后能增强健脾燥湿和固肠止泻的作用。

枳　壳

视频：麸炒-枳壳

【常用别名】 川枳壳、香橙壳。

【来源】 本品为芸香科植物酸橙及其栽培变种的干燥未成熟果实。7月果皮尚绿时采收，自中部横切为两半，晒干或低温干燥。

【历史沿革】 枳壳始载于《神农本草经》，其炮制首见于南北朝刘宋时期《雷公炮炙论》。历代尚有焦枳壳、面裹枳壳、枳壳炭、陈米炒枳壳、面炒枳壳、醋炒枳壳等。《中国药典》（2015年版）载有枳壳和麸炒枳壳两种炮制品。

【炮制工艺】

（1）枳壳　取原药材，除去杂质，洗净，润透，切薄片，干燥后筛去碎落的瓤核。

（2）麸炒枳壳　先将炒制器具预热至一定程度，均匀撒入定量的麸皮，中火加热，即刻烟起，随即投入净枳壳片，迅速拌炒至淡黄色时取出，筛去麸皮，晾凉。每100kg净枳壳片，用麸皮10kg。

【饮片质量标准】

（1）枳壳　为不规则弧状条形薄片，切面外果皮棕褐色至褐色，有颗粒状突起，中果皮黄白色至黄棕色，近外缘有1～2列点状油室，内侧有的有少量紫褐色瓤囊，质坚易折断，气清香，味苦、微酸。

（2）麸炒枳壳　表面淡黄色，偶有焦斑，质脆，气香，味较弱。

【炮制作用】

（1）枳壳　味苦、辛、酸，性温。归脾、胃经。具有理气宽中、行滞消胀的作用。生枳壳辛燥之性较强，长于行气宽中除胀。用于胸胁气滞、胀满疼痛。

（2）麸炒枳壳　麸炒后降低其刺激性，缓和燥性和酸性，增强健胃消胀的作用。用于宿食停滞、呕逆嗳气。麸炒枳壳因其作用缓和，宜用于年老体弱而气滞者。

【处方应付】 处方写枳壳、炒枳壳、麸枳壳，付麸炒枳壳；写生枳壳、焦枳壳、枳壳炭、蜜枳壳、盐枳壳，各随方付给。

【贮存保管】 置阴凉干燥处，防蛀。

💙 知识链接 ▶▶▶

1.去瓤枳壳生品和炮制品的挥发油含量均比有瓤枳壳高，可见枳壳的挥发油多存在于果皮中。瓤约占整个药材的20%，不含柠檬烯。其水煎液味极苦、酸涩，又极易虫蛀和霉变，故瓤作为非药用部分除去是有一定道理的。

2. 麸炒枳壳水煎液对兔离体肠管的抑制作用、对小白鼠胃肠蠕动的作用，以及对兔离体子宫的兴奋作用与生枳壳的水煎液作用相似，但作用强度较生枳壳缓和。枳壳经过麸炒后，可降低或消除刺激性成分，基本保留了有效成分和其药理作用。因此，麸炒枳壳能缓和其峻烈之性是有科学道理的。

僵　蚕

【常用别名】　白僵蚕、天虫、僵虫、江虫。

【来源】　本品为蚕蛾科昆虫家蚕 4～5 龄的幼虫感染（或人工接种）白僵菌而致死的干燥体。多于春、秋季生产，将感染白僵菌病死的蚕干燥。

【历史沿革】　僵蚕始载于《神农本草经》，其炮制首见于南北朝刘宋时期《雷公炮炙论》。历代尚有炒僵蚕、面炒僵蚕、酒炒僵蚕、炮僵蚕、盐炒僵蚕等。《中国药典》（2015 年版）载有僵蚕和炒僵蚕两种炮制品。

【炮制工艺】

（1）僵蚕　取原药材，除去杂质及残丝，洗净，干燥。

（2）炒僵蚕　先将炒制器具预热至一定程度，均匀撒入定量的麸皮，中火加热，即刻烟起，随即投入净僵蚕，迅速拌炒至黄色时取出，筛去麸皮，晾凉。每 100kg 净僵蚕，用麸皮 10kg。

【饮片质量标准】

（1）僵蚕　略呈圆柱形，多弯曲皱缩，表面灰黄色，被有白色粉霜，头部较圆，足 8 对，体节明显，尾部略呈二分歧状，质硬而脆，易折断，断面平坦，外层白色，中间有亮棕色或亮黑色的丝腺环 4 个，气微腥，味微咸。

（2）炒僵蚕　表面黄色，偶有焦斑，腥气减弱，有焦香气。

【炮制作用】

（1）僵蚕　味咸、辛，性平。归肝、肺、胃经。具有祛风定惊、化痰散结的作用。生品辛散之力较强，药力较猛，以祛风定惊力胜。用于惊风抽搐、风疹瘙痒、颌下淋巴结炎、面神经麻痹等。

（2）炒僵蚕　麸炒后性微温，疏风走表之力稍减，长于化痰散结并矫正其腥臭气味，便于服用。用于瘰疬痰核、中风失音等。

【处方应付】　处方写僵蚕、炒僵蚕，均付麸炒僵蚕；写生僵蚕，付生僵蚕。

【贮存保管】　置干燥处，防蛀。

二、实训操作实例

以麸炒苍术为例。

1. 制备蜜麸

先将蜂蜜置锅内加热至沸腾，滤去杂质，再加适量饮用水，煮沸后喷洒在麸皮上，边喷边揉搓，使蜂蜜被麸皮均匀吸收，然后搓压过筛，放入锅中，用微火炒至黄褐色，放冷备用。麸皮、蜂蜜、饮用水的比例为 10∶2∶1。

2. 麸炒苍术

（1）准备

① 检查炒锅、铲子和盛药器具是否洁净，必要时进行清洁。

② 对净苍术片进行大小分档，称重；称取麸皮，其用量为苍术量的 10%。

（2）将炒锅倾斜一定角度，预热至所需程度。

（3）将麸皮均匀撒入热锅内，烟即起，迅速投入净苍术片。

（4）中火加热，翻炒时"亮锅底"，动作要娴熟，使药物受热均匀。

（5）当苍术表面呈深黄色时，迅速出锅，筛去麸皮置规定的容器内；麸炒苍术置洁净的容器内。晾凉。

（6）成品表面黄色或深黄色，偶有焦斑。香气较浓。药屑、杂质含量不得超过 2.0%，生片、煳片不得超过 2.0%。

（7）将麸炒苍术装入洁净塑料袋中，密封袋口。

（8）按要求清洁相关器具、工作台面及灶具。

三、任务实施

（一）任务单

麸 炒

1. 任务内容

麸炒山药、白术、僵蚕、苍术。

2. 技能目标

（1）掌握麸炒的操作方法、成品规格与火候关系。

（2）掌握实训药物的炮制方法和成品规格。

（3）掌握辅料的处理方法及辅料用量。

3. 器具材料

电炒锅、铲子、刷子、盛药器具、天平、药筛；山药、白术、僵蚕、苍术；麦麸。

4. 操作过程

操作流程：将适量的麦麸投入到已预热好（投入麦麸即有大量的浓烟）的炒锅内→迅速将分档后的适量药物投入预热好的麦麸中，用中火快速翻炒，翻炒时要"亮锅底"→炒至麦麸呈焦褐色，药物呈黄色或深黄色并有香气溢出时迅速出锅→筛去麦麸至规定的容器内→将炮制好的药物盛放在洁净的容器内→清洗炒锅和铲子。

（1）麸炒山药　将分档后的适量山药片投入已冒浓烟的麦麸中，用中火快速翻炒，炒至山药片呈黄色时迅速出锅。筛去麦麸至规定的容器内，将炮制好的麸炒山药片盛放在洁净的容器内。

山药片每 100kg，用麦麸 10kg。

成品性状：本品表面呈淡黄色，偶见焦斑，有焦香气。

（2）麸炒白术　将分档后的适量白术片投入已冒浓烟的麦麸中，用中火快速翻炒，炒至白术片呈深黄色时迅速出锅。筛去麦麸至规定的容器内，将炮制好的麸炒白术片盛放在洁净的容器内。

白术片每 100kg，用麦麸 10kg。

成品性状：本品表面呈黄棕色或黄褐色，偶见焦斑，有焦香气。

（3）麸炒苍术　将分档后的适量苍术片投入已冒浓烟的麦麸中，用中火快速翻炒，炒至苍术片呈深黄色时迅速出锅。筛去麦麸至规定的容器内，将炮制好的麸炒苍术片盛放在洁净的容器内。

苍术片每 100kg，用麦麸 10kg。

成品性状：本品表面呈黄棕色或黄褐色，偶见焦斑，有焦香气。

（4）麸炒僵蚕　将分档后的适量僵蚕投入已冒浓烟的麦麸中，用中火快速翻炒，炒至僵蚕呈深黄色时迅速出锅。筛去麦麸至规定的容器内，将炮制好的药物盛放在洁净的容器内。

僵蚕每 100kg，用麦麸 10kg。

成品性状：本品表面呈淡黄色或黄色，腥气较微弱。

（二）操作单

药材 （可另选药材）	工艺过程	生药 品量	炮制后 药材量	炮制药材 损耗量	标准 要求
山药					
白术					
苍术					
僵蚕					

1. 注意事项

（1）炒锅、盛药器具和铲子洁净后才可以炒制。

（2）采用"八字法"翻炒，要"亮锅底"，使药物受热均匀。

（3）换品种时要对炒制器具进行清洁。

（4）炮制好的药物要盛放在规定的容器中，以防药物混杂。

2. 思考题

（1）何谓加辅料炒法？常用的固体辅料有哪些？

（2）麸炒法适用于炮制哪些药物？其目的是什么？

（3）解释苍术麸炒后燥性缓和的原因。

（三）评价单

评价 项目	重点评价 内容	评价标准	标准 分值	评价 得分
过程 评价	准备工作	洁净和检查工具，准备工作到位	10	
	操作步骤	严格操作流程，操作过程没有大的失误	15	
	炒锅和辅 料预热	中火预热炒锅，用手感受锅的温度，有灼热感即可预热炒锅，麦麸下 锅后，有烟冒出时投入药材	10	
	饮片翻炒	饮片翻炒勤快，做到"亮锅底"，并没有药物翻炒出锅外	10	
	创新训练	能主动查阅资料，尝试新的净制操作方法	10	
结果 评价	意外事件	整个操作过程中，没有发生器具损坏及不安全事件	5	
	分组讨论	能找出本组操作中存在的问题，找到合理的解决方法	10	
	炮制程度	各个药物从颜色、质地等外观上都达到了炮制标准	10	
	场地清理	能及时清洗实训器具，清理桌面，药物归类放置	5	
	实训报告	报告字迹工整，条理清晰，结果准确，分析透彻	15	
总分			100	

子任务 4-2 米 炒

一、必备知识

将净制或切制后的药物与米共同拌炒的方法，称为米炒。米炒所用的米，一般认为以糯米为佳。有些地区采用"陈米"，通常多用大米；大米味甘性温，具有健脾和中、除烦止渴、止泻痢的作用，与药物共制，可增强其疗效，降低其刺激性和毒性。米炒多用于炮制某些补益脾胃药和某些昆虫类有毒性的药物。常用米炒的药物有党参、斑蝥、红娘子等。米的用量一般为每 100kg 药物用糯米或大米 20kg。

1.目的

药物经米炒后能增强药物健脾止泻的作用、降低药物的毒性、矫正药物的不良气味，还可以借助米的颜色变化掌握炮制"火候"。

2.工艺

加热炒制容器→撒入定量米→中火加热→起烟后投入药物→翻炒至米表面焦黄色或焦褐色→出锅→晾凉→筛去米及碎屑→装袋、检斤→存放。

3.注意事项

（1）一般炮制昆虫类药物时，以炒至米变焦黄色或焦褐色为度。

（2）炒制植物类药物时，观察药物色泽变化，以炒至黄色为度。

4.常见药材

视频：米炒-党参

党 参

【常用别名】 上党人参、狮头参、西党、东党、潞党、川党。

【来源】 本品为桔梗科植物党参、素花党参或川党参的干燥根。秋季采挖，洗净，晒干。

【历史沿革】 党参始载于《本草从新》，其炮制首见于清代。历代尚有蜜拌蒸党参。《中国药典》（2015 年版）载有党参片和米炒党参两种炮制品。

【炮制工艺】

（1）党参 取原药材，除去杂质，洗净，润透，切厚片，干燥，筛去碎屑。

（2）米炒党参 将米置已预热的炒制器具内，中火加热，炒至米冒烟时，投入净党参片，拌炒至党参呈老黄色时取出，筛去米，晾凉。每 100kg 净党参片，用米 20kg。

（3）蜜党参 取炼蜜用适量开水稀释，与净党参片拌匀，闷润至透，置炒制器具内，用文火加热，翻炒至党参呈黄棕色，不粘手时取出，晾凉。筛去碎屑。

每 100kg 净党参片，用炼蜜 20kg。

【饮片质量标准】

（1）党参 为类圆形厚片，切面皮部淡黄白色至淡棕色，木部淡黄色，有裂隙或放射状纹理，周边黄棕色至灰棕色，有纵皱纹，质稍硬或略带韧性，有特殊香气，味微甜。

（2）米炒党参 表面老黄色，具香气。

（3）蜜炙党参 表面黄棕色，有光泽，略有黏手感，味甜。

【炮制作用】

（1）党参 味甘，性平。归脾、肺经。具有补中益气、健脾益肺的作用。生品以益气生津力胜。用于脾肺虚弱、气短心悸、食少便溏、虚喘咳嗽、内热消渴。

（2）米炒党参 米炒后气变焦香，增强健脾止泻的作用。用于脾胃虚弱、泄泻、脱肛等。

（3）蜜党参 蜜炙后增强补中益气、润燥养阴的作用。用于气血两虚之证。

【处方应付】 处方写党参，付生品；其余各随方付给。

【贮存保管】 置通风干燥处，防蛀。

斑　蝥

【常用别名】 斑猫、龙尾、龙苗、老虎斑毛、花斑毛、花壳虫。

【来源】 本品为芫青科昆虫南方大斑蝥或黄黑小斑蝥的干燥体。夏、秋二季捕捉，闷死或烫死，晒干。

【历史沿革】 斑蝥始载于《神农本草经》，其炮制首见于晋代《肘后备急方》。历代尚有小麻子炒斑蝥、麸炒斑蝥、面炒斑蝥、醋煮斑蝥、牡蛎炒斑蝥、土炒斑蝥等。《中国药典》（2015 年版）载有生斑蝥和米斑蝥两种炮制品。

【炮制工艺】

（1）生斑蝥 取原药材，除去杂质。

（2）米斑蝥 将米置热的炒制器具内，用中火加热至冒烟，投入净斑蝥，炒至米呈黄棕色时取出，筛去米，晾凉，除去头、翅、足。每 100kg 净斑蝥，用米 20kg。

【饮片质量标准】

（1）斑蝥 呈长圆形，头及口器向下垂，有较大的复眼及触角各 1 对，背部具革质鞘翅 1 对，黑色，有 3 条黄色或棕黄色的横纹，鞘翅下面有棕褐色薄膜状透明的内翅 2 片，胸腹部乌黑色，胸部有足 3 对，有特殊臭气。

（2）米斑蝥 为去除头、足、翅的干燥躯体，微挂火色，显光泽。质脆，臭味轻微。

【炮制作用】

（1）生斑蝥　味辛，性热；有大毒。归肝、胃、肾经。具有破血消癥、攻毒蚀疮、引赤发泡的作用。生品多外用，以攻毒蚀疮为主。用于瘰疬、赘疣、痈疽不溃、积年顽癣、恶疮死肌等。

（2）米斑蝥　米炒后降低其毒性，矫正其不良气味，可内服。以通经、破癥散结为主。用于经闭、症瘕肿块、狂犬咬伤、瘰疬、肝癌、胃癌等。

【处方应付】　处方写斑蝥，付制斑蝥；写生斑蝥，付生斑蝥。

【贮存保管】　置通风干燥处，防蛀。本品有大毒，按医疗用毒性药品管理。

💟 **知识链接** ▶▶▶

正常人口服斑蝥的中毒剂量为 0.6～1.0g，致死剂量为 1.5～3.0g。斑蝥素毒性最大，其致死剂量约为 30mg。故生品多外用，口服必须经过炮制加工。

（1）斑蝥素的升华点为 110℃，米炒时锅温约为 128℃。米炒一方面能使部分斑蝥素升华，另一方面米中所含的淀粉能吸附部分斑蝥素，从而使斑蝥素含量降低、毒性减弱。斑蝥呈乌黑色，单炒难以判断炒制火候，而米炒既能很好地控制温度，又不至于温度太高致使斑蝥焦化，能准确指示炮制程度。此外，米受热产生的焦香气味，还能矫正斑蝥的不良气味。

（2）斑蝥素既是斑蝥中的有效成分又是有毒成分，米炒是通过降低其含量来达到减毒的目的。而用低浓度的药用氢氧化钠溶液炮制斑蝥，可以使斑蝥素在虫体内转化成斑蝥酸钠，不仅降低毒性，保留和提高斑蝥抗癌活性，而且能有效地利用资源。其作用优于米炒法。

（3）斑蝥在炮制加工时要注意劳动保护，操作人员要戴手套、眼罩或防毒面具。炒后的炒制器械须及时清洗，先用碱性溶液清洗第一遍，再反复用饮用水冲洗干净。炒制后的米要及时妥善处理，避免人、畜误用，发生意外事故。

（4）斑蝥腹部含斑蝥素最高，头、足、翅中斑蝥素含量很低，三者占全虫的 20% 左右，并非剧毒。因此有认为，斑蝥可不去头、足、翅入药。

二、实训操作实例

以米炒党参为例。

（1）准备

① 检查炒锅、铲子和盛药器具是否洁净，必要时进行清洁。

② 对净党参片进行大小分档，称重；称取大米（或糯米），其用量为党参量的 10%。

（2）将炒锅倾斜一定角度，预热至所需程度。

（3）将大米（或糯米）均匀撒入热锅内，烟即起，迅速投入净党参片。

（4）中火加热，翻炒时"亮锅底"，动作要娴熟，使药物受热均匀。

（5）当党参呈表面老黄色时，迅速出锅，筛去米置规定的容器内；米炒党参置洁净的容器内，晾凉。

（6）成品表面老黄色，具香气。药屑、杂质含量不得超过 1.0%（即符合《中药饮片质量标准通则》要求）。

（7）将米炒党参装入洁净塑料袋中，密封袋口。

（8）按要求清洁相关器具、工作台面及灶具。

三、任务实施

（一）任务单

米　炒

1. 任务内容

米炒党参、斑蝥。

2. 技能目标

（1）掌握米炒的操作方法、成品规格与火候关系。

（2）掌握实训药物的炮制方法和成品规格。

（3）掌握辅料的处理方法及辅料用量。

3. 器具材料

电炒锅、铲子、刷子、盛药器具、粗天平、药筛；党参、斑蝥；大米。

4. 操作过程

操作流程：将适量的大米投入到已预热好的炒锅（投入大米即有少量的烟雾）内→迅速将分档后的适量药物投入到已预热好的大米中，用中火快速翻炒，翻炒时要"亮锅底"→炒至大米呈黄色，药物呈深黄色或色泽加深，并有香气溢出时迅速出锅→筛去大米至规定的容器内→将炮制好的药物盛放在洁净的容器内→清洗炒锅和铲子。

（1）米炒党参　将分档后的适量党参投入已预热好的大米中，用中火快速翻炒，炒至米呈黄色或焦黄色，党参呈深黄色时迅速出锅。筛去大米至规定的容器内，将炮制好的米炒党参盛放在洁净的容器内。

党参片每 100kg，用大米 20kg。

成品性状：本品表面呈老黄色，微有褐色斑点。有香气。

（2）米炒斑蝥　将分档后的适量斑蝥投入已预热好的大米中，用中火快速翻炒，炒至米呈黄色或焦黄色、斑蝥呈深黄色时迅速出锅。筛去大米至规定的容器内，将炮制好的斑蝥除去头、翅、足，盛放在洁净的容器内。

斑蝥每 100kg，用大米 20kg。

成品性状：本品微挂火色，显光泽。质脆。臭味轻微。

（二）操作单

药材 （可另选药材）	工艺过程	生药 品量	炮制后 药材量	炮制药材 损耗量	标准 要求
党参					
斑蝥					

1. 注意事项

（1）采用"八字法"翻炒，要"亮锅底"，使药物受热均匀。

（2）药物炒至规定程度时迅速出锅，筛去辅料，将净药盛放在洁净的容器内。

（3）药物晾凉后再进行包装。

（4）换品种时要对炒制器具进行清洁。

（5）炮制好的药物要盛放在规定的容器中，以防药物混杂。

2. 思考题

（1）米炒法适用于炮制哪些药物？请说出其操作方法。

（2）解释米炒斑蝥毒性降低的原因。

（3）斑蝥米炒时应注意什么？

（三）评价单

评价项目	重点评价内容	评价标准	标准分值	评价得分
过程评价	准备工作	洁净和检查工具,准备工作到位	10	
	操作步骤	严格操作流程,操作过程没有大的失误	15	
	炒锅和辅料预热	中火预热炒锅,用手感受锅的温度,有灼热感即可预热炒锅,大米炒至颜色加深时投入药材	10	
	饮片翻炒	饮片翻炒勤快,做到"亮锅底",并没有药物翻炒出锅外	10	
	创新训练	能主动查阅资料,尝试新的净制操作方法	10	
结果评价	意外事件	整个操作过程中,没有发生器具损坏及不安全事件	5	
	分组讨论	能找出本组操作中存在的问题,找到合理的解决方法	10	
	炮制程度	各个药物从颜色、质地等外观上都达到了炮制标准	10	
	场地清理	能及时清洗实训器具,清理桌面,药物归类放置	5	
	实训报告	报告字迹工整,条理清晰,结果准确,分析透彻	15	
总分			100	

子任务4-3 砂 炒

一、必备知识

将净制或切制后的药物与热砂共同拌炒的方法，称为砂炒（或砂烫）。

砂炒所用的砂有普通砂和油砂两种，其用量以能掩盖所烫药物为度。由于河砂质地坚硬，传热快、温度高、与药物接触面大，能使药物受热均匀，不与药物发生作用，仅作为中间传热体，故常用于炒制质地坚硬的药物，如龟甲、狗脊、马钱子等。

1. 目的

便于粉碎，易于煎出有效成分，达到增强疗效，便于调剂和制剂，降低毒性，矫正药物不良气味，除去非药用部位。

2. 工艺

向炒制容器中撒入定量河砂→中火加热炒至灵活状态→投入药物→武火翻炒至质地酥脆或鼓起→出锅→晾凉→筛去河砂及碎屑→装袋、检片→存放。

3. 注意事项

（1）药物要大小分档，以使药物炒制的程度一致。

（2）砂炒温度要适中，温度低则药物不易发泡酥脆，容易僵化；温度过高药物易焦化。当砂温过高时，可添加适当冷砂或减小火力进行调节。砂量要适宜，量过大翻动困难，易产生积热使砂温过高；反之砂量过少，药物受热不均匀，也会影响炮制品质量。

（3）砂炒贵重药物时，可采用投药试温或投白纸试温的方法，以便掌握火力。

（4）需醋浸淬的药物，砂炒后应趁热浸淬、干燥。

（5）炒制鸡内金时，要将其充分干燥，且砂温不宜过低或过高，否则药物易炒僵或与砂粒粘连焦糊。

（6）用过的河砂可反复使用，但需将残留在其中的杂质、药物碎渣除去。炒制过毒性药物的砂，不可再炒制其他药物。

（7）反复使用油砂时，每次用前均需添加适量食用植物油拌炒后再用。如油砂表面有污垢，可先将油砂用饮用水煮沸，再用饮用水反复冲洗干净，干燥后加植物油重新制砂后再用。

4. 常见药材

视频：砂炒-马钱子

马钱子

【常用别名】 番木鳖、马前、牛银、伏水、马前子。

【来源】 本品为马钱科植物马钱的干燥成熟种子。冬季采收成熟果实，取出种子，晒干。

【历史沿革】 马钱子始载于《本草纲目》，其炮制首见于《本草纲目》。历代尚有牛油炸马钱子、香油炸马钱子、水煮黄土炒马钱子、甘草水煮后麻油炸马钱子等。《中国药典》（2015年版）载有生马钱子、制马钱子和马钱子粉三种炮制品。

【炮制工艺】

（1）生马钱子 取原药材，除去杂质。

（2）制马钱子

① 砂炒马钱子。将砂置炒制器具内，用武火加热，炒至滑利、灵活状态，投入大小一致的净马钱子，翻埋烫炒至鼓起、外皮呈棕褐色或深棕色、内面红褐色，并鼓起小泡时取出，筛去砂，晾凉。捣碎或供制马钱子粉用。

② 油炸马钱子。取麻油适量，置锅内，加热至230℃左右，投入净马钱子，炸至老黄色时取出，沥尽油，放冷。用时捣碎。

（3）马钱子粉 取制马钱子（砂炒法），粉碎成细粉，照《中国药典》（2015年版）马钱子含量测定项下的方法测定士的宁含量后，加入适量淀粉，使含量符合规定，混匀，即得。

【饮片质量标准】

（1）马钱子 呈纽扣状圆板形，常一面隆起、一面稍凹下，表面密被灰棕色或灰绿色绢状茸毛，自中间向四周辐射排列，有丝样光泽。底面中心有突起的圆点状种脐，边缘稍隆起，较厚，质坚硬，味极苦。

（2）砂炒马钱子 中间略鼓，表面棕褐色或深棕色，断面红褐色，中间有裂缝，质地坚脆，味苦。

（3）油炸马钱子　中间微鼓，表面老黄色，有油香气，味苦。

（4）马钱子粉　为黄褐色粉末。气微香，味极苦。《中国药典》（2015 年版）规定：按干燥品计算，含士的宁应为 0.78% ～ 0.82%，马钱子碱不得少于 0.50%，水分不得过 14.0%。

【炮制作用】

（1）生马钱子　味苦，性温；有大毒。归肝、脾经。具有通络止痛、散结消肿的作用。因生马钱子毒性剧烈，质地坚实，仅供外用。常用于局部肿痛或痈疽初起。

（2）制马钱子　经砂炒或油炸后，降低毒性，质地变脆，易于粉碎，可供内服，一般入丸散用。用于风湿顽痹、麻木瘫痪、跌打损伤、痈疽肿痛、小儿麻痹后遗症、类风湿性关节痛等。

（3）马钱子粉　同制马钱子。

【处方应付】　处方写马钱子、番木鳖，均付制马钱子；写生马钱子，付马钱子。

【贮存保管】　置干燥处。马钱子粉置干燥处，密闭保存；生马钱子按医疗用毒性药品管理。

💛 **知识链接** ▶▶▶

1.通过对马钱子炮制前后生物碱含量变化研究表明，炮制后总生物碱、士的宁和马钱子碱的含量均有下降，同时异士的宁和异马钱子碱等开环化合物的含量明显增加。这是由于士的宁和马钱子碱在加热过程中醚键断裂开环，转变成它们的异型结构和氮氧化合物。士的宁及马钱子碱的毒性分别比其氮氧化合物大 10 倍和 15.3 倍，炮制后毒性大为降低，其药理作用与氮氧化合物相似。尤其是马钱子碱氮氧化合物的镇痛、抗炎作用强于马钱子碱；异士的宁氮氧化合物、异马钱子碱氮氧化合物抑制肿瘤细胞的能力强于士的宁及马钱子碱，且转化后的生物碱对呼吸中枢和血管运动中枢的作用则没有降低。

2.一般认为砂炒时砂温以控制在 230～240℃、油炸时油温控制在 220～250℃为宜，加热时间控制在 3～4min，能最大限度地保留异士的宁、异马钱子碱及其氮氧化合物的含量。

3.马钱子的皮、毛中未检出与种仁不同的生物碱成分，两者成分仅在含量上有所不同。因此传统认为马钱子皮毛毒性大、刺激咽喉的说法没有充分的科学依据，现已不作去毛的法定要求。

龟　甲

【常用别名】　龟壳、神屋、龟板、乌龟壳。

【来源】　本品为龟科动物乌龟的背甲及腹甲。全年均可捕捉，以秋、冬二季为多，捕捉后杀死，或用沸水烫死，剥取背甲及腹甲，除去残肉，晒干。

【历史沿革】　龟甲始载于《神农本草经》，其炮制首见于唐代的《千金翼方》。历代尚有酥炙龟甲、醋炙龟甲、童便酥油反复制龟甲、煅龟甲、猪脂炙龟甲、酒炙龟甲等。《中国药典》（2015 年版）载有龟甲和醋龟甲两种炮制品。

【炮制工艺】

（1）龟甲　取原药材，置蒸制容器内，沸水蒸 45min，取出，放入热水中，立即用硬刷除净皮肉，洗净，晒干。

（2）醋龟甲　将砂置炒制器具内，用武火加热，炒至滑利、灵活状态，投入大小一致的净龟甲，翻埋烫炒至质酥、表面呈淡黄色时取出，筛去砂，趁热投入醋液中稍浸，捞出，干燥。用时捣碎。

每100kg净龟甲，用醋20kg。

【饮片质量标准】

（1）龟甲　呈不规则的小碎块。外表面淡黄棕色至棕黑色（腹甲）、棕褐色或黑褐色（背甲）。有放射状纹理。内表面黄白色至灰白色，边缘呈锯齿状。质坚硬。气微腥，味微咸。

（2）醋龟甲　表面黄色。质酥脆。略有醋气。

【炮制作用】

（1）龟甲　味咸、甘，性微寒。归肝、肾、心经。具有滋阴潜阳、益肾强骨、养血补心的作用。生品滋阴潜阳之力较强，可用于阴虚阳亢、头晕目眩、虚风内动等。

（2）醋龟甲　砂炒醋淬后质变酥脆，易于粉碎，利于煎出有效成分，同时能矫正不良气味。醋龟甲以补肾健骨、滋阴止血力胜。多用于阴虚潮热、骨蒸盗汗、劳热咯血、筋骨痿软、痔疮肿痛。

【处方应付】　处方写龟甲、炙龟甲、制龟甲，均付醋制龟甲；其余各随方付给。

【贮存保管】　置干燥处，防蛀。

⊙ **知识链接** ▶▶▶

1. 龟背甲和龟腹甲的化学成分基本相同，仅在微量元素（如锌和锰）的含量上有些差异，龟腹甲明显高于龟背甲。砂炒醋淬后，龟腹甲的煎出物量是龟背甲的1.4倍。因此有认为龟腹甲质量优于龟背甲，二者不能等重量替代使用。

2. 有实验研究表明，醋龟甲（龟下甲）较生品煎出率可提高4倍。龟上甲砂炒品、砂炒醋淬品的煎出量高于生品，总氨基酸含量、总含氮量均是砂炒醋淬品最高，生品最低，说明龟甲砂炒醋淬后有助于其成分的溶出。

鸡内金

【常用别名】　内金、鸡肫皮、鸡腌皮、鸡黄皮、鸡真子。

【来源】　本品为雉科动物家鸡的干燥沙囊内壁。杀鸡后，取出鸡肫，立即剥下内壁，洗净，干燥。

【历史沿革】　鸡内金始载于《神农本草经》，其炮制首见于宋代《太平圣惠方》。历代尚有焙鸡内金、蜜炙鸡内金、酒炒鸡内金、猪胆汁浸炙鸡内金等。《中国药典》（2015年版）载有鸡内金、炒鸡内金和醋鸡内金三种炮制品。

【炮制工艺】

（1）鸡内金　取原药材，除去杂质，洗净，干燥。

（2）炒鸡内金　将砂置炒制器具内，用中火加热，炒至滑利、灵活状态，投入大小一致的净鸡内金，翻埋烫炒至发泡鼓起，取出，筛去砂，晾凉；或采用炒黄法将药物炒至鼓起，取出晾凉。

（3）醋鸡内金　将净鸡内金适当压碎，置热的炒制器具内，炒至鼓起，均匀喷淋醋液，再略炒干，取出，干燥。

每100kg净鸡内金，用醋15kg。

（4）焦鸡内金　将大小一致的净鸡内金置热的炒制器具内，中火加热，炒至鼓起、焦黄色，取出晾凉。

【饮片质量标准】

（1）鸡内金　为不规则的卷片，表面黄色、黄绿色或黄褐色，薄而半透明，具明显的条状皱纹，质脆，易碎，断面角质样，有光泽，气微腥，味微苦。

（2）炒鸡内金　发泡卷曲，呈暗黄褐色或焦黄色，用放大镜观察，显颗粒状或微细泡状，轻折即断，断面有光泽。

（3）醋鸡内金　鼓起，表面黄褐色，略有醋气。

（4）焦鸡内金　鼓起，焦黄色，质松脆，易碎。

【炮制作用】

（1）鸡内金　味甘，性平。归脾、胃、小肠、膀胱经。具有健胃消食、涩精止遗的作用。生品长于攻积，化石通淋。多用于泌尿系统结石和胆道结石的治疗。

（2）炒鸡内金　砂炒后质地酥脆，并可矫正不良气味，利于服用，增强健脾消积的作用。用于消化不良、食积不消及小儿疳积等。

（3）醋鸡内金　醋制有疏肝助脾作用。多用于脾胃虚弱、脘腹胀满等。

（4）焦鸡内金　炒焦后长于消食止泻，并可固精止遗。用于伤食腹泻、肾虚遗精遗尿等。

【处方应付】　处方写鸡内金、炒鸡内金，付炒鸡内金或砂炒鸡内金；其余各随方付给。

【贮存保管】　置干燥处，防蛀。

❤ **知识链接** ▶▶▶

用鸡内金生品及不同炮制品的混悬剂给小鼠灌胃 60min 后，小鼠胃中游离酸、总酸、胃蛋白酶显著增高，其中砂烫品、烘制品优于其他炮制品。

二、实训操作实例

以砂炒马钱子为例。

1. 制备砂

（1）制普通砂　选用颗粒均匀的中粗河砂，用饮用水洗净泥土，除尽杂质。再置炒制器具内用武火加热翻炒，以除净其中夹杂的有机物及水分等，取出，晾凉备用。

（2）制油砂　筛取中粗河砂，用饮用水洗净泥土，干燥后置炒制器具内用武火加热，加入 1%～2% 的食用植物油，拌炒至油尽烟散、砂色泽均匀加深时，取出，晒凉备用。

2. 制马钱子

（1）准备

① 检查炒锅、铲子和盛药器具是否洁净，必要时进行清洁。

② 对净马钱子进行大小分档。取净河砂，其用量以能埋没马钱子为度。

（2）将炒锅倾斜一定角度，加入河砂，翻炒至灵活、滑利状态。

（3）投入净马钱子。

（4）武火加热，用砂埋烫片刻，当砂面有波动时进行翻炒，翻炒时"亮锅底"，动作要娴熟，使药物受热均匀。

（5）当马钱子的炒爆声停止，毛茸焦化，表面鼓起呈棕褐色或深棕色时，随机取一粒马钱子直立，用重物敲击，一敲即裂为两瓣，可见内部棕色并有鼓起的小泡时，迅速出锅，筛去河砂置规定的容器内（炒过马钱子的砂不能反复使用）。将制马钱子置洁净的容器内，晾凉。

（6）成品规格中间略鼓。表面棕褐色或深棕色，断面红褐色，中间有裂缝。质地坚脆，味苦。药屑、杂质含量不得超过 3.0%，生品、烟品不超过 2.0%。

（7）将制马钱子装入洁净塑料袋中，密封袋口。

（8）按要求清洁相关器具、工作台面及灶具。

三、任务实施

（一）任务单

砂　炒

1. 任务内容

砂炒骨碎补、马钱子、龟甲、鸡内金。

2. 技能目标

（1）掌握砂炒的操作方法、成品规格与火候关系。

（2）掌握实训药物的炮制方法和成品规格。

（3）掌握辅料的处理方法及辅料用量。

3. 器具材料

电炒锅、铲子、刷子、盛药器具、天平、药筛；骨碎补、马钱子、龟甲、鸡内金；河砂、醋。

4. 操作过程

操作流程：将适量的砂子投入到炒锅内，用武火加热至灵活状态（即滑利状态）→迅速将分档后的适量药物投入到已预热好的砂子中快速翻炒，翻炒时要"亮锅底"→炒至药物质地酥脆或膨胀鼓起、色泽加深时迅速出锅→筛去砂子至规定的容器内→将炮制好的药物盛放在洁净的容器内→清洗炒锅和铲子。

（1）砂炒骨碎补　将分档后的适量骨碎补投入到已预热好的砂子中，用武火快速翻炒。炒至骨碎补鼓起，绒毛易脱落，断面呈淡红棕色至红棕色。筛去砂子至规定的容器内，将炮制好的砂炒骨碎补盛放在洁净的容器内。清洗炒锅和铲子。

成品性状：本品表面呈黄棕色或黄褐色，偶见焦斑。有焦香气。

（2）砂炒马钱子　将适量的净马钱子投入到已预热好的砂子中，先用小火翻炒至有爆裂声（相当于炒黄程度），再改用中火炒至马钱子外表棕褐色、鼓起、毛茸焦化时，随机取一粒马钱子直立，用重物敲击，一敲即裂为两瓣，可见内部棕色并有鼓起的小泡时，迅速出锅。筛去砂子至规定的容器内，将炮制好的砂炒马钱子盛放在洁净的容器内。清洗炒锅和铲子。

成品性状：本品表面呈深褐色或棕褐色，击之易碎，其内部鼓起小泡。有苦香味。

（3）制醋龟甲　将适量的净龟甲投入到已预热好的砂子中，用武火炒至龟甲外表棕黄色、鼓起时迅速出锅。筛去砂子至规定的容器内，将炮制好的砂炒龟甲置盛有醋液的容器中浸泡片刻，捞出后放在洁净的容器内。清洗炒锅、铲子及其他容器。

每 100kg 龟甲，用米醋 30kg。

成品性状：本品表面呈黄色，质松脆，略有醋气。

（4）砂炒鸡内金　将适量大小一致的净鸡内金投入到已预热好的砂子中，用中火炒至鸡内金外表金黄色、鼓起、卷曲时迅速出锅。筛去砂子至规定的容器内，将炮制好的砂炒鸡内金盛放在洁净的容器内。清洗炒锅、铲子。

成品性状：本品膨胀鼓起，表面呈金黄色，质脆，有焦香气。

（二）操作单

药材 （可另选药材）	工艺过程	生药 品量	炮制后 药材量	炮制药材 损耗量	标准 要求
骨碎补					
马钱子					
龟甲					
鸡内金					

1. 注意事项

（1）辅料用量以能掩盖所加药材为度。

（2）采用"八字法"翻炒，要"亮锅底"，使药物受热均匀。

（3）砂烫醋炙的药物砂烫至规定程度后，应快速至醋液中浸入。

（4）药物晾凉后再进行包装。

（5）换品种时要对炒制器具进行清洁。

（6）炮制好的药物要盛放在规定的容器中，以防药物混杂。

2. 思考题

（1）砂炒法常用于哪些药物？

（2）马钱子砂炒后为什么能降低毒性？砂炒时应注意什么？

（三）评价单

评价 项目	重点评价 内容	评价标准	标准 分值	评价 得分
过程 评价	准备工作	洁净和检查工具,准备工作到位	10	
	操作步骤	严格操作流程,操作过程没有大的失误	15	
	炒锅和辅 料预热	武火或中火预热炒锅,用手感受锅的温度,有灼热感即可预热炒锅, 砂炒至滑利状态时投入药材	10	
	饮片翻炒	饮片翻炒勤快,做到"亮锅底",并没有药物翻炒出锅外	10	
	创新训练	能主动查阅资料,尝试新的净制操作方法	10	
结果 评价	意外事件	整个操作过程中,没有发生器具损坏及不安全事件	5	
	分组讨论	能找出本组操作中存在的问题,找到合理的解决方法	10	
	炮制程度	各个药物从颜色、质地等外观上都达到了规定的炮制标准	10	
	场地清理	能及时清洗实训器具,清理桌面,药物归类放置	5	
	实训报告	报告字迹工整,条理清晰,结果准确,分析透彻	15	
总分			100	

子任务 4-4　蛤粉炒

一、必备知识

将净制或切制后的药物与热蛤粉共同拌炒的方法，称为蛤粉炒（蛤粉烫）。

蛤粉是由软体动物文蛤的贝壳经洗净晒干研细而成。其性味苦、咸，寒，具有清热化痰、软坚散结的作用。由于蛤粉颗粒细小，炒时火力相对较弱（一般用中火），传热作用较砂为慢，故能使药物缓慢受热，适于炒制胶类药物。一般每100kg净药物，用蛤粉30～50kg。

1. 目的

药物经粉炒后能使药物质地酥脆，便于制剂、调剂，增强其疗效，降低胶类药物的滋腻之性，矫正其不良气味。

2. 工艺

向炒制容器中撒入定量蛤粉→中火加热炒至灵活状态→投入药物→中火翻炒至药物鼓起、内无溏心→出锅→晾凉→筛去蛤粉及碎屑→装袋、检斤→存放。

3. 注意事项

（1）炒制前最好先采取投药试温的方法，以便掌握火力。

（2）炒制时火力应适当，以防药物黏结、焦煳或"烫僵"。温度过高时，可酌加冷蛤粉调节温度。

（3）蛤粉炒制同种药物时可反复使用，如颜色加深，应及时更换。

4. 常见药材

阿　　胶

【常用别名】　黄阿胶、驴皮胶、真阿胶、明阿胶、东阿胶。

【来源】　本品为马科动物驴的干燥皮或鲜皮经煎煮、浓缩制成的固体胶。

【历史沿革】　其炮制首见于汉代的《金匮玉函经》。历代尚有炙阿胶、炒阿胶、米炒阿胶、麸炒阿胶、面炒阿胶、酒蒸阿胶等。《中国药典》（2015年版）载有阿胶和阿胶珠两种炮制品。

视频：蛤粉炒-阿胶

【炮制工艺】

（1）阿胶　取原药材，除去杂质，捣成碎块。

（2）阿胶珠　取阿胶置文火上烘软，切成小方块（阿胶丁）。取蛤粉适量，置炒制器具内，中火加热，炒至灵活状态时，投入阿胶丁，翻炒至鼓起呈圆球形、内无溏心时，取出，筛去蛤粉，晾凉。

（3）蒲黄炒阿胶　取蒲黄适量置炒制器具内，用中火加热，炒至稍微变色，投入阿胶丁，翻炒至鼓起呈圆球形、内无溏心时，取出，筛去蒲黄，晾凉。

【饮片质量标准】

（1）阿胶　为不规则碎块，黑褐色，碎片对光照视呈棕色半透明状，质硬而脆，断面光亮，气微腥，味微甘。

（2）阿胶珠　类圆球形，外表灰白色或灰褐色，附有少量蛤粉，质松泡易碎，内中空略呈蜂窝状，无溏心，气微香。

（3）蒲黄炒阿胶 外表呈棕褐色，其余同蛤粉炒阿胶。

【炮制作用】

（1）阿胶 味甘，性平。归肺、肝、肾经。具有补血滋阴、润燥、止血的作用。阿胶滋阴补血力胜。多用于血虚萎黄、眩晕心悸、心烦不眠、虚风内动等。多入汤剂烊化服用。

（2）蛤粉炒阿胶 炒制后降低了阿胶的滋腻之性，质变酥脆，利于调剂和制剂，同时也矫正了不良气味，以益肺润燥力胜。多用于阴虚咳嗽、久咳少痰或痰中带血。

（3）蒲黄炒阿胶 以止血安络力强。多用于阴虚咯血、崩漏、便血。

【处方应付】 处方写阿胶，付生品；写蛤粉炒阿胶、阿胶珠或胶珠者，付蛤粉炒阿胶；其余各随方付给。

【贮存保管】 密闭。

⚕ **知识链接** ▶▶▶

用氨基酸自动分析仪测定阿胶丁与阿胶珠中的氨基酸，结果发现两者均含相同种类的氨基酸，但阿胶丁氨基酸总量为 63.55%、阿胶珠氨基酸总量为 73.13%，阿胶珠氨基酸含量高于阿胶丁。这可能与蛤粉烫时温度高达 140℃、加热时间短、肽键易断裂，使氨基酸含量增高、阿胶珠水分含量低有关。

鹿角胶

【常用别名】 白胶、鹿胶。

【来源】 本品为鹿科动物马鹿或梅花鹿已骨化的角或锯茸后翌年春季脱落的角基，分别习称"马鹿角""梅花鹿角""鹿角脱盘"，经水煎煮、浓缩制成的固体胶。

【历史沿革】 鹿角胶始载于《神农本草经》，其炮制首见于梁代《本草经集注》。历代尚有炙阿胶、螺粉炒阿胶等。《中国药典》（2015 年版）载有鹿角胶一种炮制品。

【炮制工艺】

（1）鹿角胶 取原药材，除去杂质，捣成碎块，或烘软，切成小方块。

（2）鹿角胶珠 取蛤粉适量，置炒制器具内，中火加热，炒至灵活状态时，投入鹿角胶块，翻炒至鼓起呈圆球形、内无溏心时，取出，筛去蛤粉，晾凉。

【饮片质量标准】

（1）鹿角胶 为立方块或不规则碎块。黄棕色或红棕色，半透明。质脆，易碎，断面光亮。味微甜。

（2）鹿角胶珠 类圆形，表面黄白色至淡黄色，较为光滑，附有少量蛤粉。质松泡易碎，味微甜。

【炮制作用】

（1）鹿角胶 味甘、咸，性温。归肾、肝经。具有温补肝肾、益精养血的作用。用于肝肾不足所致的腰膝酸冷、阳痿滑精、虚劳羸瘦、崩漏下血、便血尿血、肿痛。

（2）鹿角胶珠 蛤粉炒后，可降低其滋腻性，质变酥脆，并矫正其不良气味，便于粉碎和服用。可入丸、散剂。

【处方应付】 处方写鹿角胶、鹿胶等，付生品；写鹿角胶珠，付蛤粉炒珠者。

【贮存保管】 密闭。

二、实训操作实例

以制阿胶珠为例。

（1）准备

① 检查炒锅、铲子和盛药器具是否洁净，必要时进行清洁。

② 将阿胶切成边长约 8mm 的立方丁，称重。将蛤粉研细过筛，称取蛤粉，其用量为阿胶量的 30%～50%。

（2）将炒锅倾斜一定角度，加入蛤粉，翻炒至灵活、滑利状态。

（3）投入阿胶丁。

（4）中火加热，翻炒时"亮锅底"，动作要娴熟，使药物受热均匀。

（5）当阿胶丁膨胀鼓起呈圆球形、内无溏心时，迅速出锅，筛去蛤粉置规定的容器内。将阿胶珠置洁净的容器内，晾凉。

（6）阿胶珠呈类圆球形。外表灰白色或灰褐色，附有少量蛤粉。质松易碎，内中空略呈蜂窝状，无溏心。气微香。药屑、杂质含量不得超过 3.0%，生品、煳品不超过 2.0%。

（7）将阿胶珠装入瓶中，密闭。

（8）按要求清洁相关器具、工作台面及灶具。

三、任务实施

（一）任务单

蛤粉炒

1. 任务内容

蛤粉炒阿胶。

2. 技能目标

（1）掌握蛤粉炒的操作方法、成品规格与火候关系。

（2）能进行实训药物的炮制方法和成品规格的判断。

（3）掌握辅料的处理方法及辅料用量。

3. 器具材料

电炒锅、铲子、刷子、盛药器具、粗天平、药筛；阿胶；蛤粉。

4. 操作过程

药物蛤粉炒时按照以下步骤进行操作：①将适量的蛤粉投入到炒锅内用中火加热至灵活状态（即滑利状态）；②迅速将分档后的适量药物投入到已预热好的蛤粉中快速翻炒，翻炒时要"亮锅底"；③炒至药物质地酥脆或膨胀鼓起、色泽加深时迅速出锅；④筛去蛤粉至规定的容器内；⑤将炮制好的药物盛放在洁净的容器内；⑥清洗炒锅和铲子。

阿胶珠：将蛤粉用中火炒至灵活状态，投入阿胶丁，埋没片刻后翻炒，至阿胶鼓成圆球状且不再鼓大、表面呈灰棕或棕褐色、内部无溏心时迅速取出。筛去蛤粉至规定的容器内，将炮制好的阿胶盛放在洁净的容器内。清洗炒锅和铲子。

每 100kg 阿胶，用蛤粉 40kg。

（二）操作单

药材 （可另选药材）	工艺过程	生药 品量	炮制后 药材量	炮制药材 损耗量	标准 要求
阿胶					

1. 注意事项

（1）炒锅、盛药器具和铲子洁净后才可以炒制。

（2）采用"八字法"翻炒，要亮锅底，使药物受热均匀。

（3）药物晾凉后再进行包装。

（4）换品种时要对炒制器具进行清洁。

（5）炮制好的药物要盛放在规定的容器中，以防药物混杂。

2. 思考题

（1）加辅料炒的目的是什么？

（2）为什么加辅料炒时应控制适当的温度？温度过高或过低对药物有何影响？

（3）阿胶的炮制作用是什么？

（三）评价单

评价 项目	重点评 价内容	评价标准	标准 分值	评价 得分
过程 评价	准备工作	洁净和检查工具,准备工作到位	10	
	操作步骤	严格操作流程,操作过程没有大的失误	15	
	炒锅和辅 料预热	中火预热炒锅,用手感受锅的温度,有灼热感即可预热炒锅,滑石粉 炒至滑利状态时投入药材	10	
	饮片翻炒	饮片翻炒勤快,做到"亮锅底",并没有药物翻炒出锅外	10	
	创新训练	能主动查阅资料,尝试新的净制操作方法	10	
结果 评价	意外事件	整个操作过程中,没有发生器具损坏及不安全事件	5	
	分组讨论	能找出本组操作中存在的问题,找到合理的解决方法	10	
	炮制程度	各个药物从颜色、质地等外观上都达到了规定的炮制标准	10	
	场地清理	能及时清洗实训器具,清理桌面,药物归类放置	5	
	实训报告	报告字迹工整,条理清晰,结果准确,分析透彻	15	
总分			100	

子任务 4-5　滑石粉炒

一、必备知识

将净制或切制后的药物与热滑石粉共同拌炒的方法，称为滑石粉炒（或滑石粉烫）。

滑石粉味甘、性寒，具有清热利尿的作用。由于其滑利细腻，与药物接触面积大，传热较缓慢，能使药物受热均匀，适用于炒制韧性较大的动物类药物。一般每100kg净药物，用滑石粉40～50kg。

1. 目的

滑石粉炒可降低药物毒性，使其质地酥脆，便于调剂、制剂，并能矫正其不良气味。

2. 工艺

向炒制容器中撒入定量滑石粉→中火加热，炒至灵活状态→投入药物→中火翻炒至药物鼓起、内无溏心→出锅→晾凉→筛去滑石粉及碎屑→装袋、检斤→存放。

3. 注意事项

（1）炒前将药物大小分档，防止药物生熟不均。

（2）炒制时温度过高，易使药物焦化，可添加适量冷滑石粉或适当调节火力；若温度过低，药物难于鼓起，可采用投药试温的方法，以便掌握火力。

（3）滑石粉炒制同种药物时可反复使用，如颜色加深，应及时更换。

4. 常见药材

水　　蛭

视频：滑石粉炒-水蛭

【常用别名】　马蛭、蚂蟥、皮条虫、肉钻子。

【来源】　本品为水蛭科动物蚂蟥、水蛭或柳叶蚂蟥的干燥全体。夏、秋二季捕捉，用沸水烫死，晒干或低温干燥。

【历史沿革】　水蛭始载于《神农本草经》，其炮制首见于汉代的《金匮玉函经》。历代尚有炒水蛭、煨水蛭、焦水蛭等。《中国药典》（2015年版）载有水蛭和烫水蛭两种炮制品。

【炮制工艺】

（1）水蛭　取原药材，洗净，切段，干燥。

（2）烫水蛭　取滑石粉适量，置炒制器具内，用中火加热，炒至灵活状态时，投入净水蛭，翻炒至微鼓起、呈黄棕色时，取出，筛去滑石粉，晾凉。

【饮片质量标准】

（1）水蛭　为不规则小段。扁平，有环节。背部呈黑褐色或黑棕色，稍隆起，腹面棕黄色，平坦。质韧。气微腥。

（2）烫水蛭　呈淡黄色或黄棕色，表面附有少量滑石粉。微鼓起。质酥脆，易碎。气微腥，味咸苦。

【炮制作用】

（1）水蛭　味咸、苦，性平；有小毒。归肝经。具有破血、逐瘀、通经的作用。生品有小毒，质地坚韧，多入煎剂，以破血逐瘀为主。用于癥瘕痞块、血瘀经闭、跌打损伤。

（2）烫水蛭　水蛭经滑石粉炒后能降低毒性，质地酥脆，利于粉碎，多入丸散剂。用于内损瘀血、跌打损伤、心腹疼痛。并可矫正不良气味和杀死虫卵，便于服用和贮藏。

【处方应付】　处方写水蛭、烫水蛭，付滑石粉烫制水蛭；其余各随方付给。

【贮存保管】　置干燥处，防蛀。

🦋 **知识链接** ▶▶▶

水蛭中所含的水蛭素是抗凝血的有效成分，遇热和稀盐酸容易破坏。据报道，温浸或冷提的水蛭生粉提取液的抗凝作用很显著，但煎煮或炮制后的水蛭抗凝血作用剧减，烫制后抗凝血活性降低。

水蛭的毒性极低，若利用粉碎机制粉后，再装入胶囊服用，既可保持药效，又便于服用。

二、实训操作实例

以烫水蛭为例。

（1）准备

① 检查炒锅、铲子和盛药器具是否洁净，必要时进行清洁。

② 将水蛭段大小分档，称重。称取滑石粉，其用量为水蛭量的40%。

（2）将炒锅倾斜一定角度，加入滑石粉，翻炒至灵活、滑利状态。

（3）投入净水蛭段。

（4）中火加热，翻炒时"亮锅底"，动作要娴熟，使药物受热均匀。

（5）炒至水蛭膨胀微鼓起时，迅速出锅，筛去滑石粉置规定的容器内。烫水蛭置洁净的容器内，晾凉。

（6）成品淡黄色或黄棕色，表面附有少量滑石粉。微鼓起。质酥脆，易碎。气微腥，味咸苦。药屑、杂质含量不得超过3.0%，生品、煳品不超过2.0%。

（7）将烫水蛭装入洁净塑料袋中，密封袋口。

（8）按要求清洁相关器具、工作台面及灶具。

三、任务实施

（一）任务单

滑石粉炒

1. 任务内容

滑石粉炒水蛭。

2. 技能目标

（1）掌握滑石粉炒的操作方法、成品规格与火候关系。

（2）能进行实训药物的炮制方法和成品规格的判断。

（3）掌握辅料的处理方法及辅料用量。

3. 器具材料

电炒锅、铲子、刷子、盛药器具、粗天平、药筛；水蛭；滑石粉。

4. 操作过程

药物滑石粉炒时按照以下步骤进行操作：①将适量的滑石粉投入到炒锅内，用中火加热至灵活状态（即滑利状态）；②迅速将分档后的适量药物投入到已预热好的滑石粉中快速翻炒，翻炒时要"亮锅底"；③炒至药物质地酥脆或膨胀鼓起、色泽加深时迅速出锅；④筛去滑石粉至规定的容器内；⑤将炮制好的药物盛放在洁净的容器内；⑥清洗炒锅和铲子。

烫水蛭：将分档后的适量水蛭投入到已预热好的滑石粉中，用中火快速翻炒，炒至水蛭鼓起、表面呈黄棕色时，筛去滑石粉至规定的容器内，将炮制好的水蛭盛放在洁净的容器内。清洗炒锅和铲子。

每100kg水蛭，用滑石粉50kg。

（二）操作单

药材 （可另选药材）	工艺过程	生药 品量	炮制后 药材量	炮制药材 损耗量	标准 要求
水蛭					

1. 注意事项

（1）炒锅、盛药器具和铲子洁净后才可以炒制。

（2）采用"八字法"翻炒，要亮锅底，使药物受热均匀。

（3）药物晾凉后再进行包装。

（4）换品种时要对炒制器具进行清洁。

（5）炮制好的药物要盛放在规定的容器中，以防药物混杂。

2. 思考题

（1）加辅料炒的目的是什么？

（2）为什么加辅料炒时应控制适当的温度？温度过高或过低对药物有何影响？

（3）水蛭的炮制作用是什么？

（三）评价单

评价 项目	重点评 价内容	评价标准	标准 分值	评价 得分
过程 评价	准备工作	洁净和检查工具，准备工作到位	10	
	操作步骤	严格操作流程，操作过程没有大的失误	15	
	炒锅和辅 料预热	中火预热炒锅，用手感受锅的温度，有灼热感即可预热炒锅，滑石粉 炒至滑利状态时投入药材	10	
	饮片翻炒	饮片翻炒勤快，做到"亮锅底"，并没有药物翻炒出锅外	10	
	创新训练	能主动查阅资料，尝试新的净制操作方法	10	
结果 评价	意外事件	整个操作过程中，没有发生器具损坏及不安全事件	5	
	分组讨论	能找出本组操作中存在的问题，找到合理的解决方法	10	
	炮制程度	各个药物从颜色、质地等外观上都达到了规定的炮制标准	10	
	场地清理	能及时清洗实训器具，清理桌面，药物归类放置	5	
	实训报告	报告字迹工整，条理清晰，结果准确，分析透彻	15	
	总分		100	

子任务 4-6　土炒（选学）

一、必备知识

　　将净制或切制后的药物与土粉共同拌炒的方法称为土炒。山药、白术等药物经土炒后能增强药物补脾止泻的作用，当归经土炒后则能减弱或消除其致泻作用。

古时土炒多用灶心土（伏龙肝）或陈壁土，现代多用黄土、赤石脂等替代。灶心土经多次烧炼，有机质含量少，主含硅酸盐、钙盐及多种碱性氧化物。黄土与灶心土相比，有机质含量较高，土炒时土粉容易变黑。土用量一般为：每100kg净药物，用灶心土25～30kg。

1. 目的

灶心土味辛性温，有温中燥湿、止呕、止泻等作用，故常用于炮制补脾止泻的药物。如山药、白术等药物，经土炒后能增强药物补脾止泻的作用。

2. 工艺

加热炒制容器→撒入定量土粉→中火加热炒至灵活、滑利状态→投入药物→翻炒至药物颜色加深挂上土粉→出锅→晾凉→筛去土粉及碎屑→装袋、检斤→存放。

3. 注意事项

（1）药物要大小分档，以使药物炒制的程度一致。

（2）土炒药物时温度要适当。若土温过高，药物易焦煳；土温过低，药物内部水分及汁液渗出较少，药物表面挂不上土粉。若土温太高时，可加适量冷土或减小火力进行调节。

（3）用土炒制同种药物时，土粉可连续使用，若土色变深时，应及时更换新土。

（4）由于各地土壤成分差异较大及土粉的反复使用，土炒时往往会出现成品外观色泽不一致的现象。

4. 常见药材

白　术

【常用别名】 冬白术、于术、冬术。

【来源】 本品为菊科植物白术的干燥根茎。冬季下部叶枯黄、上部叶变脆时采挖，除去泥沙，烘干或晒干，再除去须根。

【历史沿革】 白术始载于《神农本草经》，其炮制首见于唐代《千金翼方》。历代尚有米泔浸白术、醋浸白术、煨白术、牡蛎炒白术、蜜炙白术、姜汁炒白术等。《中国药典》（2015年版）载有白术和麸炒白术两种炮制品。

【炮制工艺】

（1）白术　取原药材，除去杂质，洗净，润透，切厚片，干燥。筛去碎屑。

（2）土炒白术　先将土粉置炒制器具内，用中火加热，炒至土呈灵活状态时，投入净白术片，翻炒至表面均匀挂上土粉时取出，筛去多余的土，晾凉。每100kg净白术片，用灶心土20kg。

（3）麸炒白术　先将炒制器具预热至一定程度，均匀撒入定量的蜜麸，中火加热，即刻烟起，随即投入净白术片，迅速拌炒至焦黄色、逸出焦香气，取出，筛去蜜麸，晾凉。每100kg白术片，用蜜麸10kg。

【饮片质量标准】

（1）白术　为不规则厚片，切面不平坦，呈黄白色至淡黄棕色，有棕黄色点状油室散在，烘干者角质样，色较深或有裂隙，周边灰黄色或灰棕色，质坚硬，气清香，味甘、微辛，嚼之略带黏性。

（2）土白术　表面土色，挂有均匀的土粉，断面色泽加深，有土香气。

（3）麸炒白术　表面焦黄色或黄棕色，有焦斑，有焦香气。

【炮制作用】

（1）白术　味苦、甘，性温。归脾、胃经。具有健脾益气、燥湿利水、止汗、安胎的作用。生品以健脾燥湿、利水消肿力胜。用于脾虚食少、腹胀泄泻、痰饮眩悸、水肿、自汗、胎动不安。

（2）土白术　土炒后以健脾止泻力胜。多用于脾虚食少、泄泻便溏。

（3）麸炒白术　麸炒后以健脾益气力盛，其增强健脾作用，并能缓和燥性。用于脾胃不和、运化失常所致的食少胀满、倦怠乏力、表虚自汗、胎动不安。

【处方应付】　处方写白术、炒白术、土白术，付土炒白术；写生白术，付生品；其余各随方付给。

【贮存保管】　置阴凉干燥处，防蛀。

◎ 知识链接 ▶▶▶

　　白术生品因含有较多的挥发油而有燥湿作用，麸炒后挥发油含量下降，内酯类成分含量增加，从而缓和其燥性，减少对胃肠的刺激性，达到和胃或消导等目的。比较生白术、炒白术对兔离体肠管活动影响的结果表明，生白术、炒白术对兔离体肠管活动皆有双向调节的作用，此双向调节作用以生白术为强。

山　药

视频：土炒-山药

【常用别名】　薯蓣，淮山药、怀山药、毛山药、光山药。

【来源】　本品为薯蓣科植物薯蓣的干燥根茎。冬季茎叶枯萎后采挖，切去根头，洗净，除去外皮及须根，干燥；也有选择肥大顺直的干燥山药，置饮用水中，浸至无干心，闷透，切齐两端，用木板搓成圆柱状，晒干，打光，习称"光山药"。

【历史沿革】　山药始载于《神农本草经》，其炮制首见于南北朝刘宋时代《雷公炮炙论》。历代尚有炒山药、姜汁炒山药、炮山药、五味子炒山药、乳汁浸山药、酒蒸山药等。《中国药典》（2015年版）载有山药、山药片和麸炒山药三种炮制品。

【炮制工艺】

（1）山药　取原药材，除去杂质，大小分档，泡润至透，切厚片，干燥。筛去碎屑。

（2）土炒山药　先将土粉置炒制器具内，用中火加热，炒至土呈灵活状态，投入净山药片，翻炒至色泽加深、表面均匀挂上土粉并逸出香气时取出，筛去土粉，晾凉。每100kg山药片，用灶心土30kg。

（3）麸炒山药　先将炒制器具预热至一定程度，均匀撒入定量的麸皮，中火加热，即刻烟起，随即投入净山药片，迅速拌炒至黄色时取出，筛去麸皮，晾凉。每100kg山药片，用麸皮10kg。

【饮片质量标准】

（1）山药　为类圆形厚片，切面白色，粉性，周边黄白色或淡黄色，有纵沟、纵皱纹及须根痕，质坚脆，味淡、微酸，嚼之发黏。

（2）土炒山药　表面土黄色，挂有均匀的土粉，质脆，具土香气。

（3）麸炒山药　表面淡黄色、黄色或黄棕色，偶有焦斑，具焦香气。

【炮制作用】

（1）山药　味甘，性平。归脾、肺、肾经。具有补脾养胃、生津益肺、补肾涩精的作用。用于脾虚食少、久泻不止、肺虚喘咳、肾虚遗精、带下、尿频、虚热消渴。

（2）土炒山药　土炒后以补脾止泻为主。用于脾虚久泻。

（3）麸炒山药　麸炒后性微温，长于补脾健胃、固精止带。用于脾虚食少、泄泻便溏、白带过多。

【处方应付】　处方写山药，付生品；写炒山药、麸炒山药，付麸炒山药；其余各随方付给。

【贮存保管】　置通风干燥处，防蛀。

💿 **知识链接** ▶▶▶

对山药生品、清炒品、土炒品和麸炒品中薯蓣皂苷元含量测定发现，土炒品和清炒品比生品的薯蓣皂苷元含量高近3倍，麸炒品比生品约高出2倍。实验表明，山药土炒、清炒或麸炒后能促使薯蓣皂苷元的溶出，有利于药效作用的发挥。

二、实训操作实例

以土炒白术为例。

（1）准备

① 检查炒锅、铲子和盛药器具是否洁净，必要时进行清洁。

② 对净白术片进行大小分档，称重；碾细土粉，称重，其用量为白术量的25%～30%。

（2）将炒锅倾斜一定角度，加入土粉，翻炒至灵活、滑利状态。

（3）投入净白术片。

（4）中火加热，翻炒时"亮锅底"，动作要娴熟，使药物受热均匀。

（5）当白术均匀挂上土粉时，迅速出锅，筛去土粉置规定的容器内；土白术置洁净的容器内，晾凉。

（6）成品表面应呈土色，挂有均匀土粉，断面色泽较生品深，有土香气。药屑、杂质含量不得超过3.0%，生片、糊片不得超过2.0%。

（7）将土白术装入洁净塑料袋中，密封袋口。

（8）按要求清洁相关器具、工作台面及灶具。

三、任务实施

（一）任务单

土　炒

1. 任务内容

土炒山药、白术。

2. 技能目标

（1）掌握土炒的操作方法、成品规格与火候关系。

（2）掌握实训药物的炮制方法和成品规格。

（3）了解辅料的处理方法及辅料用量。

---

3. 器具材料

电炒锅、铲子、刷子、盛药器具、天平、药筛；山药、白术；黄土。

4. 操作过程

操作流程：将适量的土粉投入到炒锅内，用中火加热至灵活状态（即滑利状态）→迅速将分档后的适量药物投入已预热好的土粉中快速翻炒，翻炒时要"亮锅底"→炒至药物表面挂有均匀的土粉、色泽加深时迅速出锅→筛去土粉至规定的容器内→将炮制好的药物盛放在洁净的容器内→清洗炒锅和铲子。

（1）土炒山药　将分档后的适量山药片投入到已预热好的土粉中，用中火快速翻炒，炒至山药片表面呈土红色，并附有均匀的土粉时迅速出锅。筛去土粉至规定的容器内，将炮制好的土炒山药盛放在洁净的容器内。清洗炒锅和铲子。

每100kg山药，用黄土30kg。

成品性状：本品表面挂薄土粉，呈土黄色，无焦黑斑和焦苦味。具土香气。

（2）土炒白术　将分档后的适量白术片投入到已预热好的土粉中，用中火快速翻炒。白术片色泽加深，并附有均匀的土粉时迅速出锅。筛去土粉至规定的容器内，将炮制好的土炒白术盛放在洁净的容器内。清洗炒锅和铲子。

每100kg白术，用黄土30kg。

成品性状：本品表面挂薄土粉，呈土黄色，具土香气。

（二）操作单

药材 （可另选药材）	工艺过程	生药品量	炮制后药材量	炮制药材损耗量	标准要求
山药					
白术					

1. 注意事项

（1）采用"八字法"翻炒，要"亮锅底"，使药物受热均匀。

（2）药物炒至规定程度时迅速出锅，筛去辅料，将净药盛放在洁净的容器内。

（3）药物晾凉后再进行包装。

（4）换品种时要对炒制器具进行清洁。

（5）炮制好的药物要盛放在规定的容器中，以防药物混杂。

（6）在土炒药物时常会出现药物表面挂不上土粉或药物焦化，前者是由于投药太早（土温过低）或炒制时间短；后者是由于投药太晚（土温过高）或炒制时间太长所致。

2. 思考题

（1）土炒法适用于炮制哪些药物？请说出其操作方法。

（2）土炒白术时应注意什么？

（三）评价单

评价项目	重点评价内容	评价标准	标准分值	评价得分
过程评价	准备工作	洁净和检查工具,准备工作到位	10	
	操作步骤	严格操作流程,操作过程没有大的失误	15	
	炒锅和辅料预热	中火预热炒锅,用手感受锅的温度,有灼热感即可预热炒锅,土炒至滑利状态时投入药材	10	
	饮片翻炒	饮片翻炒勤快,做到"亮锅底",并没有药物翻炒出锅外	10	
	创新训练	能主动查阅资料,尝试新的净制操作方法	10	
结果评价	意外事件	整个操作过程中,没有发生器具损坏及不安全事件	5	
	分组讨论	能找出本组操作中存在的问题,找到合理的解决方法	10	
	炮制程度	各个药物从颜色、质地等外观上都达到了炮制标准	10	
	场地清理	能及时清洗实训器具,清理桌面,药物归类放置	5	
	实训报告	报告字迹工整,条理清晰,结果准确,分析透彻	15	
总分			100	

➡ 任务小结

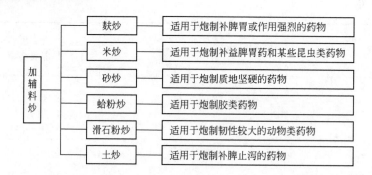

- 麸炒 —— 适用于炮制补脾胃或作用强烈的药物
- 米炒 —— 适用于炮制补益脾胃药和某些昆虫类药物
- 砂炒 —— 适用于炮制质地坚硬的药物
- 蛤粉炒 —— 适用于炮制胶类药物
- 滑石粉炒 —— 适用于炮制韧性较大的动物类药物
- 土炒 —— 适用于炮制补脾止泻的药物

（加辅料炒）

PPT课件

任务5 炙 制

知识目标：能够根据各种饮片性质，确定正确的炙制方法；能够掌握各类炙制技术的操作方法、注意事项；能依据饮片质量标准，判断所炮制饮片成品规格是否合格。

技能目标：会使用传统和现代炙药器械进行药物炙制；能对炮制后的饮片进行外观和内在质量的鉴定；具备炙制技术岗位技能。

将净选或切制后的药物，加入一定量的液体辅料拌炒，使辅料逐渐渗入药物组织内部的炮制技术称为炙制技术。

炙制技术与加固体辅料炒制技术的区别如下。

（1）加固体辅料炒制技术使用固体辅料，掩埋翻炒使药物受热均匀或黏附表面共同入药；而炙制技术则是用液体辅料，拌匀闷润后使辅料渗入药物内部发挥作用。

（2）加固体辅料炒制的温度较高，一般用中火或武火，在锅内翻炒时间较短，药物表面颜色变黄或加深；而炙制技术所用温度较低，一般用文火，在锅内翻炒时间稍长，以药物炒干为宜。

炙制根据所用辅料不同，可分为酒炙、醋炙、盐炙、姜炙、蜜炙、油炙六种。根据操作工艺不同，分为先加辅料后炒药和先炒药后加辅料两种。

子任务5-1 酒 炙

一、必备知识

将净选或切制后的药物，加入定量的酒拌炒至规定程度的方法称为酒炙技术。

1. 目的

（1）改变药性，引药上行 大黄、黄柏等一些苦寒药，性本沉降下行，多用于清中、下焦湿热，酒炙后不但能缓和寒性，免伤脾胃阳气，并可借酒升提之力引药上行，而能清上焦邪热。

（2）增强活血通络作用 当归、川芎等一些活血祛瘀、通络药经酒炙后，一方面使酒与药物协同发挥作用，另一方面使药物有效成分易于煎出而增强疗效。

（3）矫臭去腥 乌梢蛇、蛇蜕等一些具有腥气的动物类药物，经酒炙后可除去或减弱腥臭气味，便于服用。

2. 工艺

净药物分档→与一定量的黄酒拌匀、密闭闷润至透→置炒制器具内→用文火炒干、颜色加深→出锅→晾凉→筛去碎屑→装袋、检斤→存放。

除另有规定外，每100kg待炮炙品，用黄酒10～20kg。

3. 注意事项

（1）药物加入一定量酒闷润时，容器上面应加盖，以免酒被挥发。

（2）若酒的用量较少、不易与药物拌匀时，可先将酒加适量水稀释后，再与药物拌润。

（3）药物在加热炒制时，火力不宜过大，一般用文火，勤加翻动，炒至近干、颜色加深时，即可取出，晾凉后贮藏保管。

4. 常见药材

大 黄

视频：酒炙-大黄

【**常用别名**】 生军、川军、锦纹、酒军、熟军。

【**来源**】 本品为蓼科植物掌叶大黄、唐古特大黄或药用大黄的干燥根及根茎。秋末茎叶枯萎或次春发芽前采挖，除去细根，刮去外皮，切瓣或段，绳穿成串干燥或直接干燥。

【**历史沿革**】 大黄始载于《神农本草经》，其炮制首见于汉代《金匮玉函经》。历代医家所用的炮制品有蜜大黄、炒大黄、蒸大黄、醋制大黄等。《中国药典》（2015 年版）载有大黄、酒大黄、熟大黄、大黄炭四种炮制品。

【**炮制工艺**】

（1）大黄 取原药材，除去杂质，大小分开，洗净，捞出，润透，切厚片或小方块，晾干或低温干燥，筛去碎屑。

（2）酒大黄 取净大黄片，用黄酒拌匀，在密闭的容器中闷润，待酒被吸尽后，置炒制器具内，用文火炒至近干、色泽加深并透出大黄的特异气味时，取出，晾凉，筛去碎屑。每 100kg 净大黄片，用黄酒 10kg。

（3）熟大黄

① 取净大黄块，置蒸制器具内，隔水蒸至大黄内外均呈黑色为度，取出，干燥。

② 取净大黄块，用黄酒拌匀，闷 1～2h 至酒被吸尽，装入炖药罐或适宜的密闭器具内，隔水炖 24～32h 至大黄内外均呈黑色时，取出，干燥。每 100kg 净大黄块，用黄酒 30kg。

（4）大黄炭 取净大黄片，置炒制器具内，用武火加热，炒至外表呈焦黑色、内部焦褐色，取出，晾凉，筛去碎屑。

【**饮片质量标准**】

（1）大黄 呈类圆形、圆锥形、卵圆形或为不规则块状，长 3～17cm，直径 3～10cm，除尽外皮者，表皮黄棕色至红棕色，有的可见类白色网状纹理及星点（异型维管束）散在，残留的外皮棕褐色，多具绳孔及粗皱纹，质坚实，有的中心稍松软。断面淡红棕色或黄棕色，显颗粒性。根茎髓部宽广，有星点环列或散在；根木部发达，具放射状纹理，形成层环明显，无星点。气清香，味苦而微涩，嚼之黏牙，有沙粒感。

（2）酒大黄 表面深棕色或棕褐色，略有焦斑，折断面呈浅棕色，质坚实，略有酒香气。

（3）熟大黄 内外均呈黑色，质坚实，有特异的芳香气，味苦涩。

（4）大黄炭 表面焦黑色，断面焦褐色，质轻而脆，有焦香气，味苦涩。

【**炮制作用**】

（1）大黄 味苦，性寒。归脾、胃、大肠、肝、心包经。具有泻下攻积、清热泻火、凉血解毒、逐瘀通经、利湿退黄的作用。生品苦寒沉降、气味重浊、走而不守、直达下焦、泻下作用峻烈，用于实热积滞便秘、血热吐衄、目赤咽肿、肠痈腹痛、黄疸尿赤、痈肿疔疮、瘀血经闭、产后瘀阻、跌打损伤、湿热痢疾、淋证、水肿；外治烧烫伤。

（2）酒大黄 酒炙后苦寒泻下作用稍缓，并借酒的升提之性引药上行，善清上焦血分热毒。用于目赤咽肿、齿龈肿痛。

（3）熟大黄　酒蒸后泻下作用缓和，减轻腹痛的副作用，有泻火解毒的作用。用于火毒疮疡。

（4）大黄炭　大黄炒炭后，泻下作用极弱，并有凉血、化瘀、止血作用。用于血热有瘀出血症。

【处方应付】　处方写酒大黄、熟大黄、大黄炭，应付对应炮制品；写大黄、生大黄，应付生大黄。

【贮藏保管】　置通风干燥处，防蛀。

💙 知识链接 ▶▶▶

生大黄主要含有结合型蒽醌，有较强的泻下作用；酒炒后结合型蒽醌含量有所下降，以游离型蒽醌为主，泻下作用稍缓，具有抗菌消炎的作用；经酒蒸后，结合型蒽醌含量下降，其中结合型大黄酸显著减少，番泻苷仅余微量，鞣质含量降低约50%，泻下作用缓和；大黄炒炭后，结合型大黄酸被大量破坏，主要含具有收敛作用的鞣质和止血作用的大黄酚及大黄素-6-甲醚，因此有止血作用。

白　芍

【常用别名】　杭白芍、白芍药、金芍药、亳芍。

【来源】　本品为毛茛科植物芍药的干燥根。夏、秋二季采挖，洗净，除去头尾及细根，置沸水中煮后除去外皮或去皮后再煮，晒干。

【历史沿革】　白芍始载于《神农本草经》，其炮制首见于汉代《伤寒论》。历代医家所用的炮制品有白芍炭、煨白芍、蜜白芍等。《中国药典》（2015年版）载有白芍、炒白芍和酒白芍三种炮制品。

【炮制工艺】

（1）白芍　取原药材，除去杂质，大小条分开，洗净，润透，切薄片，干燥后筛去碎屑。

（2）炒白芍　取净白芍片，置炒制器具内，用文火加热，炒至表面微黄色，取出，晾凉，筛去碎屑。

（3）酒白芍　取净白芍片，加入定量黄酒拌匀，在密闭的容器中闷润，待酒被吸尽后，置炒制器具内，用文火加热，炒至微黄色，取出，晾凉，筛去碎屑。每100kg净白芍片，用黄酒10kg。

【饮片质量标准】

（1）白芍　呈类圆形薄片，表面类白色或淡红棕色，平滑。切面类白色或微带棕红色，形成层环明显，可见稍隆起的筋脉纹呈放射状排列。气微，味微苦、酸。

（2）炒白芍　表面微黄色或淡棕黄色，偶见有焦斑。

（3）酒白芍　表面微黄色或淡棕黄色，偶有焦斑，微具酒香。

【炮制作用】

（1）白芍　味苦、酸，性微寒。归肝、脾经。具有养血调经、敛阴止汗、柔肝止痛、平抑肝阳的作用。用于血虚萎黄、月经不调、自汗、盗汗、胁痛、腹痛、四肢挛痛、头痛眩晕。

（2）炒白芍　炒黄后药性缓和，以养血敛阴为主。用于肝旺脾虚的肠鸣腹痛、泄泻或泻痢日久。

（3）酒白芍　酒炙后能降低酸寒之性，善于和中缓急。多用于胁肋疼痛、腹痛，尤其是产后腹痛。

【处方应付】　处方写炒白芍、酒白芍，应付对应清炒品、酒炙品。

【贮藏保管】　贮干燥容器内，酒白芍、醋白芍密闭，置阴凉干燥处。防蛀。

💮 **知识链接** ▶▶▶

以芍药苷含量为指标比较白芍软化方法，结果表明，用常水加压冷浸、常水减压冷浸和常水减压温浸软化药材比传统的自然浸润效果为好，芍药苷含量高且省工省时，其中减压温浸效果最佳。

采用正交实训设计，以芍药苷的含量为指标，筛选出酒炙白芍的炮制条件，认为以加酒量为 5%，温度控制在 90℃，炒制 10min 为最佳炮制工艺。

采用高效液相色谱法对白芍不同炮制品中的活性成分芍药苷进行含量测定。测定结果如下：醋炙白芍＞酒炙白芍＞炒白芍＞生白芍＞去皮白芍＞土炒白芍。白芍生品与醋炙品、酒炙品中的芍药苷含量存在显著差异，证明酒炙和醋炙对芍药苷的溶出有促进作用。

当　归

【常用别名】　干归、秦归、西归、云归、全当归。

【来源】　本品为伞形科植物当归的干燥根。秋末采挖，除去须根及泥沙，待水分稍蒸发后，捆成小把，上棚，用烟火慢慢熏干。

【历史沿革】　当归始载于《神农本草经》，其炮制首见于南齐《刘涓子鬼遗方》。历代医家所用的炮制品有炒当归、醋当归、蜜当归、姜制当归等。《中国药典》（2015 年版）载有当归和酒当归两种炮制品。

【炮制工艺】

（1）当归　取原药材，除去杂质，洗净，润透，切薄片，晒干或低温干燥，筛去碎屑。

（2）酒当归　取净当归片，加入定量黄酒拌匀，在密闭的容器中闷润，待酒被吸尽后，置炒制器具内，用文火加热，炒至深黄色，取出，晾凉，筛去碎屑。每 100kg 净当归片，用黄酒 10kg。

【饮片质量标准】

（1）当归　为类圆形、椭圆形或不规则薄片。外表皮黄棕色至棕褐色，切面黄白色或淡棕黄色，平坦，有裂隙，中间有浅棕色的形成层环，并用多数棕色的油点，香气浓郁，味甘；辛，微苦。

（2）酒当归　形如当归片，切面深黄色或淡棕黄色，略见焦斑，香气浓郁，并略有酒香气。

【炮制作用】

（1）当归　味甘、辛，性温。归肝、心、脾经。具有补血活血、调经止痛、润肠通便的作用。用于血虚萎黄、眩晕心悸、月经不调、经闭痛经、虚寒腹痛、风湿痹痛、跌打损伤、肠燥便秘、痈疽疮疡等。

（2）酒当归　酒炙后能增强活血通经的作用。用于经闭痛经、风湿痹痛、跌打损伤等。

【处方应付】　处方写当归、酒当归，应付酒当归；写生当归，应付生当归。

【贮藏保管】　置阴凉干燥处。防潮，防蛀。

1.利用高效液相色谱法测定当归中水溶性成分阿魏酸和脂溶性成分藁本内酯的含量作为考核指标，考察切制过程中不同的软化方法及不同的干燥温度对当归主要药效成分的影响。结果表明，通常采用的闷润法与返潮软化方法结果相差较大。闷润法可使阿魏酸的含量下降37％，而返潮软化方法使阿魏酸的含量下降9.6％左右。所以当归药材软化宜采用返潮法。

干燥温度对阿魏酸和藁本内酯的含量均有影响。100℃以下随着温度的升高，阿魏酸和藁本内酯的含量均有所降低，但梯度较小，变化较慢；当温度超过100℃后，无论是阿魏酸还是藁本内酯，其含量急剧下降，变化梯度较大，因此在干燥时，干燥温度是影响药效成分含量的一个重要因素，须将温度控制在80℃以下。

2.以黄酒用量、闷润时间、炒制温度、炒制时间为考察因素，以挥发油和阿魏酸含量为指标，采用正交试验设计法，多指标综合评判优选当归的酒炙工艺。结果如下：黄酒用量10％，闷润1h，140℃炒制15min。当归酒炙的工艺参数，有利于酒当归饮片炮制工艺的规范化和生产过程中监控，为酒当归饮片质量标准的制定，提供了科学依据。

牛　膝

【常用别名】　山苋菜、牛髁膝、红牛膝、百倍、鸡胶骨。

【来源】　本品为苋科植物牛膝的干燥根。冬季茎叶枯萎时采挖，除去须根及泥沙，捆成小把，晒至干皱后，将顶端切齐，晒干。

【历史沿革】　牛膝始载于《神农本草经》，其炮制首见于晋代《肘后本草》。历代医家所用的炮制品有牛膝炭、童便制牛膝、黄精制牛膝、地黄制牛膝等。《中国药典》（2015年版）载有牛膝和酒牛膝两种炮制品。

【炮制工艺】

（1）牛膝　取原药材，除去杂质，洗净，润透，除去残留芦头，切段，晒干或低温干燥，筛去碎屑。

（2）酒牛膝　取净牛膝段，加入定量黄酒拌匀，在密闭的容器中闷润，待酒被吸尽后，置炒制器具内，用文火加热，炒干，取出，晾凉，筛去碎屑。

每100kg净牛膝段，用黄酒10kg。

【饮片质量标准】

（1）牛膝　为类圆柱形的段。外表皮灰黄色或淡棕色，有微细的纵皱纹及横长皮孔。质硬脆，易折断，受潮变软。切面平坦，淡棕色或棕色，略呈角质样而油润，中心维管束木质部较大，黄白色，其外周散有多数黄白色点状维管束，断续排列成2~4轮。气微，味微甜而稍苦涩。

（2）酒牛膝　形如牛膝段，表面色略深，略有焦斑，微有酒香气。

【炮制作用】

（1）牛膝　味苦、甘、酸，性平。归肝、肾经。具有补肝肾、强筋骨、逐瘀通经、利尿通淋、引血下行的作用。用于痛经、闭经、腰膝酸痛、筋骨无力、淋证、水肿、头痛、眩晕、牙痛、口疮、吐血、衄血。

（2）酒牛膝　酒炙后可增强活血祛瘀、通经止痛作用。多用于风湿痹痛、肢体活动不利等。

【处方应付】　处方写牛膝、酒牛膝，应付酒牛膝。

【贮藏保管】 置阴凉干燥处。防潮。

💗 **知识链接** ▶▶▶

临床有根据用药需求应用盐牛膝的情况。牛膝盐炙后，能引药入肾，增强补肝肾、强筋骨、利尿通淋的作用。用于肾虚腰痛、湿热痹痛等。

牛膝不同炮制品都有一定程度的镇痛作用，采用小鼠扭体法、热板法对其不同炮制品进行镇痛作用比较。其中以酒炙品镇痛作用强而持久。对小鼠巴豆油所致的耳肿进行抗炎作用比较，酒制牛膝抗炎作用最显著。

续　　断

【常用别名】 接骨、接骨草、山萝卜、和尚头、川断。

【来源】 本品为川续断科植物川续断的干燥根。秋季采挖，除去根头及须根，用微火烘至半干，堆置"发汗"至内部变绿色时，再烘干。

【历史沿革】 续断始载于《神农本草经》，其炮制首见于南北朝《雷公炮炙论》。历代医家所用的炮制品有酒浸续断、酒蒸续断、炒续断等。《中国药典》（2015年版）载有续断片、酒续断、盐续断三种炮制品。

【炮制工艺】

（1）续断片　取原药材，除去杂质、洗净，润透，切厚片，干燥后筛去碎屑。

（2）酒续断　取净续断片，加入定量黄酒拌匀，在密闭的容器中闷润，待酒被吸尽后，置炒制器具内，用文火加热，炒至微带黑色时，取出，晾凉，筛去碎屑。每100kg净续断片，用黄酒10kg。

（3）盐续断　取净续断片，加入定量食盐水拌匀，闷润，待盐水被吸尽后，置炒制器具内，用文火加热，炒干，取出，晾凉，筛去碎屑。每100kg净续断片，用食盐2kg。

【饮片质量标准】

（1）续断片　为类圆形或椭圆形厚片。外表皮灰褐色至黄褐色，有纵皱。切面皮部墨绿色或棕褐色，木部灰黄色或黄褐色，可见放射状排列的导管束纹，形成层部位多有深色环。气微，味苦，微甜而涩。

（2）酒续断　表面浅黑色或灰褐色，略有酒气。盐续断表面黑褐色，味微咸。

【炮制作用】

（1）续断片　味苦、辛，性微温。归肝、肾经。具有补肝肾、强筋骨、续折伤、止崩漏的作用。用于腰肾不足、腰膝酸软、风湿痹痛、跌扑损伤、崩漏、胎漏。

（2）酒续断　酒炙后能增强通血脉、续筋骨的作用。多用于风湿痹痛、跌扑损伤、筋伤骨折。

（3）盐续断　盐炙后能引药下行，增强补肝肾、强腰膝的作用。多用于肝肾不足、腰膝酸软等。

【处方应付】 处方写续断、盐续断、酒续断，应付对应生品、盐炙品、酒炙品。

【贮藏保管】 贮干燥容器内，酒续断、盐续断密闭，置阴凉干燥处。防蛀。

💗 **知识链接** ▶▶▶

以续断皂苷Ⅵ为指标对续断的炮制工艺采用正交试验进行优选。结果：用10%的黄酒浸润、150℃的下锅温度、炒6min时，为续断酒炙的最佳炮制工艺。有实验研究，用原子吸收火焰法测定锌（Zn）、钙（Ca），以石墨炉原子化法测定锰（Mn）、硒（Se）在续断及其炮制品的含量。结果是炮制品中 Zn、Ca、Mn、Se 的含量均高于生品。说明续断炮制对续断中微量元素的影响与其功效一致。

乌梢蛇

【常用别名】 乌蛇、乌花蛇、剑脊蛇、黑风蛇、黄风蛇。

【来源】 本品为游蛇科动物乌梢蛇的干燥体。多于夏、秋二季捕捉，剖开腹部或先剥皮留头尾，除去内脏，盘成圆盘状，干燥。

【历史沿革】 乌梢蛇始载于《开宝本草》，其炮制首见于唐代《外台秘要》。历代医家所用的炮制品有酒煨乌梢蛇、酥制乌梢蛇、药汁制乌梢蛇等。《中国药典》（2015 年版）载有乌梢蛇、乌梢蛇肉和酒乌梢蛇三种炮制品。

【炮制工艺】

（1）乌梢蛇　取原药材，除去头、鳞片及灰屑，切寸段，筛去碎屑。

（2）乌梢蛇肉　去头及鳞片后，用定量黄酒浸润，闷透，趁湿除去皮骨，干燥，筛去碎屑。每 100kg 净乌梢蛇，用黄酒 20kg。

（3）酒乌梢蛇　取净乌梢蛇段，加入定量黄酒拌匀，在密闭的容器中闷润，待酒被吸尽后，置炒制器具内，用文火加热，炒干，取出晾凉后筛去碎屑。每 100kg 净乌梢蛇段，用黄酒 20kg。

【饮片质量标准】

（1）乌梢蛇　为长约 30mm 的段状，表面黑褐色或绿黑色，无光泽，切面黄白色或灰棕色，气腥，味淡。

（2）乌梢蛇肉　无皮骨，肉厚柔软，黄白色或灰黑色。质韧，气微腥，略有酒气。

（3）酒乌梢蛇　表面棕褐色或黑色，略有酒气。

【炮制作用】

（1）乌梢蛇　味甘，性平。归肝经。具有祛风、通络、止痉的作用。用于风湿顽痹、麻木拘挛、中风口眼㖞斜、半身不遂、抽搐痉挛、破伤风、麻风、疥癣等。

（2）酒乌梢蛇　酒炙后增强祛风通络作用，并能矫臭、防腐，利于服用和贮存。

【处方应付】 处方写乌梢蛇、酒乌梢蛇，应付酒乌梢蛇。

【贮藏保管】 贮放于石灰缸内，或与花椒共贮，或喷酒精少许，密闭，置通风干燥处。防潮、防蛀。

◎ **知识链接** ▶▶▶

现代对乌梢蛇的炮制研究认为，酒炙后可使不溶于水的脂类成分容易煎出，提高其抗惊厥作用，并可防止乌梢蛇霉烂、变质和虫蛀。

黄　连

【常用别名】 川连、支连、味连、鸡爪连。

【来源】 本品为毛茛科植物黄连、三角叶黄连或云连的干燥根茎。以上三种分别习称"味连""雅连""云连"。秋季采挖，除去须根及泥沙，干燥，撞去残留须根。

【历史沿革】 黄连始载于《神农本草经》，其炮制首见于宋代《济生方》，历代医家所用的炮制工艺有酒炒、姜炒、蜜制、米泔制、麸炒、制炭、吴茱萸制、巴豆制等。《中国药典》（2015 年版）载有黄连片、酒黄连、姜黄连、萸黄连四种炮制品。

【炮制工艺】

（1）黄连片　取原药材，除去杂质，抢水洗净，润透，切薄片，干燥，筛去碎屑；或用时捣碎。

（2）酒黄连　取净黄连片，加入定量黄酒拌匀，稍闷润，待酒被吸尽后，置炒制容器内，用文火加热，炒干，取出晾凉，筛去碎屑。每100kg黄连，用12.5kg黄酒。

（3）姜黄连　取净黄连片，用姜汁拌匀，稍闷润。待姜汁被吸尽后，置炒制容器内，用文火加热，炒干，取出晾凉，筛去碎屑。每100kg黄连片，用生姜12.5kg或干姜4kg，绞汁或煎汁。

（4）萸黄连　取吴茱萸加适量水煎煮，取汁去渣，煎液与净黄连片拌匀，稍闷润。待吴茱萸药液被吸尽后，置炒制容器内，用文火加热，炒干，取出晾凉，筛去碎屑。每100kg黄连片，用吴茱萸10kg。

【饮片质量标准】

（1）黄连片　为不规则的薄片，外表皮灰黄色或黄褐色，粗糙，有细小须根，切面或碎断面鲜黄色或红黄色，具放射状纹理，气微，味极苦。

（2）酒黄连　色泽较生片略深，味苦，微具酒气。

（3）姜黄连　表面棕黄色，味苦，略有生姜的辛辣味。

（4）萸黄连　表面棕黄色，味苦，有吴茱萸辛辣香气。

【炮制作用】

（1）黄连　味苦，性寒。归心、肝、胆、脾、胃、大肠经。具有泻火解毒、清热燥湿的功能。多用于湿热痞满、呕吐吞酸、泻痢、黄疸、高热神昏、心火亢盛、心烦不寐、心悸不宁、血热吐衄、目赤、牙痛、消渴、痈肿疔疮；外治湿疹、湿疮、耳道流脓。

（2）酒黄连　酒炙后能引药上行，缓其寒性，善清上焦火热。多用于目赤肿痛和口舌生疮。

（3）姜黄连　姜炙后可缓和其苦寒之性，清胃、和胃、止呕作用增强。多用于寒热互结、湿热中阻、痞满呕吐。

（4）萸黄连　吴茱萸炙后疏肝、和胃、止呕作用增强。用于肝胃不和、呕吐吞酸。

【处方应付】　处方开黄连、川连、味连，即应付生黄连；处方注明"酒、姜、萸"等炮制要求，则分别调配其炮制品。

【贮藏保管】　置通风干燥处。

◎ **知识链接** ▶▶▶

1.黄连中的主要成分小檗碱易溶于水，在热水中溶解度更高，所以黄连切制时，宜在水温较低时进行，并尽量减少在水中的浸润时间，否则易损失药效。目前应用中，黄连多在用时捣碎，以避免在切制过程中成分的流失。

2.采用正交试验法，以酒黄连饮片外观性状、醇浸出物和3种生物碱含量多指标进行考察，对酒炙黄连工艺进行优选。确定最佳炮制工艺为黄酒加入量15%、闷润40min、100℃炒制10min。为规范酒黄连的炮制工艺提供技术参数，为制备酒黄连标准饮片进行下一步研究工作奠定了基础。

丹　参

【常用别名】　紫丹参、赤参、血山参。

【来源】 本品为唇形科植物丹参的干燥根及根茎。

【历史沿革】 丹参始载于《神农本草经》。丹参炮制始载于梁代的《本草经集注》。历代医家所用的炮制品有炒制、炙制、焙制、酒洗、酒炒、酒蒸、猪心血拌炒等种类。《中国药典》（2015 年版）载有丹参、酒丹参两种炮制品。

【炮制工艺】

（1）丹参　取原药材，除去杂质及残茎，洗净，润透，切厚片，干燥。筛去碎屑。

（2）酒丹参　取丹参片，加入定量黄酒拌匀，稍闷润，待酒被吸尽后，置炒制容器内，用文火加热，炒干，取出晾凉。筛去碎屑。丹参片每 100kg，用黄酒 10kg。

【饮片质量标准】

（1）丹参　为类圆形的厚片，外表皮棕褐色或暗棕红色。粗糙，具纵皱纹。切面有裂隙或略平整而致密，有的呈角质样，皮部棕褐色，木部灰黄色或紫褐色，有黄白色放射状纹理，气微，味微苦涩。

（2）酒丹参　表面红褐色，略具酒香气。

【炮制作用】

（1）丹参　活血祛瘀、温经止痛、清心除烦、凉血消痈。用于胸痹心痛、脘腹胁痛、癥瘕积聚、热痹疼痛、心烦不眠、月经不调、痛经经闭、疮疡肿毒。

（2）酒丹参　酒炙后缓和寒凉之性，增强活血祛瘀、调经之功，并能通行血脉，善调妇女经脉不匀。多用于月经不调、血滞经闭、恶露不下、心胸疼痛、癥瘕积聚等症。

⊙ **知识链接** ▶▶▶

1.丹参切片前后水溶性成分的分析证明，丹参切片前经水浸泡和闷润过程都会造成总酚类成分、原儿茶醛损失。对丹参饮片及其不同炮制品中水溶性总酚的含量测定结果表明，丹参饮片经酒后，水溶性总酚浸出量显著增高，这一点与文献所载，酒制助其活血调经，能增强活血、镇痛作用是相符的。

2.以丹参酮ⅡA的含量及小鼠的凝血时间作为评价指标，对不同工艺条件酒炙样品进行综合评分，得到酒炙丹参的优化工艺为 50％加酒量、烘烤 5min、60℃下加热。优化的丹参酒炙工艺能够很好地保证丹参的有效成分，获得较好的活血功效，提高酒炙效率，节约成本，节省能源。

【处方应付】 处方写丹参、酒丹参，应付酒丹参。

【贮存保管】 贮干燥容器内，酒丹参密闭，置通风干燥处，防潮。

二、实训操作实例

1.酒炙大黄

取适量净大黄片，大小分档，称重，按照药物量 10％的比例确定黄酒的用量（若黄酒用量不足以拌匀药物时，可加适量水将黄酒稀释）。黄酒和药物拌匀后在密闭的容器中闷润，待酒被吸尽后，置炒制器具内，用文火加热，炒干，取出，晾凉，筛去碎屑。

2.酒炙当归（平转式球形炙药锅操作）

（1）准备

① 开动前应熟悉该机结构、性能；检查各部位紧固件是否松动，运动部位有无障碍物；开空车检查各运动部位和运转情况是否正常。

② 检查锅体清洁情况。

（2）操作

① 开机。合上电控箱内漏电保护开关，打开电源总开关，时间继电器和温控仪均通电显示。

② 开始炒药时，锅体正转。取定量、净选分档后的当归饮片，投入到不锈钢料盘内，使用专用喷壶，将药物量10%的黄酒均匀慢慢淋入生品当归饮片中，然后移至不锈钢桶内，盖上桶盖闷润60min。待到辅料被生品饮片吸尽并且润透时，启动搅拌按钮，打开电热开关，设定温度140℃和时间15min，然后将上部进料口打开，将润制好的药物投入炙药锅内。当温度达到设定值时，炙药锅进入自动恒温、控温状态。当炙药时间达到设定值时，电蜂鸣自动报警，并自动切断电加热电源。

③ 出料。先拔出定位插销，转动手轮，使炙药锅倾倒，直至药材全部出锅。

④ 关机。先关闭电加热，再停止搅拌电机，最后关闭总电源开关。

（3）清洁

① 使用完毕，关掉电源，进行清洁，用湿洁净布分别擦拭锅体内、外壁，再用干洁净布分别擦拭干净。

② 用洁净布蘸消毒剂对直接接触药料的部位进行消毒。

三、任务实施

（一）任务单

酒　炙

1. 任务内容

酒炙黄芩、黄连、大黄、丹参、牛膝等药材。

2. 技能目标

（1）会对实训药材进行酒炙工艺设计，掌握酒炙药材操作方法、成品规格与火候关系。

（2）会依据饮片质量标准，判断酒炙品的合格程度，并总结操作经验。

3. 器具材料

电炒锅、铲子、刷子、盛药器具、电子秤等设备；黄连、大黄、丹参、牛膝等药材及辅料酒。

4. 操作过程

操作流程：药物净选，分档→按药物重量与辅料用药比例称取辅料→辅料（一般酒用量为药物量的10%～20%）与药物拌匀，加盖密闭润透，辅料被药物吸尽→将炒锅预热至一定程度（手背略能感觉到有热度）→将火力调至小火，把润好的药物投入到洁净的炒锅内（药量不超过锅高度的2/3），加热翻炒至药物近干时出锅→将药物置洁净的容器内晾凉→清洗炒锅和铲子。

（1）酒黄连　净黄连片分档、称重→按药物与辅料的用量比例称取黄酒→药物与黄酒拌匀、置加盖器皿中闷润至透→置炒制容器内→文火加热炒至较生片略深、炒干→出锅→晾凉→筛去碎屑。

每100kg黄连，用12.5kg黄酒。

（2）酒大黄　净大黄片分档、称重→按药物与辅料的用量比例称取黄酒→药物与黄酒拌匀，置加盖器皿中闷润至透→置炒制容器内→文火加热炒至表面深棕色或棕褐色、略有焦斑、折断面呈浅棕色并透出大黄的特异气味时→出锅→晾凉→筛去碎屑。

每100kg净大黄片，用黄酒10kg。

（3）酒丹参　净丹参片分档、称重→按药物与辅料的用量比例称取黄酒→药物与黄酒拌匀，置加盖器皿中闷润至透→置炒制容器内→文火加热炒至表面红褐色，略具酒香气→出锅→晾凉→筛去碎屑。

每100kg丹参片，用黄酒10kg。

（4）酒牛膝　净牛膝片分档、称重→按药物与辅料的用量比例称取黄酒→药物与黄酒拌匀，置加盖器皿中闷润至透→置炒制容器内→文火加热炒干→出锅→晾凉→筛去碎屑。

每100kg净牛膝段，用黄酒10kg。

实训结束后：①先将炮制好的药物置洁净的聚乙烯包装袋内，密封后贮藏；②清洁煤气灶和其他实训器具；③将实训室打扫干净；④关闭水、电、门、窗。

（二）操作单

药材 （可另选药材）	工艺过程	生饮片 重量	辅料 用量	炙前 重量	炙后 重量	损耗 量	物料 平衡	标准 要求
黄连								
大黄								
丹参								
牛膝								

1. 注意事项

（1）酒炙药物闷润时，容器要加盖密闭，以防酒迅速挥发。

（2）若液体辅料用量较少，不易与药物拌匀时，可先加适量开水稀释后，再与药物拌润。

（3）应文火炒制，勤加翻动，使药物受热均匀，炒至规定的程度。

2. 思考题

（1）炙法与加固体辅料炒法的区别是什么？

（2）设计乌梢蛇、白芍、续断的炮制工艺。

（三）评价单

评价项目	重点评价内容	评价标准	标准分值	评价得分
过程评价	准备工作	洁净和检查工具,准备工作到位	10	
	操作步骤	严格操作流程,操作过程没有大的失误	15	
	辅料吸附	炒炙药材时,所加液体辅料尽量被药材吸尽后再炒炙	10	
	饮片翻炒	饮片翻炒勤快,做到"亮锅底",并没有药物翻炒出锅外	10	
	创新训练	能主动查阅资料,尝试新的炮炙加工操作方法	10	
结果评价	意外事件	整个操作过程中,没有发生器具损坏及不安全事件	5	
	分组讨论	能找出本组操作中存在的问题,找到合理的解决方法	10	
	炮制程度	各个药物从颜色、质地等外观上达到了炮制标准	10	
	场地清理	能及时清洗实训器具,清理桌面,药物归类放置	5	
	实训报告	报告字迹工整,条理清晰,结果准确,分析透彻	15	
总分			100	

子任务 5-2 醋 炙

一、必备知识

将净选或切制后的药物,加入一定量醋拌炒的方法称为醋炙技术。

醋性味酸、苦,温,主入肝经血分,具有收敛、解毒、散瘀止痛、矫味的作用。故醋炙技术多用于疏肝解郁、散瘀止痛、攻下逐水的药物。

1. 目的

(1) 引药入肝,增强活血止痛的作用 醋味酸为肝脏所喜,故能引药入肝。主要适用于化瘀止痛和疏肝行气药,如乳香、没药、三棱、莪术等,经醋炙后可增强活血散瘀的作用;又如柴胡、香附、青皮、延胡索等,经醋炙后,能增强疏肝止痛的作用。

(2) 降低毒性,缓和药性 主要适用于峻下逐水药,如大戟、甘遂、芫花、商陆等,经醋炙后,既降低了毒性,又缓和了峻下的作用。

(3) 矫臭矫味 主要适用于某些具特殊气味的药物。如五灵脂、乳香、没药等,经醋炙后,不但增强活血散瘀作用,而且还减少了不良气味,便于服用。

2. 工艺

(1) 先拌醋后炒药 净药物分档→与一定量的米醋拌匀、闷润至透→置炒制器具内→用文火均匀翻炒至干、颜色加深、有醋气逸出→出锅→晾凉→筛去碎屑→装袋、检斤→存放。

(2) 先炒药后加醋 净药物置预热好的炒制器具内→炒至表面熔化发亮(树脂类)或炒至表面颜色改变,有腥气逸出时→均匀喷洒一定量米醋与药物拌炒→炒至微干→出锅→翻动、摊开晾干。

醋炙技术常用的是米醋，以存放陈久者为好。除另有规定外，每100kg待炮炙品，用米醋20kg。

3. 注意事项

（1）若醋的用量较少，不能与药物拌匀时，可加适量水稀释后，再与药物拌匀。

（2）先炒药后加醋时，醋不用加水稀释，宜边喷醋、边翻动药物，使之均匀。

（3）药物在加热炙制时，火力不宜过大，一般用文火，勤加翻动，炒至一定程度时，取出摊开晾干。

（4）树脂类和动物粪便类药物，不能先用醋拌，否则黏结成块或呈松散碎块，炒制时会受热不均匀而炒不透或易炒焦。

4. 常见药材

延胡索

【常用别名】 延胡、玄胡索、元胡索、元胡。

【来源】 本品为罂粟科植物延胡索的干燥块茎。夏初茎叶枯萎时采挖，除去须根，洗净，置沸水中煮至恰无白心时，取出，晒干。

【历史沿革】 延胡索始载于南北朝《雷公炮炙论》，其炮制也首见于《雷公炮炙论》。历代医家所用的炮制品有炒延胡索、盐延胡索、延胡索炭等。《中国药典》（2015年版）载有延胡索和醋延胡索两种炮制品。

【炮制工艺】

（1）延胡索 取原药材，除去杂质，大小分开，洗净，稍浸，润至透心（手捏压无"吱吱"声或无坚硬感），切厚片，干燥，筛去碎屑；或洗净干燥，用时捣碎。

（2）醋延胡索

① 取净延胡索片或延胡索颗粒，加入定量醋拌匀，闷润，待醋被吸尽后，置炒制器具内，用文火加热，炒干，取出，晾凉，筛去碎屑。

② 取净延胡索，加入定量醋和适量清水（以液面与药面平为宜），置煮制器具内，用文火加热，煮至透心，醋液被吸尽时，取出，晾至六成干，切厚片，晒干后筛去碎屑；或干燥后捣碎。每100kg净延胡索，用醋20kg。

【饮片质量标准】

（1）延胡索 为不规则的圆形厚片或不规则的碎颗粒，外表皮黄色或黄褐色，有不规则细皱纹。切面黄色，角质样，具蜡样光泽。气微，味苦。

（2）醋延胡索 表面或切面黄褐色，质较硬，光泽不明显，味苦，略有醋香气。

【炮制作用】

（1）延胡索 味辛、苦，性温。归肝、脾经。具有活血、利气、止痛的作用。用于胸胁、脘腹疼痛、胸痹心痛、经闭痛经、产后瘀阻、跌扑肿痛。生品中所含的止痛成分延胡索甲素、延胡索乙素及延胡索丑素等游离型生物碱难溶于水，不易煎出有效成分，效果欠佳，故临床多用醋制品。

（2）醋延胡索 醋炙后能提高煎出率，增强行气止痛作用。广泛用于身体各部位的多种疼痛证候，如胸胁、脘腹疼痛、经闭痛经、产后瘀阻、跌扑肿痛等。

【处方应付】 处方写延胡索、醋延胡索，应付醋延胡索。

【贮藏保管】 贮干燥容器内，醋延胡索、酒延胡索密闭，置阴凉干燥处。

延胡索生品中所含的止痛成分延胡索甲素、延胡索乙素及延胡索丑素等游离型生物碱难溶于水，醋制可使所含的游离型生物碱与醋酸结合生成易溶于水的乙酸盐，提高煎出率，增强行气止痛作用。

采用 HPLC 法测定延胡索乙素、原阿片碱含量，选择破碎粒度、加辅料量、拌润时间、炒制温度为考察因素，对延胡索醋炙工艺进行优选。得到醋炙延胡索的最佳工艺为破碎粒度 0.6～0.7cm、加醋 40%、拌润 2h、炒温为 120℃。此方法重现性好、稳定、简单，可用于延胡索炮制工艺及质量控制。

甘 遂

【常用别名】 苦泽、陵泽、重泽、甘泽、肿手花根。

【来源】 本品为大戟科植物甘遂的干燥块根。春季开花前或秋末茎叶枯萎后采挖，撞去外皮，晒干。

【历史沿革】 甘遂始载于《神农本草经》，其炮制首见于南北朝《雷公炮炙论》。历代医家所用的炮制品有豆腐煮甘遂、面煨甘遂、清炒甘遂等。《中国药典》（2015 年版）载有生甘遂和醋甘遂两种炮制品。

【炮制工艺】

（1）生甘遂 取原药材，除去杂质、洗净，晒干，大小分档。

（2）醋甘遂 取净甘遂，加入定量醋拌匀，闷润，待醋被吸尽后，置炒制器具内，用文火加热，炒至微干，取出，晾干，用时捣碎。每 100kg 净甘遂，用醋 30kg。

【饮片质量标准】

（1）生甘遂 呈椭圆形、长圆柱形或连珠形，长 1～5cm，直径 0.5～2.5cm。表面类白色或黄白色，凹陷处有棕色外皮残留。断面粉性，白色，木部微显放射状纹理。长圆柱者纤维性较强。质脆，易折断，气微，味微甘而辣。

（2）醋甘遂 表面黄色至棕黄色，略有焦斑和醋香气，味微酸而辣。

【炮制作用】

（1）生甘遂 味苦，性寒；有毒。归肺、肾、大肠经。具有泻水逐饮、消肿散结的作用。主要用于水肿胀满、胸腹积水、痰饮积聚、气逆咳喘、二便不通、风痰癫痫、痈肿疮毒。生甘遂药力峻烈，外用适量。

（2）醋甘遂 醋炙后可降低毒性，缓和泻下作用。临床多入丸、散剂用，用于腹水胀满、痰饮积聚、气逆喘咳、二便不通、风痰癫痫等。

【处方应付】 处方写甘遂、醋甘遂，应付醋甘遂。

【贮藏保管】 贮干燥容器内，醋甘遂密闭，置通风干燥处。防蛀。

注：生品按医疗用毒性药品管理。

♥ 知识链接 ▶▶▶

甘遂有近似巴豆酸和斑蝥素的作用，对肠黏膜有强烈的刺激作用，能引起炎性充血及蠕动增加，并有凝聚溶解红细胞及麻醉呼吸和血管运动中枢的作用。

用生甘遂和醋甘遂的醇提取物中石油醚、三氯甲烷、乙酸乙酯不同极性部位浸膏进行毒理实训的研究发现，三种提取物既是其泻下作用的有效成分又是其毒性成分。甘遂醋炙品不同提取物的毒性作用均有所下降。说明自古以来甘遂醋炙降低毒性缓和泻下作用是可行的。

醋炙后减毒机制有待于进一步研究。

目前对醋甘遂饮片的最佳炮制工艺研究，分别以甘遂两类主要成分二萜类化合物、三萜类化合物作为指标，采用正交试验法，优选醋甘遂饮片的最佳炮制工艺是醋的用量为30%、炒制温度控制在260℃、炒制时间为7～9min。

柴　胡

【常用别名】 北柴胡、南柴胡、狭叶柴胡。

【来源】 本品为伞形科植物柴胡或狭叶柴胡的干燥根。按性状不同，分别习称"北柴胡"和"南柴胡"。春、秋二季采挖，除去茎叶及泥沙，干燥。

【历史沿革】 柴胡始载于《神农本草经》，其炮制首见于南北朝《雷公炮炙论》。历代医家所用的炮制品有炒柴胡、盐柴胡、酒柴胡等。《中国药典》（2015年版）载有柴胡和醋柴胡两种炮制品。

【炮制工艺】

（1）柴胡　取原药材，除去杂质及残茎、洗净，润透，切厚片，干燥，筛去碎屑。

（2）醋柴胡　取柴胡片，加入定量醋拌匀，闷润，待醋被吸尽后，置炒制器具内，用文火加热，炒干，取出，晾凉，筛去碎屑。每100kg净柴胡片，用醋20kg。

【饮片质量标准】

（1）北柴胡　为不规则厚片，外皮黑褐色或浅棕色，具纵向皱纹及支根痕。切面淡黄白色，纤维性。质硬。气微香，味微苦。南柴胡呈类圆形或不规则厚片，靠根头处多具细密环纹，外皮红棕色或黑棕色，切面黄白色、平坦，具败油气。

（2）醋北柴胡　表面淡黄棕色，微有醋香气，味微苦；醋南柴胡，微具醋香气。

【炮制作用】

（1）柴胡　味苦，性微寒。归肝、胆、肺经。具有疏散退热、疏肝解郁、升举阳气的作用。生品疏散退热作用较强，用于感冒发热、寒热往来。

（2）醋柴胡　醋炙后能缓和其疏散之性，增强疏肝止痛的作用。多用于肝郁气滞的胸胁胀痛、腹痛和月经不调等。

【贮藏保管】 贮干燥容器内。醋柴胡密闭，置通风干燥处。

【处方应付】 处方写柴胡、醋柴胡，应付醋柴胡；写生柴胡，应付生柴胡。

❤ 知识链接 ▶▶▶

1. 柴胡中含有柴胡皂苷A、柴胡皂苷B、柴胡皂苷C、柴胡皂苷D、柴胡皂苷E、柴胡皂苷F、柴胡皂苷G及α-菠菜甾醇和少量挥发油。柴胡皂苷元有药理作用，而柴胡中仅柴胡皂苷E、柴胡皂苷F、柴胡皂苷G以苷元形式存在。醋制后柴胡中的挥发油含量下降，α-菠菜甾醇在酸性条件下加热产生乙酰化衍生物，不具解热作用；柴胡皂苷A、柴胡皂苷B、柴胡皂苷C、柴胡皂苷D等在酸性条件下水解成具有药理作用的皂苷元和各种糖类，使苷元含量升高，因此柴胡醋制能缓和其升散之性，增强疏肝止痛的作用。

2. 对柴胡炮制前后的浸出物含量、化学成分含量变化的实验表明，醇溶性浸出物含量为酒柴胡＞醋柴胡＞柴胡；水溶性浸出物含量为醋柴胡＞酒柴胡＞柴胡；挥发油含量为柴胡＞醋柴胡＞酒柴胡；粗皂苷含量为酒柴胡＞醋柴胡＞柴胡。

生柴胡中挥发油含量最高，皂苷含量相对较低；柴胡醋炙后，皂苷含量、水溶性浸出物含量、醇溶性浸出物含量均较生品为高。挥发油能解表退热，与中医理论相吻合。以促进分泌胆汁功能为指标，观察生柴胡、炒柴胡、醋柴胡的水煎液对大鼠胆汁流量的影响，结果表明，醋柴胡能明显增加胆汁的分泌量，证明柴胡经醋炙后能增强疏肝解郁作用。

三　棱

【常用别名】 京三棱、红蒲根、光三棱。

【来源】 本品为黑三棱科植物黑三棱的干燥块茎。冬季至次春采挖，洗净，削去外皮，晒干。

【历史沿革】 三棱始载于《本草拾遗》，其炮制首见于唐代《经效产宝》。历代医家所用的炮制品有炒三棱、煨三棱、酒三棱、炮三棱等。《中国药典》（2015年版）载有三棱和醋三棱两种炮制品。

【炮制工艺】

（1）三棱　取原药材，除去杂质，大小分档，浸泡至透，切薄片，干燥。

（2）醋三棱　取净三棱片，加入定量醋拌匀，闷润，待醋被吸尽后，置炒制器具内，用文火加热，炒至色变深，取出，晾凉，筛去碎屑。每100kg净三棱片，用醋15kg。

【饮片质量标准】

（1）三棱　为类圆形薄片。外表皮灰棕色，切面灰白色或黄白色，粗糙，有多数明显的细筋脉点。气微。味淡，嚼之微有麻辣感。

（2）醋三棱　切面黄色至黄棕色，略见焦斑，微有醋香气。

【炮制作用】

（1）三棱　味辛、苦，性平。归肝、脾经。具有破血行气、消积止痛的作用。生品为血中气药，破血行气、消积作用较强，用于血瘀经闭、产后瘀滞腹痛、癥瘕结聚、食积痰滞、脘腹胀痛等。

（2）醋三棱　醋炙后主入血分，增强其破瘀散结、止痛的作用。用于瘀滞经闭腹痛、癥瘕结聚、心腹疼痛、胁下胀痛等。

【处方应付】 处方写三棱、醋三棱，应付醋三棱。

【贮藏保管】 贮干燥容器内，密闭，置阴凉干燥处。防蛀。

⊙ **知识链接** ▶▶▶▶

以挥发油、水浸出物和总黄酮含量作为指标对三棱片、醋三棱片炮制工艺进行研究，结合生产实际，制定出最佳软化、切制、干燥工艺为：将净三棱大小分档，以减压冷浸法浸泡，每天换水1次，透心后切成不规则薄片，以50℃干燥3~4h。该法浸出物含量比传统浸泡法高，而且浸泡时间缩短一半，可以防止霉变。

最佳醋炙工艺：三棱片中加入用水稀释后的醋液，拌匀，闷润30min，倒入已预热的炒药锅内，以快速（开风机）炒制14min，出锅。

乳　香

视频：醋炙-乳香

【常用别名】 熏陆香、马尾香、塌香、天泽香。

【来源】 本品为橄榄科植物乳香树及同属植物树皮渗出的树脂。分为索马里乳香和埃塞俄比亚乳香，每种乳香又分为乳香珠和原乳香。春、夏两季均可采收。采收时将树干的皮部由下向上顺序切伤，使树脂从伤口渗出，数天后凝成块状即可采收。

【历史沿革】　乳香始载于《名医别录》，其炮制首见于唐代《经效产宝》。历代医家所用的炮制品有烘乳香、煅乳香、煮乳香、麸乳香等。《中国药典》（2015年版）收载醋乳香一种炮制品。

【炮制工艺】　醋乳香　取大小一致的净乳香，置炒制器具内，用文火加热，炒至冒烟，表面微熔，喷淋定量的醋，边喷边炒至表面呈油亮光泽时，迅速取出，摊开晾凉。每100kg净乳香，用醋5kg。

【饮片质量标准】

（1）乳香　为长卵形滴乳状、类圆形颗粒或粘合成大小不等的不规则块状物。表面黄白色，半透明，被有黄白色粉末，久存则颜色加深，质脆，遇热软化。破碎面有玻璃样或蜡样光泽，具特异香气。味微苦。

（2）醋乳香　表面深黄色，显油亮光泽，略有醋香气。

【炮制作用】　醋乳香　味辛、苦，性温。归心、肝、脾经。具有活血止痛、消肿生肌的作用。用于胸痹心痛、胃脘疼痛、痛经经闭、产后瘀阻、癥瘕腹痛、风湿痹痛、筋脉拘挛、跌打损伤、痈肿疮毒。

【处方应付】　处方写乳香、醋乳香，应付醋乳香。

【贮藏保管】　贮干燥容器内，密闭，置阴凉干燥通风处。防潮。

⚙ **知识链接** ▶▶▶

乳香传统的炮制方法是炒后喷醋，造成杂质去除不完全，且容易黏成团，调配处方不方便。改良工艺为：取乳香敲碎置锅内，加适量水加热，不断翻搅至全部熔化沸腾，刺激性浓烟随水蒸气逸出。待浓烟淡化，倒入一定量的米醋稍搅拌，倒出冷却，敲碎即可使用。此法炮制温度不会太高，清除杂质又不影响疗效，气温升高时也不会再黏成团。

一些实训表明，以120℃烘乳香代替炒乳香，既可达到除去大部分挥发油的炮制目的，符合用药要求，又减少了有效成分树脂的损失。灯心草炒法、夹层水煮法、喷水炒法、恒温烘烤法，以及用水蒸气蒸馏去油的方法都能较好地降低乳香挥发油的含量。其中夹层水煮法和水蒸气蒸馏法还能有效地去除乳香中的树皮、木屑、砂石等杂质。

没　药

【常用别名】　末药、狗皮没药。

【来源】　本品为橄榄科植物地丁树或哈地丁树的干燥树脂。分为天然没药和胶质没药。11月至次年2月间将树刺伤，树脂由创口流出，在空气中渐渐变成红棕色硬块，采用时拣去杂质。

【历史沿革】　没药始载于《开宝本草》，其炮制首见于唐代《经效产宝》。历代医家所用的炮制品有酒没药、煨没药、煅没药、煮没药等。《中国药典》（2015年版）收载醋没药一种炮制品。

【炮制工艺】　醋没药　取原药材，除去杂质，捣碎或剁碎，进行大小分档，置炒制器具内用文火加热，炒至冒烟、表面微熔，喷淋醋，再炒至表面显油亮光泽时，取出晾凉。每100kg净没药，用醋5kg。

【饮片质量标准】

（1）天然没药　呈不规则颗粒性团块，大小不等，表面黄棕色或红棕色，近半透明部分呈棕黑色，被有黄色粉尘，质坚脆，破碎面不整齐，无光泽。有特异香气，微苦而微辛。

（2）胶质没药　呈颗粒状或不规则碎块状，多黏结成大小不等的团块，表面黄棕色至棕褐色，不透明，质坚实或疏松，有特异香气，味苦而有黏性。

（3）醋没药　表面棕褐色或黑褐色、油亮，具特异香气，略有醋香气，味苦而微香。

【炮制作用】　醋没药　味苦，性平。归心、肝、脾经。具有散瘀定痛、消肿生肌的功能。生品气味浓烈，对胃有一定的刺激性，容易引起恶心、呕吐，多外用。醋炙后能增强药物活血止痛、收敛生肌的作用，缓和刺激性，临床上应使用醋制品。用于胸痹心痛、痛经经闭、脘腹疼痛、产后瘀阻、癥瘕腹痛、风湿痹痛、跌打伤痛、痈疽肿痛。

【处方应付】　处方写没药、醋没药，应付醋没药。

【贮藏保管】　贮干燥容器内，密闭，置阴凉干燥通风处。防潮。

◎ 知识链接 ▶▶▶

CY型炒药机醋炒没药工艺：取净没药10kg放入滚筒内，开启翻叶片并设定温度在140～160℃，加热10～12min。没药微熔时喷淋食醋0.5kg，再将温度调至60～80℃加热5～7min。停止加热，翻动叶片1～3min，待没药表面呈乌亮（出油）、烟尽时出筒，放在容器内摊开放凉。用CY型炒药机炒制或醋炒制的没药有"松泡颗粒状、乌亮光泽、琥珀状、酥脆易碎"特征，适宜调剂和粉碎，不容易粘锅变焦，并且炮制过程产烟量少，能量损失也少，适于大生产使用。

二、实训操作实例

1. 制醋乳香

取大小一致的净乳香称重，再按乳香重量的5%称量米醋，装在喷壶中备用，锅预热好后，投入净乳香，用文火加热，炒至冒烟，表面微熔，喷淋定量的米醋，边喷边炒至表面呈油亮光泽时，迅速取出，摊开晾凉。

2. 醋炙柴胡

取适量净选后的柴胡片，按照净柴胡片重量20%的量称量米醋，加入柴胡片中拌匀，闷润，待醋被吸尽后，置炒制器具内，用文火加热，炒干，取出，晾凉，筛去碎屑。

3. 醋炙三棱（平转式球形炙药锅操作）

（1）准备

① 开动前应熟悉该机结构、性能；检查各部位紧固件是否松动，运动部位有无障碍物；开空车检查各运动部位和运转情况是否正常。

② 检查锅体清洁情况。

（2）操作

① 开机。合上电控箱内漏电保护开关，打开电源总开关，时间继电器和温控仪均通电显示。

② 开始炒药时，锅体正转。取定量净选分档后的三棱饮片，投入到不锈钢料盘内，使用专用喷壶，将药物量的25%米醋均匀慢慢淋入生品三棱饮片中，然后移至不锈钢桶内，盖上桶盖闷润60min。待到辅料被生品饮片吸尽并且润透时，启动搅拌按钮，打开电热开关，设定温度（130℃）和时间（10min），然后将上部进料口打开。将润制好的药物投入炙药锅内，当温度达到设定值时，炙药锅进入自动恒温、控温状态。当炙药时间达到设定值时，电蜂鸣自动报警，并自动切断电加热电源。

③ 出料。先拔出定位插销，转动手轮，使炙药锅倾倒，直至药材全部出锅。

④ 关机。先关闭电加热，再停止搅拌电机，最后关闭总电源开关。

（3）清洁

① 使用完毕，关掉电源，进行清洁，用湿洁净布分别擦拭锅体内、外壁，再用干洁净布分别擦拭干净。

② 用洁净布蘸消毒剂对直接接触药料的部位进行消毒。

三、任务实施

（一）任务单

醋　炙

1.任务内容

醋炙三棱、芫花、莪术、甘遂、延胡索、没药、柴胡等药材。

2.技能目标

（1）会根据药物性质确定醋炙的操作方法，掌握药物成品规格与火候关系。

（2）掌握所实训醋炙药物的炮制方法及其炮制作用，会依据炮制品质量标准确定醋炙药物的成品性状合格率。

3.器具材料

电炒锅、铲子、刷子、盛药器具、电子秤等设备；三棱、甘遂、延胡索、没药、柴胡等药材及辅料醋。

4.操作过程

采用先加醋后炒药的操作流程：药物净选，分档→按药物重量与辅料比例称取辅料用量→辅料（一般米醋用量为药物量的20%）与药物拌匀，润透，辅料被药物吸尽→将炒锅预热至一定程度（手背略能感觉到有热度）→将火力调至小火，把润好的药物投入到洁净的炒锅内（药量不超过锅高度的2/3）加热翻炒至药物近干时出锅→将药物置洁净的容器内晾凉→清洗炒锅和铲子。

采用先炒药后加辅料的操作流程（树脂类）：药物净选，分档→按药物重量与辅料比例称取辅料备用（一般米醋用量为药物量的5%）→将炒锅预热至一定程度（手背略能感觉到有热度）→将火力调至小火，把药物投入到炒锅内，加热翻炒至药物表面熔化发亮、有气味逸出时，喷洒定量米醋再炒至规定程度时出锅→将药物置洁净的容器内晾凉→清洗炒锅和铲子。

（1）醋三棱　称取净三棱片→按药物与辅料用量比例称取米醋→米醋与药物拌匀、闷润至透→置炒制器具内→用文火加热炒至色变深→出锅→晾凉→筛去碎屑。

每100kg净三棱片，用醋15kg。

（2）醋柴胡　称取净柴胡→按药物与辅料用量比例称取米醋→米醋与药物拌匀、闷润至透→置炒制器具内→用文火加热炒至色变深→出锅→晾凉→筛去碎屑。

每100kg净柴胡片，用醋20kg。

（3）醋没药　原药材除去杂质、捣碎或剁碎、分档→置炒制器具内→文火加热，炒至冒烟、表面微熔→喷淋称量好的米醋→再炒至表面显油亮光泽时→出锅→晾凉。

每100kg净没药，用醋5kg。

（4）醋甘遂　称取净甘遂→按药物与辅料用量比例称取米醋→米醋与药物拌匀、闷润至透→置炒制器具内→用文火加热炒至色变深→出锅→晾凉→筛去碎屑。用时捣碎。

每100kg净甘遂，用醋30kg。

（5）醋延胡索　称取净延胡索片或延胡索颗粒→按药物与辅料用量比例称取米醋→定量醋与药物拌匀、闷润至透→置炒制器具内→用文火加热炒干→出锅→晾凉→筛去碎屑。

每100kg净延胡索，用醋20kg。

（二）操作单

药材 （可另选药材）	工艺过程	生饮片重量	辅料用量	炙前饮片重量	炙后饮片重量	可见损耗量	物料平衡	标准要求
三棱								
柴胡								
没药								
甘遂								
延胡索								

1. 注意事项

（1）若醋的用量较少，可加适量水稀释后与药物拌匀，拌匀后须加盖密闭。

（2）先炒药后加醋时，醋量不宜过多，边翻动药物边喷入醋，醋一定要喷到药材上，并使之均匀。

（3）醋炙时一般用文火，勤加翻动，炒干后，取出摊开晾凉。

（4）没药炮制时火力要小，喷入醋时要均匀，同时也要翻炒均匀。

2. 思考题

（1）当辅料与药物不能拌匀时，应怎样处理？

（2）乳香如何炮制？炮制时应注意什么问题？

（三）评价单

评价项目	重点评价内容	评价标准	标准分值	评价得分
过程评价	准备工作	洁净和检查工具，准备工作到位	10	
	操作步骤	严格操作流程，操作过程没有大的失误	15	
	辅料吸附	炒炙药材时所加液体辅料尽量被药材吸尽后再炒炙	10	
	饮片翻炒	饮片翻炒勤快，做到"亮锅底"，并没有药物翻炒出锅外	10	
	创新训练	能主动查阅资料，尝试新的净制操作方法	10	
结果评价	意外事件	整个操作过程中，没有发生器具损坏及不安全事件	5	
	分组讨论	能找出本组操作中存在的问题，找到合理的解决方法	10	
	炮制程度	各个药物从颜色、质地等外观上都达到了炮制标准	10	
	场地清理	能及时清洗实训器具，清理桌面，药物归类放置	5	
	实训报告	报告字迹工整，条理清晰，结果准确，分析透彻	15	
总分			100	

子任务 5-3　盐　炙

一、必备知识

将净选或切制后的药物，加入一定量食盐水溶液拌炒的方法称为盐炙法。食盐水为食盐的水溶液，主含氯化钠，尚含有氯化镁、硫酸镁等成分。味咸性寒，有强筋健骨、清热凉血、软坚散结和润燥等作用。因此，常用于炮制补肾固精、疗疝、利尿和泻相火的药物。常用盐炙的药物有黄柏、益智仁、车前子等。

1. 目的

（1）引药下行、增强疗效　杜仲、巴戟天等补肾药，盐炙后能增强补肝肾的作用；小茴香、荔枝核等，盐炙后可增强泄热利尿的作用；益智仁等盐炙后则可增强缩小便和固精作用。

（2）增强滋阴降火作用　知母、黄柏等药物，盐炙后可起到协同作用，增强滋阴降火、清热凉血的功效。

（3）缓和药物辛燥之性　补骨脂、益智仁等药物辛温而燥，容易伤阴，盐炙后可缓和辛燥之性，并能增强补肾固精的功效。

2. 工艺

（1）先拌盐水后炒药　净药物分档→与定量食盐水拌匀、闷润至透→置炒制器具内→用文火炒至干（杜仲用中火，炒至丝易断）出锅→晾凉→筛去碎屑→装袋、检斤→存放。

（2）先炒药后加盐水　药物置炒制容器内→用文火炒至一定程度（似炒黄程度）→向药物表面边炒边喷淋定量盐水→炒至微干→出锅→晾凉→筛去碎屑→装袋、检斤→存放。一般含黏液质较多的药物采用此法。

除另有规定外，每100kg待炮制品，用食盐2kg。

3. 注意事项

（1）加水溶化食盐时，一定要控制水量。水的用量应视药物的吸水情况而定，一般以食盐的 4～5 倍量为宜。若加水过多，则盐水不能被药吸尽，或过湿不易炒干；水量过少，又不易与药物拌匀。

（2）含黏液质多的车前子、知母等药物，不宜先用盐水拌润。因这类药物遇水容易发黏，盐水不易渗入，炒时又容易粘锅，所以需先将药物加热炒去部分水分，并使药物质地变疏松，再喷洒盐水，以利于盐水渗入。

（3）盐炙法火力宜小，采用先炒药后加盐水法炮制药物时更应控制火力。若火力过大，加入盐水后，水分迅速蒸发，食盐即黏附在锅上，达不到盐炙的目的。

4. 常见药材

黄　柏

【常用别名】 川柏、柏皮、黄檗、川柏皮、檗皮。

【来源】 本品为芸香科植物黄皮树的干燥树皮。习称"川黄柏"。剥取树皮后，除去粗皮，晒干。

【历史沿革】 黄柏始载于《神农本草经》，其炮制首见于南北朝《雷公炮炙论》。历代医家所用的炮制品有蜜黄柏、童便制黄柏、人乳制黄柏、胆汁制黄柏等。《中国药典》（2015年版）载有黄柏、盐黄柏和黄柏炭三种炮制品。

【炮制工艺】

（1）黄柏　取原药材，除去杂质，刮去残留的粗皮，洗净，润透，切丝，干燥，筛去碎屑。

（2）盐黄柏　取净黄柏丝，用盐水拌匀，闷润，待盐水被吸尽后，置炒制器具内，用文火炒干，取出，晾凉，筛去碎屑。每100kg净黄柏丝，用食盐2kg。

（3）黄柏炭　取净黄柏丝，置炒制器具内，用武火加热，炒至表面焦黑色，内部深褐色，喷淋少许清水，灭尽火星，略炒，取出晾凉，筛去碎屑。

【饮片质量标准】

（1）黄柏　呈丝条状。外表面黄褐色或黄棕色，平坦或具纵棱纹。内表面暗黄色或淡棕色，具细密的纵棱纹。体轻，质硬，易折断；切面纤维性，深黄色，呈裂片状分层。气微，味极苦，嚼之有黏性。

（2）盐黄柏　深黄色，有少量焦斑，味苦微咸。

（3）黄柏炭　表面焦黑色，内部深褐色或棕黑色，味苦涩。

【炮制作用】

（1）黄柏　味苦，性寒。归肾、膀胱经。具有清热燥湿、泻火除蒸、解毒疗疮的作用。生品性寒、苦燥而沉，长于清热、燥湿、解毒，多用于热毒疮疡、湿热泻痢、黄疸尿赤、疮疡肿毒等。

（2）盐黄柏　盐炙后可引药入肾，缓和苦燥之性，具有滋阴降火的作用。用于肾虚火旺、盗汗骨蒸等。

（3）黄柏炭　炒炭后善于止血。多用于便血、崩漏下血、尿血。

【处方应付】 处方写黄柏、盐黄柏、黄柏炭，应付对应生品、盐炙品、炭制品。

【贮藏保管】 贮干燥容器内，炮制品密闭，置通风干燥处。防潮。

黄柏中所含的小檗碱具有广谱抗菌作用，对于急性细菌性痢疾、肠炎等有较好的疗效，因此近代对黄柏炮制的研究主要是以小檗碱为指标，也有以抑菌、抗炎等为指标的。

以盐酸小檗碱和小檗红碱的含量为指标，采用正交法优选实训室盐炙工艺。确定的黄柏盐炙最佳工艺为每100g黄柏加入盐2g，闷润1h，在150～160℃条件下炒8min。以药材量的30％的水溶解盐。

在放大验证试验和中试研究中，结合工业生产设备和条件，以及炮制品的性状，最终确定工业生产的黄柏盐炙工艺为100kg药材：2kg盐：15L水，以盐水闷润，至药透汤尽后，置炒药机内（型号为CZY700）在150～160℃炒制5min，炮炙耗率＜4％。

杜　仲

【常用别名】 思仲、川杜仲、绵杜仲、玉丝皮、丝连皮。

【来源】 本品为杜仲科植物杜仲的干燥树皮。4～6月剥取，刮去粗皮，堆置"发汗"至内皮呈紫褐色，晒干。

【历史沿革】 杜仲始载于《神农本草经》，其炮制首见于梁代《本草经集注》。历代医家所用的炮制品有酥制杜仲、蜜制杜仲、糯米制杜仲、姜汁制杜仲等。《中国药典》（2015年版）载有杜仲和盐杜仲两种炮制品。

【炮制工艺】

（1）杜仲　取原药材，刮去粗皮，洗净，切丝或块，干燥，筛去碎屑。

（2）盐杜仲　取杜仲丝或块，用盐水拌匀，闷润，待盐水被吸尽后，置炒制器具内，用先文火再中火炒至断丝、表面焦黑色时，取出，晾凉，筛去碎屑。每100kg净杜仲块或丝，用食盐2kg。

【饮片质量标准】

（1）杜仲　呈丝状或小方块，外表皮淡棕色或灰褐色，有明显的皱纹。内表面暗紫色，光滑。断面有细密、银白色、富弹性的橡胶丝相连。气微，味稍苦。

（2）盐杜仲　表面黑褐色，内表面褐色，折断时橡胶丝弹性较差，味微咸。

【炮制作用】

（1）杜仲　味甘，性温。归肝、肾经。具有补肝肾、强筋骨、安胎的作用。生品应用很少，临床多用制品。

（2）盐杜仲　盐炙后直达下焦，专入肾经，温而不燥，可增强其补肝肾的作用。用于肝肾不足、腰膝酸痛、筋骨无力、头晕目眩、妊娠漏血、胎动不安等。

【处方应付】 处方写杜仲、盐杜仲，应付盐杜仲。

【贮藏保管】 贮干燥容器内，密闭，置通风干燥处。防霉。

🍃 知识链接 ▶▶▶

1.杜仲生品含较多的硬性橡胶，能阻碍成分的溶出。盐炙后杜仲胶被破坏，有利于成分的煎出。有研究表明，杜仲丝的煎出率较块、条为高，且切制方向明显影响杜仲总成分的溶出，以切制成0.5cm的横丝为好。

2.有研究结果表明，当温度达到140℃以上时，可以使杜仲达到"断丝"的炮制程度，但是杜仲的主要活性成分（木脂素和环烯醚萜类化合物）也发生了明显的质变和量变。这些活性成分的大量损失势必会影响杜仲的临床疗效。因此在使杜仲炮制达到"断丝"的程度，提高有效成分溶出率的前提下，应减少炮制过程中有效成分的损失，特别是杜仲的环烯醚萜和木脂素类活性成分，应尽量维持在最低损失限度，以保证杜仲饮片的质量和临床疗效。在上述指导原则下，通过对炮制工艺参数的优化，以能够使杜仲达到"断丝"提高溶出率，并且炮制后有效成分损失少为原则，初步确定了杜仲的盐炙工艺为：采用烘制法，取杜仲丝或块，2‰盐水润透，60℃烘干，再于140℃烘制60min。

泽　泻

【常用别名】 广泽泻、建泽泻、水泽、水泻、淡泽泻。

【来源】 本品为泽泻科植物泽泻的干燥块茎。冬季茎叶开始枯萎时采挖，洗净，干燥，除去须根及粗皮。

【历史沿革】 泽泻始载于《神农本草经》，其炮制首见于南北朝《雷公炮炙论》。历代医家所用的炮制品有炒泽泻、煨泽泻、酒泽泻、米泔制泽泻等。《中国药典》（2015年版）载有泽泻和盐泽泻两种炮制品。

【炮制工艺】

（1）泽泻　取原药材，除去杂质，撞去须根和粗皮，按大小分档，清水洗净后，稍浸，润透，切厚片，干燥。筛去灰屑。

（2）盐泽泻　取净泽泻片，用盐水拌匀，闷润，待盐水被吸尽后，置炒制器具内，用文火炒至微黄色，取出，晾凉，筛去碎屑。每100kg净泽泻片，用食盐2kg。

【饮片质量标准】

（1）泽泻　为圆形或椭圆形厚片，外表皮黄白色或淡黄棕色，可见细小突起的须根痕。切面黄白色，粉性，有多数细孔。气微，味微苦。

（2）盐泽泻　表面淡黄棕色或黄褐色，略见焦斑，味微咸。

【炮制作用】

（1）泽泻　味甘、淡，性寒。归肾、膀胱经。具有利水渗湿、泻热、化浊降脂的作用。用于小便不利、水肿胀满、泄泻尿少、痰饮眩晕、热淋涩痛和高脂血症。

（2）盐泽泻　盐炙后可引药下行，并能增强滋阴、泄热、利尿作用，利尿而不伤阴。用于遗精淋漓、小便淋涩、腰部重痛等。

【处方应付】 处方写泽泻、盐泽泻，应付盐泽泻。

【贮藏保管】 贮干燥容器内，密闭，置通风干燥处。防霉、防蛀。

🏵 **知识链接** ▶▶▶

有学者以泽泻醇B23-乙酸酯、乙醇浸出物、成品性状为指标，采用正交试验法，对泽泻盐炙的炮制工艺进行优选的结果为：每100kg泽泻，食盐2kg加水10L溶解，100℃炒10min。此研究对规范盐炙泽泻的炮制工艺具有一定的意义。

补骨脂

【常用别名】 破故纸、故纸、黑故子。

【来源】 本品为豆科植物补骨脂的干燥成熟果实。秋季果实成熟时采收果序，晒干，搓出果实，除去杂质。

【历史沿革】 补骨脂始载于南北朝《雷公炮炙论》，其炮制也首见于此。《雷公炮炙论》之言，"此性燥毒……以盐炒过，曝干用"，历代医家所用的炮制品有酒补骨脂、酒盐补骨脂、芝麻制补骨脂等。《中国药典》（2015 年版）载有补骨脂和盐补骨脂两种炮制品。

【炮制工艺】

（1）补骨脂　取原药材，除去杂质。

（2）盐补骨脂　取净补骨脂，用盐水拌匀，闷润，待盐水被吸尽后，置炒制器具内，用文火炒至微鼓起并有香气逸出时，表面黑色或黑褐色，取出，晾凉，筛去碎屑。每 100kg 净补骨脂，用盐 2kg。

【饮片质量标准】

（1）补骨脂　呈肾形，略扁。长 3～5mm、宽 2～4mm、厚约 1.5mm。表面黑色、黑褐色或灰褐色，具细微网状皱纹。顶端圆钝，有一小突起，凹侧有果梗痕。质硬，果皮薄，与种子不易分离。气香，味辛、微苦。

（2）盐补骨脂　微鼓起，表面黑色或黑褐色，气微香，略有咸味。

【炮制作用】

（1）补骨脂　味辛、苦，性温。归肾、脾经。具有温肾助阳、纳气平喘、温脾止泻的作用。外用消风祛斑。用于肾阳不足、阳痿遗精、遗尿尿频、腰膝冷痛、肾虚作喘、五更泄泻，外用治白癜风、斑秃。由于生品辛热而燥，服用时间稍长，一些患者会出现口干、舌燥、咽痛等伤阴现象，且对胃有一定的刺激性，故临床上内服多用制品。

（2）盐补骨脂　能缓和辛窜温燥之性，避免伤阴，并专入肾经，增强补肾纳气作用，多用于阳痿、肾虚腰痛、滑精、遗尿等。

【处方应付】　处方写补骨脂、盐补骨脂，应付盐补骨脂。

【贮藏保管】　贮干燥容器内，密闭，置通风干燥处。防潮、防蛀。

● **知识链接** ▶▶▶

补骨脂炮制前后其成分没有明显变化，且盐炙后所含的主要有效成分补骨脂素和异补骨脂素的煎出率较生品为高；Cu、Zn、Mn 等微量元素的溶出率增加，增强了补肾助阳治疗肾虚证的作用；挥发油含量减少，缓和了补骨脂的辛燥之性，避免患者服用后出现的口干、舌燥、咽痛等伤阴现象。

车前子

【常用别名】　车前实、前仁、车前仁、凤眼前仁。

【来源】　本品为车前科车前或平车前的干燥成熟种子。夏、秋二季种子成熟时采收果穗，晒干，搓出种子，除去杂质。

【历史沿革】　车前子始载于《神农本草经》，其炮制首见于宋代《圣济总录》。历代医家所用的炮制品有酒车前子、米泔制车前子等。《中国药典》（2015 年版）载有车前子和盐车前子两种炮制品。

【炮制工艺】

（1）车前子　取原药材，除去杂质，筛去灰屑。

（2）盐车前子　取净车前子，置炒制器具内，用文火加热，炒至略有爆裂声时，均匀喷淋盐水，炒干，取出，晾凉，筛去碎屑。每 100kg 净车前子，用食盐 2kg。

【饮片质量标准】

（1）车前子　呈椭圆形、不规则长圆形或三角状长圆形，略扁。长约 2mm、宽约 1mm。表面黄棕色至黑褐色，有细皱纹。一面有灰白色凹点状种脐。质硬，气微，味淡。

（2）盐车前子 表面黑褐色，气微香，味微咸。

【炮制作用】

（1）车前子 味甘，性寒。归肝、肾、肺、小肠经。具有清热利尿通淋、渗湿止泻、明目、祛痰的作用。用于热淋涩痛、水肿胀满、暑湿泄泻、目赤肿痛、痰热咳嗽。

（2）盐车前子 盐制后泻热作用较强，利尿而不伤阴，能益肝明目。常用于眼目昏暗、视力减退等。

【处方应付】 处方写车前子、盐车前子，应付盐车前子。

【贮藏保管】 贮干燥容器内，密闭，置通风干燥处。防潮。

💙 **知识链接** ▶▶▶

车前子甘寒，入肝、肺、肾、膀胱经。现代药理研究车前子能作用于呼吸中枢，有显著的止咳作用，能增进气管黏液的分泌，而呈祛痰作用，故可应用于咳嗽、气喘等症。

医学研究认为，钠的新陈代谢与高血压发病有关。药理研究表明，车前子在利尿过程中，可以排泄钠、钾，患者用药后钠、钾均有不同程度的降低，这可能是车前子有降压作用的原因。还有学者认为，车前子能降压也可能与它含车前素有关。据日本医学家研究发现，车前素能兴奋副交感神经，阻抑交感神经，由此使末梢血管扩张，导致血压下降。

视频：盐炙-知母

知　母

【常用别名】 毛知母、肥知母、知母肉。

【来源】 本品为百合科植物知母的干燥根茎。春、秋二季采挖，除去须根及泥沙，晒干，习称"毛知母"；或除去外皮，晒干，习称"光知母"。

【历史沿革】 知母始载于《神农本草经》，其炮制首见于宋代《太平圣惠方》。历代医家所用的炮制品有酒知母、炒知母、煨知母、蜜知母等。《中国药典》（2015年版）载有知母和盐知母两种炮制品。

【炮制工艺】

（1）知母 取原药材，除去毛状物及杂质，洗净，润透，切厚片，干燥，筛去毛屑。

（2）盐知母 取净知母片，置炒制器具内，用文火加热，炒至变色，边炒边喷淋盐水，炒至近干，取出，晾凉，筛去碎屑。每100kg净知母片，用食盐2kg。

【饮片质量标准】

（1）知母 为不规则类圆形厚片。外表皮黄棕色或棕色，可见少量残存的黄棕色叶基纤维和凹陷或突起的点状根痕。切面黄白色至黄色。气微，味微甜、略苦，嚼之带黏性。

（2）盐知母 色黄，略有焦斑，微具咸味。

【炮制作用】

（1）知母 味苦、甘，性寒。归肺、胃、肾经。具有清热泻火、滋阴润燥的作用。用于外感热病、高热烦渴、肺热燥咳、骨蒸潮热、内热消渴、肠燥便秘等。

（2）盐知母 盐炙后可引药下行，专入肾经，增强滋阴降火的作用，善清虚热。常用于肝肾阴亏、虚火上炎、骨蒸潮热、盗汗遗精等。

【处方应付】 处方写知母、盐知母，应付盐知母。

【贮藏保管】 贮干燥容器内，密闭，置通风干燥处。防潮。

💙 **知识链接** ▶▶▶

选择知母中的代表性成分菝葜皂苷元、芒果苷为指标，采用正交试验法研究知母的盐炙工艺，筛选出知母的最佳盐炙工艺参数。即取知母片 100g，用 3‰ 盐加水配 15mL 盐水拌匀，闷润至盐水被药材吸尽，置炒制容器内，180℃炒制 8min，取出放凉，即得。但在大多省市的炮制规范中，盐炙知母的用盐量为 2‰，故在用盐量中改为 2‰。

菟丝子

【常用别名】 菟丝、吐丝、菟丝饼、酒菟丝饼、吐丝子。

【来源】 本品为旋花科植物南方菟丝子或菟丝子的干燥成熟种子。秋季果实成熟时采收植株，晒干，打下种子，除去杂质。

【历史沿革】 菟丝子始载于《神农本草经》，历代医家所用的炮制品有清炒、盐水炒、酒炒、盐水拌蒸、制饼等炮制方法。《中国药典》（2015 年版）载有菟丝子和盐菟丝子两种炮制品。

【炮制工艺】

（1）菟丝子　取原药材，除去杂质，淘净，干燥。

（2）盐菟丝子　取净菟丝子，加盐水拌匀，闷润，待盐水被吸尽后，置炒制容器内，用文火加热，炒至略鼓起、微有爆裂声并有香气逸出时，取出晾凉。每 100kg 菟丝子，用食盐 2kg。

【饮片质量标准】

（1）菟丝子　为类圆球形小颗粒。直径 1～2mm，表面灰棕色至棕褐色。粗糙，种脐扁形或扁圆形。质坚实，不易以指甲压碎，气微，味淡。

（2）盐菟丝子　表面棕黄色，可见裂口，味微咸。略有香气。

【炮制作用】

（1）菟丝子　味辛、甘，性平，归肝、肾、脾经。具有补益肝肾、固精缩尿、安胎、明目、止泻的作用，外用消风祛斑。用于肝肾不足、腰膝酸软、阳痿遗精、遗尿尿频、肾虚胎漏、胎动不安、目混耳鸣、脾肾虚泻，外治白癜风。生品养肝明目力胜，多用于目暗不明。

（2）盐菟丝子　盐炙后偏温，补阳胜于补阴。不温不寒，平补阴阳，并能增强补肾固涩作用。常用于阳痿、滑精、遗尿、带下、胎气不固、消渴等证。

【处方应付】 处方写菟丝子、盐菟丝子，应付盐菟丝子。

【贮存保管】 贮干燥容器内，炮制品密闭，置通风干燥处。

💡 **知识链接** ▶▶▶

以菟丝子中总黄酮的含量为指标量，采用正交实训设计法对菟丝子炮制工艺进行优选。优选结果：盐浓度 3‰，闷润 2h，在 130℃下炒炙 3min。

通过测定菟丝子的生品、炮制品（清炒、酒炙、盐炙）及其水煎液中多糖的含量，比较生品、不同炮制品及其水煎液之间的多糖含量。结果显示，炮制后菟丝子多糖含量明显增加，以盐炙法最高，酒炙法和清炒法次之，生品含量最低；传统水煎法可以将多糖基本提取完全，故临床上选择菟丝子盐炙后水煎入药为好。

二、实训操作实例

1. 制盐杜仲

取杜仲丝或块称重，再按照药物量 2‰ 的重量称取食盐，将盐用 4～5 倍水溶化稀释，用盐水与杜仲拌匀，闷润。待盐水被吸尽后，置炒制器具内，用中火炒至断丝、表面焦黑色时，取出，晾凉，筛去碎屑。每 100kg 净杜仲块或丝，用食盐 2kg。

2. 制盐泽泻

取净泽泻称重，再按照药物量 2‰ 的重量称取食盐，将盐用 4～5 倍水溶化稀释，用盐水与泽泻拌匀，闷润。待盐水被吸尽后，置炒制器具内，用文火炒至微黄色，取出，晾凉，筛去碎屑。每100kg净泽泻片，用食盐2kg。

3. 盐炙菟丝子（平转式球形炙药锅操作）

（1）准备

① 开动前应熟悉该机结构、性能。

② 检查各部位紧固件是否松动，运动部位有无障碍物。

③ 检查锅体清洁情况。

④ 开空车检查各运动部位和运转情况是否正常。

（2）操作

① 开机。合上电控箱内漏电保护开关，打开电源总开关，时间继电器和温控仪均通电显示。

② 开始炒药时，锅体正转。取定量净选后的菟丝子饮片，投入到不锈钢料盘内，使用专用喷壶，将药物量2%～3%的食盐水均匀慢慢淋入菟丝子饮片中，然后移至不锈钢桶内，盖上桶盖闷润120min。待到辅料被生品饮片吸尽，并且润透时，启动搅拌按钮，打开电热开关，设定温度130℃和时间3min。然后将上部进料口打开，将润制好的药物投入炙药锅内，当温度达到设定值时，炙药锅进入自动恒温、控温状态。当炙药时间达到设定值时，电蜂鸣自动报警，并自动切断加热电源。

③ 出料。先拔出定位插销，转动手轮，使炙药锅倾倒，直至药材全部出锅。

④ 关机。先关闭电加热，再停止搅拌电机，最后关闭总电源开关。

（3）清洁

① 使用完毕，关掉电源，进行清洁，用湿洁净布分别擦拭锅体内、外壁，再用干洁净布分别擦拭干净。

② 用洁净布蘸消毒剂，对直接接触药料的部位进行消毒。

三、任务实施

（一）任务单

盐　炙

1. 任务内容

盐炙知母、车前子、补骨脂、杜仲等药材。

2. 技能目标

（1）会根据药物性质和特点确定盐炙药物的炮制工艺，并掌握盐炙的操作方法、成品规格与火候关系。

（2）会根据饮片质量标准，判断所炮制药物的外观成品规格是否达标，并分析成败原因。

3. 器具材料

煤气灶、炒锅、铲子、刷子、盛药器具、电子秤；知母、车前子、补骨脂、杜仲；盐水。

4. 操作过程

采用先加盐后炒药的操作流程：药物净选、分档→按药物重量及辅料比例确定食盐

用量（2%）→将食盐水（一般食盐水用量为药物量的 8％～10％）与药物拌匀，润透，食盐水被药物吸尽→将炒锅预热至一定程度（手背略能感觉到有热度）→将火力调至小火，把润好的药物投入到洁净的炒锅内（药量不超过锅高度的 2/3）加热翻炒至药物近干时出锅→将药物置洁净的容器内晾凉→清洗炒锅和铲子。

采用先炒药后加盐水的操作流程（含黏液质多的种类）：药物净选，分档→按药物重量及辅料比例确定辅料用量备用（一般食盐水用量为药物量的 8％）将炒锅预热至一定程度（手背略能感觉到有热度）→将火力调至小火，把药物投入到炒锅内加热翻炒至药物一定程度时（类似炒黄程度），在药物表面喷洒定量食盐水，再炒至规定程度时出锅→将药物置洁净的容器内晾凉→清洗炒锅和铲子。

（1）盐知母　知母投入到已预热好的炒锅内→文火加热翻炒→炒至表面色泽加深、略有焦斑、手可以任意折叠时，喷洒定量的盐水→再炒至近干时出锅→将盐知母盛放在洁净的容器内→清洗炒锅和铲子。每 100kg 净知母，用食盐 2kg。

（2）盐车前子　车前子投入到已预热好的炒锅内→文火加热翻炒→炒至车前子有爆裂声时，边炒边喷洒定量的盐水→炒至车前子散开→出锅→将盐车前子盛放在洁净的容器内→清洗炒锅和铲子。每 100kg 净车前子，用食盐 2kg。

（3）盐补骨脂　润制好的适量补骨脂投入到已预热好的炒锅内→文火加热翻炒→炒至补骨脂的爆裂声由急剧变得稀疏→出锅→将盐补骨脂盛放在洁净的容器内→清洗炒锅和铲子。每 100kg 净补骨脂，用食盐 2kg。

（4）盐杜仲　将润制好的适量杜仲投入到已预热好的炒锅内→先文火再中火加热翻炒→炒至杜仲色泽加深、丝量减少、弹性减小（两手横拉杜仲时丝易断）→出锅→将盐杜仲盛放在洁净的容器内→清洗炒锅和铲子。

每 100kg 净杜仲，用食盐 2kg。

（二）操作单

药材 （可另选药材）	工艺过程	生饮片 重量	辅料 用量	炙前 重量	炙后 重量	可见 量	物料 平衡	标准 要求
知母								
杜仲								
车前子								
补骨脂								

1. 注意事项

（1）盐炙车前子时小火加热，一般炒至相当于炒黄程度时，再按比例加辅料。

（2）喷洒辅料要均匀，尽量喷洒到药物表面，锅底不能有残留的辅料，使辅料尽可能多地渗入到药物组织内部，防止辅料过快蒸发，锅底留有白色盐渍，药物又易焦化。

2. 思考题

（1）杜仲为什么要盐炙？操作时如何掌握标准？

（2）黄柏、泽泻如何炮制？

（三）评价单

评价项目	重点评价内容	评价标准	标准分值	评价得分
过程评价	准备工作	洁净和检查工具，准备工作到位	10	
	操作步骤	严格操作流程，操作过程没有大的失误	15	
	辅料吸附	炒炙药材时所加液体辅料尽量被药材吸尽后再炒炙	10	
	饮片翻炒	饮片翻炒勤快，做到"亮锅底"，并没有药物翻炒出锅外	10	
	创新训练	能主动查阅资料，尝试新的净制操作方法	10	
结果评价	意外事件	整个操作过程中，没有发生器具损坏及不安全事件	5	
	分组讨论	能找出本组操作中存在的问题，找到合理的解决方法	10	
	炮制程度	各个药物从颜色、质地等外观上都达到了炮制标准	10	
	场地清理	能及时清洗实训器具，清理桌面，药物归类放置	5	
	实训报告	报告字迹工整，条理清晰，结果准确，分析透彻	15	
总分			100	

子任务 5-4　姜　　炙

一、必备知识

将净选或切制后的药物，加入一定量姜汁拌炒的技术称为姜炙技术。

姜汁为生姜榨汁或干姜与水煎煮去渣后的黄白色液体。具姜的香辣味，主要含有挥发油、姜辣素（姜烯酮、姜酮、姜萜酮混合物），此外尚有氨基酸、淀粉等成分。姜味辛，性温，有发汗解表、温中散寒、降逆止呕和化痰止咳等作用。因此姜汁多作为炮制祛痰止咳、降逆止呕等药物的辅料。常用于炮制竹茹、厚朴等药物。

1. 目的

（1）制其寒性，增强和胃止呕作用　如黄连姜炙可制其过于苦寒之性，免伤脾阳，并增强止呕作用。姜炙竹茹则可增强降逆止呕的功效。

（2）缓和副作用，增强疗效　如厚朴对咽喉有一定的刺激性，姜炙可缓和其刺激性，并增强温中、化湿、除胀的功效。

2. 工艺

按药物重量比例制备姜汁→将药物与一定量的姜汁拌匀、闷润至透→置预热的炒制器具内→文火炒干、姜气逸出→出锅→晾凉→筛去碎屑→装袋、检斤→存放。

除另有规定外，每 100kg 待炮炙品用生姜 10kg，制备姜汁 10L。

3. 注意事项

（1）制备姜汁时，水的用量不宜过多，一般最后所得姜汁与生姜的比例以 1∶1 为宜。

（2）药物与姜汁拌匀后，需充分闷润，待姜汁完全被吸尽后，再用文火炒干，否则，达不到姜炙的目的。

4. 常见药材

厚　朴

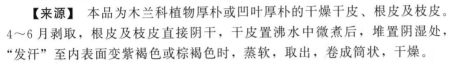
视频：姜炙-厚朴

【常用别名】　川朴、烈朴、赤朴、筒朴、紫油朴。

【来源】　本品为木兰科植物厚朴或凹叶厚朴的干燥干皮、根皮及枝皮。4～6 月剥取，根皮及枝皮直接阴干，干皮置沸水中微煮后，堆置阴湿处，"发汗"至内表面变紫褐色或棕褐色时，蒸软，取出，卷成筒状，干燥。

【历史沿革】　厚朴始载于《神农本草经》，其炮制首见于《伤寒论》。历代医家所用的炮制品有炒厚朴、醋厚朴、盐厚朴等。《中国药典》（2015 年版）载有厚朴和姜厚朴两种炮制品。

【炮制工艺】

（1）厚朴　取原药材，刮去粗皮，洗净，润透，切丝，干燥，筛去碎屑。

（2）姜厚朴

① 取厚朴丝，加姜汁拌匀，闷润，待姜汁被吸尽后，置炒制器具内，用文火炒干，取出，晾凉，筛去碎屑。

② 取生姜切片，加水煮汤，另取刮净粗皮的厚朴，扎成捆，置姜汤中，文火加热，煮至姜汁被吸尽，取出，切丝，干燥。筛去碎屑。

每 100kg 净厚朴，用生姜 10kg 或干姜 3kg。

【饮片质量标准】

（1）厚朴　为弯曲丝条状，或单、双卷筒状。外表面灰褐色，有时可见椭圆形皮孔或纵皱纹；内表面紫棕色或深紫褐色。较平滑，具细密纵纹。划之显油痕。切面颗粒性，有油性，有的可见小亮星。气香，味辛辣，微苦。

（2）姜厚朴　灰褐色，略见焦斑。略具姜的辛辣气味。

【炮制作用】

（1）厚朴　味苦、辛，性温。归脾、胃、肺、大肠经。具有燥湿消痰、下气除满的作用。生品辛辣峻烈，对咽喉有刺激性，故一般内服不用生品。

（2）姜厚朴　姜炙后能消除对咽喉的刺激性，并可增强宽中和胃的作用。用于湿滞伤中、脘痞吐泻、食积气胀、腹胀便秘、痰饮喘咳。

【处方应付】　处方写厚朴、姜厚朴，应付姜厚朴。

【贮藏保管】　贮干燥容器内，密闭，置通风干燥处。

💚 **知识链接** ▶▶▶

同株厚朴的树皮，经产地煮、"发汗"和蒸加工后，有效成分厚朴酚及和厚朴酚含量比未经产地加工品稍高；去粗皮的比未去粗皮的稍高。厚朴粗皮中基本不含厚朴酚与和厚朴酚，故净制中要求去除粗皮是合理的。姜炙后，有效成分厚朴酚及和厚朴酚含量均比生品含量高。

竹　茹

【常用别名】 竹二青、甘竹茹、竹茹球、竹茹丝、竹皮。

【来源】 本品为禾本科植物青秆竹、大头典竹或淡竹茎秆的干燥中间层。全年均可采制，取新鲜茎，除去外皮，将稍带绿色的中间层刮成细丝条，或削成薄片，捆扎成束，阴干。前者称"散竹茹"，后者称"齐竹茹"。

【历史沿革】 竹茹始载于《本草经集注》，其炮制首见于宋代《太平圣惠方》，历代医家所用的炮制品有炒竹茹、焦竹茹、朱砂制竹茹等。《中国药典》（2015 年版）载有竹茹和姜竹茹两种炮制品。

【炮制工艺】

（1）竹茹　取原药材，除去杂质和硬皮，切段或揉成松紧适度的小团。

（2）姜竹茹　取竹茹段或团，加姜汁拌匀，稍润，待姜汁被吸尽后，压平，置炒制器具内，用文火加热，如烙饼法将两面烙至微黄色，取出，晾凉，筛去碎屑。每 100kg 净竹茹，用生姜 10kg 或用干姜 3kg。

【饮片质量标准】

（1）竹茹　为卷曲成团的不规则丝条或呈长条形薄片状。宽窄厚薄不等，呈浅绿色、黄绿色或黄白色。纤维性，体轻松，质柔韧，有弹性。气微，味淡。

（2）姜竹茹　表面黄色，有少许焦斑，微有姜的香气。

【炮制作用】

（1）竹茹　味甘，性微寒。归肺、胃、心、胆经。具有清热化痰、除烦止呕的作用。生品长于清热化痰、除烦。用于痰热咳嗽、胆火挟痰、惊悸不宁、心烦失眠、中风痰迷、舌强不语、胃热呕吐、妊娠恶阻、胎动不安。

（2）姜竹茹　姜炙后能增强降逆止呕的作用，多用于恶心呕吐。

【处方应付】 处方写竹茹、姜竹茹，应付姜竹茹。

【贮藏保管】 贮干燥容器内，密闭，置阴凉干燥处。

◎ **知识链接** ▶▶▶

抗菌实训表明竹茹对白色葡萄球菌、枯草杆菌、大肠埃希菌及伤寒杆菌等均有较强的抑制作用。临床用竹茹 10g 水煎服治疗肺热咳嗽、咳黄痰及胃热呕吐等，姜汁制后可增强止呕作用。

二、实训操作实例

1. 制备姜汁

取适量净生姜片，加水量约为药量的 2 倍，煎煮 20～30min，过滤，残渣再加水（与药量相当）煎煮 15～20min 过滤，合并两次滤液，适当浓缩，取出备用。

2. 姜炙厚朴

将净选后的厚朴称重，按照厚朴用量 10% 的比例称取生姜，然后用煎煮法制备生姜汁。生姜汁与厚朴拌匀闷润至姜被吸尽后，调节火力至文火，将润制好的适量厚朴投入到已预热好的炒锅内，加热翻炒，炒至厚朴一折即断时出锅，将姜厚朴盛放在洁净的容器内。清洗炒锅和铲子。

三、任务实施

（一）任务单

姜　炙

1. 任务内容

姜炙厚朴、竹茹。

2. 技能目标

（1）学会用煎煮法和压榨法制备姜汁。

（2）能对所要姜炙的药物进行工艺设计。

（3）学会药物姜炙的炮制技术，能依据饮片质量标准判断所炮制药物成品规格是否合格，并分析成败原因。

3. 器具材料

煤气灶、炒锅、铲子、刷子、盛药器具、电子秤；厚朴、竹茹；姜汁。

4. 操作过程

制备姜汁流程：取适量净生姜片→加水量约为药量的 2 倍，煎煮 20～30min→过滤→残渣再加水（与药量相当），煎煮 15～20min 过滤→合并两次滤液，适当浓缩→取出备用。

姜炙流程：药物净选，分档→按药物重量及辅料比例确定姜汁用量（10%）→姜汁与药物拌匀，润透被药物吸尽后→将炒锅预热至一定程度（手背略能感觉到有热度）→将火力调至小火，把润好的药物投入到洁净的炒锅内（药量不超过锅高度的 2/3），加热翻炒至药物近干时出锅→将药物置洁净的容器内晾凉→清洗炒锅和铲子。

（1）姜厚朴　将润制好的适量厚朴投入到已预热好的炒锅内→文火加热翻炒→炒至厚朴一折即断时出锅→将姜厚朴盛放在洁净的容器内→清洗炒锅和铲子。

每 100kg 净厚朴，用生姜 10kg 或用干姜 3kg。

（2）姜竹茹　将竹茹置姜汁中润制片刻→挤去多余的姜汁→置炒锅内如烙饼状加热，上下翻动至干→将姜竹茹盛放在洁净的容器内→清洗炒锅和铲子。

每 100kg 净竹茹，用生姜 10kg 或用干姜 3kg。

（二）操作单

药材 （可另选药材）	工艺过程	生饮片重量	辅料用量	炙前饮片重量	炙后饮片重量	可见损耗量	物料平衡	标准要求
厚朴								
竹茹								

1. 注意事项

（1）制备姜汁时，水的用量不宜过多，一般最后所得姜汁与生姜比例为1：1。

（2）药物与姜汁拌匀后，需充分闷润，待姜汁完全被吸尽后再文火炒干。

2. 思考题

（1）什么是姜汁炙法？

（2）辅料姜汁的要求、制备、用量及其药性，对所炮制药材的影响如何？

（3）姜汁炙法的炮制工艺是什么？

（4）厚朴、竹茹姜汁炙法炮制前后对药物药性和成分的影响如何？

（三）评价单

评价项目	重点评价内容	评价标准	标准分值	评价得分
过程评价	准备工作	洁净和检查工具，准备工作到位	10	
	操作步骤	严格操作流程，操作过程没有大的失误	15	
	辅料吸附	炒炙药材时，所加液体辅料尽量被药材吸尽后再炒炙	10	
	饮片翻炒	饮片翻炒勤快，做到"亮锅底"，并没有药物翻炒出锅外	10	
	创新训练	能主动查阅资料，尝试新的净制操作方法	10	
结果评价	意外事件	整个操作过程中，没有发生器具损坏及不安全事件	5	
	分组讨论	能找出本组操作中存在的问题，找到合理的解决方法	10	
	炮制程度	各个药物从颜色、质地等外观上都达到了炮制标准	10	
	场地清理	能及时清洗实训器具，清理桌面，药物归类放置	5	
	实训报告	报告字迹工整，条理清晰，结果准确，分析透彻	15	
总分			100	

子任务5-5　蜜　炙

一、必备知识

将净选或切制后的药物，加入一定量炼蜜拌炒的技术称为蜜炙技术。

蜂蜜为白色至淡黄色或橘黄色至琥珀色的半透明、带光泽稠厚液体。蜂蜜性平，味甘，生则性凉，能清热、滑肠，熟则性温，有甘缓益脾、润肺止咳、矫味等作用。炮制上常用炼蜜，多作为炮制止咳平喘、补脾益气等药物的辅料。常用于炮制甘草、黄芪、麻黄等药物。

1. 目的

（1）增强润肺止咳的作用　如百部、款冬花等药物，蜜炙后能增强润肺止咳的作用，故有"蜜炙甘缓而润肺"之说。

（2）增强补脾益气的作用　如黄芪、甘草、党参等药物，能与炼蜜起协同作用，增强其补中益气的功效。

（3）缓和药性　麻黄发汗作用较猛，蜜炙后能缓解其发汗作用，增强其止咳平喘的功效。

（4）矫味和消除副作用　如马兜铃，其味苦劣，对胃有一定刺激性，蜜炙除能增强其本身的止咳作用外，还能矫味，以免引起呕吐。

2. 工艺

（1）先拌蜜后炒药　炼蜜加适量开水稀释后与药物拌匀→闷润至透→置炒制容器内→文火炒至颜色加深、略黏手、有光泽→出锅→摊开晾凉→装袋、检斤→密闭存放。

（2）先炒药后加蜜　分档后的净药物置预热炒制容器内→文火炒至颜色加深→加入一定量的炼蜜→迅速翻动，使炼蜜与药物拌匀→炒至略黏手时→出锅→晾凉→装袋、检斤→密闭存放。

炼蜜的用量视药物的性质而定。一般质地疏松、纤维多的药物用蜜量宜大；质地坚实、黏性较强、油分较多的药物用蜜量宜小。除另有规定外，每100kg待炮制品，用炼蜜25kg。

3. 注意事项

（1）炼蜜时，火力不宜过大，以免溢出锅外或焦化；蜜炙药物所用的炼蜜不宜过老，否则黏性太强，不易与药物拌匀。若蜂蜜过于浓稠，可加适量开水稀释，要严格控制水量（为炼蜜量的1/3～1/2），以蜜汁能与药物拌匀而又无剩余的蜜液为宜。若加水量过多，则药物过湿，不易炒干，成品容易发霉。

（2）药物拌蜜闷润时，要经常搅拌。

（3）蜜炙时，火力一定要小，以免焦化。炙的时间可稍长，要尽量将水分除去，避免发霉。

（4）蜜炙药物须凉后密闭贮存，以免吸潮发黏或发酵变质；贮存的环境除应通风干燥外，还应置阴凉处，不宜受日光直接照射。

4. 常见药材

甘　草

【常用别名】　国老、甜草、蜜草、甜根子。

【来源】　本品为豆科植物甘草、胀果甘草或光果甘草的干燥根及根茎。春、秋二季采挖，除去须根，晒干。

【历史沿革】　甘草始载于《神农本草经》，其炮制首见于汉代《金匮玉函经》。历代医家所用的炮制品有酒制甘草、醋制甘草、盐制甘草、姜汁炒甘草等。《中国药典》（2015年版）载有甘草片和炙甘草两种炮制品。

【炮制工艺】

（1）甘草　取原药材，除去杂质，粗细分档，洗净润透，切厚片，干燥，筛去碎屑。机切时，先将甘草大小分档，于润药机中润制15min左右，当断面皮部润透、木部仍与干品接近时，用剁刀式切药机或旋转式切药机切成横片或斜片。

（2）炙甘草　取净甘草片，将定量炼蜜加适量开水稀释后，淋入甘草中拌匀，闷润，待蜜汁被吸尽后，置炒制器具内用文火加热，炒至黄色至深黄色、不黏手时取出，晾凉。每100kg净甘草片，用炼蜜25kg。

【饮片质量标准】

（1）甘草　为类圆形或椭圆形的厚片，表面红棕色或灰棕色。具显著的纵皱纹、沟纹、皮孔及稀疏的细根痕。质坚实，断面略显纤维性，黄白色，粉性，形成层环明显，射线放射状。有的有裂隙。根茎呈圆柱形，表面有芽，断面中部有髓。气微，味甜而特殊。

（2）炙（蜜）甘草　切面黄色至深黄色，微有光泽，质稍黏。具焦香气味，味甜。

【炮制作用】

（1）甘草　味甘，性平。归心、肺、脾、胃经。具有补脾益气、清热解毒、祛痰止咳、缓急止痛、调和诸药的作用。生品长于清热解毒、祛痰止咳。用于咽喉肿痛、肺热咳嗽、脘腹四肢挛急疼痛、痈肿疮毒、缓解药物毒性和烈性等。

（2）炙甘草　蜜炙后有补脾和胃、益气复脉的作用。用于脾胃虚弱、倦怠乏力、心动悸、脉结代。

【处方应付】　处方写甘草、炙甘草，应付蜜炙甘草；写生甘草，应付生甘草。

【贮藏保管】　贮干燥容器内，密闭，置阴凉干燥处。防霉、防蛀。

💗 知识链接 ▶▶▶

1.甘草对药物中毒、食物中毒、体内代谢物中毒、细菌毒素等有一定解毒作用，是由于甘草甜素对毒物有吸附作用，能减少毒物的吸收而解毒；甘草甜素还具有肾上腺皮质激素样作用，能增强肝脏的解毒作用，保护机体免受毒害；甘草甜素水解后生成的葡萄糖醛酸，能与含有羟基或羧基的毒物结合生成在体内不易吸收的产物，分解物从尿中排出，达到解毒的作用。

2.最佳蜜炙工艺

（1）最佳烘制工艺　以内在质量（甘草酸含量变化）和传统外观质量为指标，采用正交试验，优选的最佳蜜炙工艺为：加蜜量25%，闷润3h，60℃烘制60min。

（2）最佳炒制工艺　通过正交设计，以甘草酸、甘草苷含量及传统外观质量标准为评价指标。采用综合评分法，把蜜炙甘草的传统质量与提示内部质量的有效成分指标相结合，得到蜜炙甘草的最佳工艺：取净甘草，按照每100kg加入25kg炼蜜（中蜜）的比例，将炼蜜用一半量的温水稀释，淋入净甘草片中拌匀，闷润30min，在140℃炒制25min，取出，晾凉。

麻　黄

【常用别名】　龙沙、卑相、卑盐。

【来源】　本品为麻黄科植物草麻黄、中麻黄或木贼麻黄的干燥草质茎。秋季采割绿色的草质茎，晒干。

【历史沿革】　麻黄始载于《神农本草经》，其炮制首见于汉代《金匮玉函经》。历代医家所用的炮制品有酒麻黄、炒麻黄、姜麻黄、醋麻黄等。《中国药典》（2015年版）载有麻黄和蜜麻黄两种炮制品。

【炮制工艺】

（1）麻黄　取原药材，除去木质茎、残根及杂质，抖净灰屑，切段。

（2）蜜麻黄　取净麻黄段，将定量炼蜜加适量开水稀释后，淋入麻黄段中拌匀，闷润，待蜜汁被吸尽后，置炒制器具内，用文火炒至不粘手时，取出，晾凉，筛去碎屑。每100kg净麻黄段，用炼蜜20kg。

【饮片质量标准】

（1）麻黄　呈圆柱形的段。表面淡绿色至黄绿色，有细纵脊线，节上有细小鳞叶，触之有粗糙感。切面中心显红黄色。气微香，味涩、微苦。

（2）蜜麻黄　表面深黄色，略有焦斑，微有光泽，稍具黏性，有蜜香气，味甜。

【炮制作用】

（1）麻黄　味辛、微苦，性温。归肺、膀胱经。具有发汗散寒、宣肺平喘、利水消肿的作用。生品发汗解表和利水消肿力强。用于风寒感冒、胸闷喘咳、风水浮肿、支气管哮喘。

（2）蜜麻黄　麻黄蜜炙后辛散发汗作用缓和，增强润肺止咳作用。多用于表证已解、气喘咳嗽的患者。

【处方应付】　处方写麻黄、蜜麻黄，应付蜜麻黄。写生麻黄、麻黄绒、蜜麻黄绒，应付生麻黄、麻黄绒、蜜麻黄绒。

【贮藏保管】　贮干燥容器内，蜜麻黄、蜜麻黄绒密闭，置通风干燥处。防潮。

🔵 知识链接 ▶▶▶

　　蜜炙后，其发汗成分挥发油（麻黄油）含量下降，辛散发汗作用得以缓和，而对其止咳平喘的主要成分（麻黄碱）的含量影响不大，且蜜能与麻黄的止咳平喘功效起协同作用，从而增强宣肺平喘止咳的效力。因此蜜麻黄多用于表证较轻，而肺气壅阻、咳嗽气喘较重的患者。

　　麻黄还可制成麻黄绒和蜜麻黄绒。麻黄绒适于患有风寒感冒的老人、幼儿及体虚者，用法与麻黄相同；制后作用更缓和，适于表证已解而喘咳未愈的老人、幼儿及体虚患者，用法与蜜炙麻黄相似。

　　有实训采用正交试验法，以盐酸麻黄碱含量、豚鼠平喘潜伏期和外观性状为指标，对麻黄蜜炙炮制工艺进行优选研究。确定蜜炙麻黄的最佳工艺为：每 100kg 麻黄，用炼蜜 20kg，在 110℃ 炒制 10min。

<h2 style="text-align:center">黄　芪</h2>

视频：蜜炙-黄芪

　　【常用别名】　王孙、百本、百药绵。

　　【来源】　本品为豆科植物蒙古黄芪或膜荚黄芪的干燥根。春、秋二季采挖，除去须根及根头，晒干。

　　【历史沿革】　黄芪始载于《神农本草经》，其炮制首见于汉代《金匮玉函经》。历代医家所用的炮制品有酒制黄芪、醋制黄芪、米泔水制黄芪、乳汁制黄芪等。《中国药典》（2015 年版）载有黄芪和炙黄芪两种炮制品。

　　【炮制工艺】

　　（1）黄芪　取原药材，除去杂质，粗细分档，洗净润透，切厚片，干燥，筛去碎屑。

　　（2）炙黄芪　取净黄芪片，将定量炼蜜加适量开水稀释后，淋入黄芪中拌匀，闷润，待蜜汁被吸尽后，置炒制器具内用文火加热，炒至深黄色，不粘手时出锅，晾凉。每 100kg 净黄芪片，用炼蜜 25kg。

　　【饮片质量标准】

　　（1）黄芪　为类圆形或椭圆形厚片。外表皮黄白色或淡棕褐色，可见纵皱纹或纵沟。切面的皮部黄白色，木部淡黄色，有放射状纹理及裂隙，老根中心偶呈枯朽状、黑褐色或呈空洞，气微，味微甜，嚼之有豆腥气味。

　　（2）炙黄芪　外表皮淡棕黄色或淡棕褐色，略有光泽，可见纵皱纹或纵沟。切面皮部黄白色，木部淡黄色，有放射状纹理及裂隙，有的中心偶呈枯朽状、黑褐色或呈空洞，稍带黏性，有蜜香气，味甜。嚼之有豆腥气味。

　　【炮制作用】

　　（1）黄芪　味甘，性温。归肺、脾经。具有补气升阳、固表止汗、利水消肿、生津养血、行滞通痹、托毒排脓、敛疮生肌的作用。用于气虚乏力、食少便溏、中气下陷、久泻脱肛、便血崩漏、表虚自汗、气虚水肿、内热消渴、血虚萎黄、半身不遂、痹痛麻木、痈疽难溃、久溃不敛等。生品长于益卫固表、排毒生肌、利尿退肿。

　　（2）炙黄芪　蜜炙后长于益气补中。用于气虚乏力、食少便溏。

　　【处方应付】　处方写黄芪、炙黄芪，应付蜜炙黄芪。

　　【贮藏保管】　贮干燥容器内，密闭，置通风干燥处。防潮、防蛀。

1.黄芪蜜炙后，其浸出物含量和黄酮、氨基酸、谷甾醇、胡萝卜素等成分含量均有增加，且炙黄芪对人体受损伤的纤细胞变形能力的保护作用强于生品。说明古人"黄芪生品用于生肌固表，蜜炙黄芪用于补中益气"的论述是正确的。

2.采用正交实训设计，以炮制品外观性状和黄芪甲苷的含量为考察指标，选用炒药机进行黄芪蜜炙，进行机械化炮制与传统手工炮制对比研究，确定最佳工艺技术参数为：设定温度100℃，炒炙25min，一次投料量16kg。炼蜜量为生黄芪的25%。最佳炮制工艺所得的产品符合传统蜜炙黄芪炮制品的要求，且黄芪甲苷含量较生饮片有所提高。

款冬花

【常用别名】 冬花、款冬、看灯花。

【来源】 本品为菊科植物款冬的干燥花蕾。12月或地冻前当花尚未出土时采挖，除去花梗及泥沙，阴干。

【历史沿革】 款冬花始载于《神农本草经》，其炮制首见于南北朝《雷公炮炙论》，历代尚有炒款冬花、焙款冬花、甘草水浸款冬花等。《中国药典》（2015年版）载有款冬花和蜜款冬花两种炮制品。

【炮制工艺】

（1）款冬花　取原药材，除去杂质及残梗，筛去灰屑。

（2）蜜款冬花　取净款冬花，将定量炼蜜加适量开水稀释后，淋入款冬花内拌匀，闷润，待蜜汁被吸尽后，置炒制器具内，用文火炒至微黄色、不粘手时取出，晾凉，筛去碎屑。每100kg净款冬花，用炼蜜25kg。

【饮片质量标准】

（1）款冬花　呈长圆棒状。单生或2～3个基部连生，长1～2.5cm，直径0.5～1cm，上端较粗，下端渐细或带有短梗。外面被有多数鱼鳞状苞片，苞片的外表面紫红色或淡红色，内表面密被白色絮状茸毛。体轻，撕开后可见白色茸毛。气香，味微苦而辛。

（2）蜜款冬花　表面棕黄色或棕褐色，略有焦斑，具光泽；稍有黏性，味微甜。

【炮制作用】

（1）款冬花　味辛、微苦，性温。归肺经。具有润肺下气、止咳化痰的作用。用于新久咳嗽、喘咳痰多、劳嗽咳血。

（2）蜜款冬花　蜜炙后药性温润，能增强润肺止咳的作用。多用于肺虚久咳或阴虚燥咳。

【处方应付】 处方写款冬花、蜜款冬花，应付蜜款冬花。

【贮藏保管】 贮干燥容器内，密闭，置通风干燥处。防霉、防蛀。

🏵 **知识链接** ▶▶▶

对生款冬花和蜜款冬花进行药理作用比较，结果表明生品可升高血压，蜜炙后可镇咳；生品醚提取物升压作用最强，蜜炙后醚提取物升压作用减弱。醚提取物的毒性大于醇提取物，大剂量对不同动物均可引起惊厥和死亡。

百　合

【常用别名】 细叶百合、卷叶百合、药百合、山百合、野百合。

【来源】 本品为百合科植物卷丹、百合或细叶百合的干燥肉质鳞叶。秋季采挖，洗净，剥取鳞叶，置沸水中略烫，干燥。

【历史沿革】 百合始载于《神农本草经》，其炮制首见于汉代《金匮要略》。历代医家所用的炮制品有浸百合、煮百合、炒百合等。《中国药典》（2015 年版）载有百合和蜜百合两种炮制品。

【炮制工艺】

（1）百合　取原药材，除去杂质，筛净灰屑。

（2）蜜百合　取净百合，置炒制器具内，用文火加热，炒至颜色加深时，加入适量开水稀释过的炼蜜，迅速翻炒均匀，并继续用文火炒至微黄色、不粘手时，取出，晾凉，筛去碎屑。每 100kg 净百合，用炼蜜 5kg。

【饮片质量标准】

（1）百合　为长椭圆形鳞片，表面类白色、淡棕黄色或微带紫色。有数条纵直平行的白色维管束。顶端稍尖，基部较宽，边缘薄，微波状，略向内弯曲。角质样，质硬而脆，断面较平坦。气微，味微苦。

（2）蜜百合　表面黄色，有焦斑，稍带黏性，味甜。

【炮制作用】

（1）百合　味甘，性寒。归心、肺经。具有养阴润肺、清心安神的作用。用于阴虚燥咳、劳嗽咳血、虚烦惊悸、失眠多梦、精神恍惚。生品以清心安神力胜。

（2）蜜百合　蜜炙后，增强其润肺止咳作用，多用于肺虚久咳、肺痨咯血、肺阴亏损、虚火上炎等。

【处方应付】 处方写百合、蜜百合，应付蜜百合。

【贮藏保管】 贮干燥容器内，密闭，置通风干燥处。防潮、防蛀。

◎ **知识链接** ▶▶▶

百合含有多种活性多糖，具有明显的补益与增强免疫作用，并具降血糖功能。传统认为蜜制可增强百合润肺及补益的功效。

百合以蜜制为主要的炮制方法。有实训研究用苯酚-浓硫酸法分别测定了生百合、蜜炙百合（先拌蜜闷润后炒药）与蜜炒百合（先炒药后加蜜水再继续炒药）中的多糖，以考察百合的炮制与多糖的关系。结果显示百合蜜炙后多糖量提高，其中蜜炙法中多糖的量高于蜜炒法，故蜜炒百合的传统炮制方法是否应改进值得进一步研究。

桑白皮

【常用别名】 桑皮、桑根皮、桑根白皮。

【来源】 本品为桑科植物桑的干燥根皮。秋末叶落时至次春发芽前采挖根部，刮去黄棕色粗皮，纵向剖开，剥取根皮，晒干。

【历史沿革】 桑白皮始载于《神农本草经》。历代医家所用的炮制品有烧灰存性、焙法、"炙令黄黑"、微炙、炒、蜜炙等炮制方法。《中国药典》（2015 年版）载有桑白皮和蜜桑白皮两种炮制品。

【炮制工艺】

（1）桑白皮　取原药材，刮净粗皮，洗净，稍润，切丝，干燥。筛去碎屑。

（2）蜜桑白皮　取炼蜜，加适量开水稀释，淋入桑白皮丝中拌匀，闷润，置炒制容器内，用文火加热，炒至深黄色、不粘手时，取出晾凉。桑白皮丝每 100kg，用炼蜜 25kg。

【饮片质量标准】

（1）桑白皮　呈扭曲的卷筒状、槽状或板片状，长短宽窄不一，厚 1～4mm。外表皮白色或淡黄白色，较平坦，有的残留橙黄色或棕黄色鳞片状粗皮；内表面黄白色或灰黄色，有细纵纹。体轻，质韧，纤维性强，易纵向撕裂，撕裂时有粉尘飞扬。气微，味微甜。

（2）蜜桑白皮　深黄色，质滋润，略有光泽，有蜜香气，味甜。

【炮制作用】

（1）桑白皮　味甘，性寒，具有泻肺平喘、利水消肿的作用。多用于肺热咳嗽、水肿胀满尿少、面目肌肤浮肿。

（2）蜜桑白皮　蜜炙后寒泻之性缓和，偏于润肺止咳，多用于肺虚喘咳。

【处方应付】　处方写桑白皮、蜜桑白皮，应付蜜桑白皮；写生桑白皮，付生品。

【贮存保管】　贮干燥容器内，蜜桑白皮密闭，置通风干燥处。

💮 **知识链接** ▶▶▶

对炮制前后桑白皮止咳平喘及利尿作用进行实训研究对比。实训结果表明，蜜炙桑白皮对组胺所引起的豚鼠离体气管条收缩有明显的解痉作用，对组胺所引起的气道痉挛也有明显保护作用，作用强度与炮制前相当。在镇咳、利尿实训中，蜜炙后的桑白皮利尿作用减弱，而镇咳作用增强。结论说明，蜜炙桑白皮与生桑白皮相比，生桑白皮长于利尿，而炮制后止咳平喘作用加强。该结论与我们传统用药经验是一致的。

二、实训操作实例

1. 制备炼蜜

蜂蜜置不锈钢锅内加热至徐徐沸腾后→改用文火，保持微沸→除去泡沫及上浮蜡质→罗筛或纱布滤去死蜂、杂质→倾入锅内继续加热至沸腾→蜜颜色变为浅红色、满锅起鱼眼泡、用手捻之有黏性、两指间无长白丝出现时即为完成（此时温度在 116～118℃，含水量以 10%～13%为宜）。

2. 蜜炙桑白皮

取净选后的桑白皮称重，称取药物重量 25%炼蜜。炼蜜加适量开水稀释，淋入桑白皮丝中拌匀，闷润至透，置炒制容器内，用文火加热，炒至深黄色、不粘手时，取出晾凉。每 100kg 桑白皮丝，用炼蜜 25kg。

3. 蜜炙百合

取净百合称重，然后按照百合重量 5%的比例称取炼蜜，炼蜜用少量开水稀释备用。将百合置炒制器具内，用文火加热，炒至颜色略加深时，均匀喷入炼蜜，迅速翻炒均匀，并继续用文火炒至微黄色、不粘手时，取出，晾凉，筛去碎屑。每 100kg 净百合，用炼蜜 5kg。

4. 蜜炙甘草（电热鼓风干燥箱蜜炙）

取净选后的甘草适量，称取甘草量 25%的炼蜜，炼蜜用蜜量一半的开水稀释，均匀拌入甘草中，闷约 3h，烘箱中温度调至 60℃烘制 60min 后，取出，晾凉。

三、任务实施

（一）任务单

蜜　炙

1. 任务内容

蜜炙甘草、麻黄、百合、黄芪、款冬花。

2. 技能目标

（1）学会制备炼蜜。

（2）通过操作，掌握蜜炙药物成品质量标准与火候的关系。

（3）根据药物性质，掌握加辅料的时间。

（4）学会蜜炙药物的炮制方法，从外观判断炮制品质量标准并掌握其炮制作用。

3. 器具材料

煤气灶、炒锅、铲子、刷子、盛药器具、电子秤；甘草、麻黄、百合、黄芪、款冬花；炼蜜。

4. 操作过程

先加蜜润制后炒药的操作流程：药物净选、分档→按药物重量及辅料比例确定炼蜜用量（一般为 25%）→炼蜜用适量开水稀释后与药物拌匀，润透→将炒锅预热至一定程度（手背略能感觉到有热度）→将火力调至小火，把润好的药物投入到洁净的炒锅内（药量不超过锅高度的 2/3），加热翻炒至药物表面有一定光泽、不黏手时出锅→将药物置洁净的容器内晾凉→清洗炒锅和铲子。

先炒药后加蜜的操作流程：药物净选、分档→按药物重量及辅料比例确定辅料用量备用（一般炼蜜用量为药物量的 5%）→将炒锅预热至一定程度（手背略能感觉到有热度）→将火力调至小火，把药物投入到炒锅内（药量不超过锅高度的 2/3），加热翻炒至药物颜色加深时→在药物表面喷洒定量稀释的炼蜜，再炒至不粘手出锅→将药物置洁净的容器内晾凉→清洗炒锅和铲子。

（1）蜜甘草　定量炼蜜加适量开水稀释后与净甘草片拌匀、闷润至透→置炒制器具内→文火加热→炒至黄色至深黄色、稍有黏手时→出锅→将蜜甘草盛放在洁净的容器内→晾凉→清洗炒锅和铲子。

每 100kg 净甘草片，用炼蜜 25kg。

（2）蜜麻黄　定量炼蜜加适量开水稀释后与净麻黄拌匀、闷润至透→置炒制器具内→文火加热→炒至不粘手时→出锅→将蜜麻黄盛放在洁净的容器内→晾凉→清洗炒锅和铲子。

每 100kg 净麻黄段，用炼蜜 20kg。

（3）蜜百合　净百合置炒制器具内文火加热→炒至颜色加深时→加入适量开水稀释过的炼蜜→迅速翻炒均匀、继续用文火炒至微黄色、不粘手时→出锅→晾凉→筛去碎屑。

每 100kg 净百合，用炼蜜 5kg。

（4）蜜款冬花　定量炼蜜加适量开水稀释后与净款冬花拌匀、闷润至透→置炒制器具内→文火加热→炒至不粘手、有光泽时→出锅→将蜜款冬花盛放在洁净的容器内→晾凉→清洗炒锅和铲子。

每100kg净款冬花，用炼蜜25kg。

（5）蜜黄芪　定量炼蜜加适量开水稀释后与净黄芪拌匀、闷润至透→置炒制器具内→文火加热→炒至不粘手、深黄色时→出锅→将蜜黄芪盛放在洁净的容器内→晾凉→清洗炒锅和铲子。

每100kg净黄芪片，用炼蜜25kg。

（二）操作单

药材 （可另选药材）	工艺过程	生饮片重量	辅料用量	炙前饮片重量	炙后饮片重量	可见损耗量	物料平衡	标准要求
甘草								
麻黄								
百合								
款冬花								
黄芪								

1. 注意事项

（1）炼蜜时，火力不宜过大。

（2）炼蜜不可过老，含水量以在10%～13%为宜。

（3）炼蜜过于浓稠，可加适量开水稀释，为蜜量的1/3～1/2。

（4）药物拌蜜后宜闷润4～5h，使蜜液逐渐渗入到饮片内部。

（5）炒炙时，火力宜小，炒炙的时间可稍长，尽量将水分除去，避免药物发霉。

2. 思考题

（1）桑白皮、款冬花、百合如何炮制？

（2）当辅料与药物不能拌匀时，应怎样处理？

（三）评价单

评价项目	重点评价内容	评价标准	标准分值	评价得分
过程评价	准备工作	洁净和检查工具,准备工作到位	10	
	操作步骤	严格操作流程,操作过程没有大的失误	15	
	辅料吸附	炒炙药材时所加液体辅料尽量被药材吸尽后再炒炙	10	
	饮片翻炒	饮片翻炒勤快,做到"亮锅底",并没有药物翻炒出锅外	10	
	创新训练	能主动查阅资料,尝试新的净制操作方法	10	
结果评价	意外事件	整个操作过程中,没有发生器具损坏及不安全事件	5	
	分组讨论	能找出本组操作中存在的问题,找到合理的解决方法	10	
	炮制程度	各个药物从颜色、质地等外观上都达到了炮制标准	10	
	场地清理	能及时清洗实训器具,清理桌面,药物归类放置	5	
	实训报告	报告字迹工整,条理清晰,结果正确,分析透彻	15	
总分			100	

子任务 5-6　油　　炙

一、必备知识

将净选或切制后的药物,与一定量的食用油脂共同加热处理的方法称为油炙技术。

炮制药物所用油脂一般为羊脂油。羊脂油由羊脂炼制而成,含饱和脂肪酸甘油酯,味甘性平,能温散寒邪、补肾壮阳。常用于炮制淫羊藿。

1. 目的

油炙可增强疗效一些具有补肾助阳作用的药物,如淫羊藿,经油炙后能增强其疗效。

2. 工艺

（1）制备羊脂油　净羊脂切碎→置加热容器内加热熔化→捞去油渣→出锅晾凉。

（2）油炙药物　定量羊脂油置加热器具内熔化→加入净药物→文火均匀翻炒至油被吸尽、药物表面微黄色、显油亮光泽时→出锅→晾凉→装袋、检斤→存放。

3. 注意事项

油炒时,应控制好火力和炮制时间,以免药物炒焦。

4. 常见药材

淫羊藿

【常用别名】 羊合叶、羊藿、羊藿叶、仙灵脾。

【来源】 本品为小檗科植物淫羊藿、箭叶淫羊藿、柔毛淫羊藿、巫山淫羊藿或朝鲜淫羊藿的干燥地上部分。夏、秋季茎叶茂盛时采割,除去粗梗及杂质,晒干或阴干。

【历史沿革】 淫羊藿始载于《神农本草经》,其炮制首见于《雷公炮炙论》。历代医家所用的炮制品有酒煮淫羊藿、酒浸淫羊藿、酒焙淫羊藿等。《中国药典》（2015 年版）载有淫羊藿和炙淫羊藿两种炮制品。

【炮制工艺】

（1）淫羊藿　取原药材，摘取叶片，喷淋清水，稍润，切丝，干燥。

（2）炙淫羊藿　取羊脂油置锅内加热熔化，加入淫羊藿丝，用文火炒至均匀有光泽时，取出，晾凉，筛去碎屑。每100kg净淫羊藿丝，用羊脂油（炼油）20kg。

【饮片质量标准】

（1）淫羊藿　呈丝状片。上表面绿色、黄绿色或浅黄色，下表面灰绿色，网脉明显，中脉及细脉凸出，边缘具黄色刺毛状细锯齿。叶片近革质。气微，味微苦。

（2）炙淫羊藿　表面微黄色，显油亮光泽，微有羊脂油气。

【炮制作用】

（1）淫羊藿　味辛、甘，性温。归肝、肾经。具有补肾阳、强筋骨、祛风湿的作用。生品长于祛风湿，用于风湿痹痛、麻木拘挛、中风偏瘫、小儿麻痹。

（2）炙淫羊藿　羊脂油炙后能增强其温肾助阳作用，多用于肾虚阳衰、阳痿遗精、筋骨痿软，风湿痹痛、麻木拘挛。

【处方应付】　处方写淫羊藿、炙淫羊藿，应付炙淫羊藿。

【贮藏保管】　贮干燥容器内，密闭，置通风干燥处。

◎ **知识链接** ▶▶▶

淫羊藿的主要有效成分为淫羊藿总黄酮、淫羊藿苷、淫羊藿多糖等，近年来很多学者对其有效成分及其提取物的药理作用进行研究。成果表明，淫羊藿有效成分及其提取物具有广泛的生理活性，对心脑血管系统、血液系统、免疫系统、生殖系统、骨髓系统，以及抗衰老、抗肿瘤方面都可发挥很大的作用。我国淫羊藿植物资源丰富，应将现代药理研究成果与中药现代化相结合，更有效地开展新药研究与开发。

二、实训操作实例

1. 炼制羊脂油

将羊脂切碎→置锅内加热→炼油去渣，即得。

2. 炙淫羊藿

淫羊藿除去杂质，筛去碎屑后称重，按照淫羊藿20％的用量称取羊脂油。取羊脂油置锅内加热熔化，加入淫羊藿丝，用文火炒至均匀有光泽时，取出，晾凉，筛去碎屑。

三、任务实施

（一）任务单

<table>
<tr><td colspan="1" align="center">油　炙</td></tr>
<tr><td>

1. 任务内容

油炙淫羊藿。

2. 技能目标

（1）会制备羊脂油。

（2）掌握油炙药物的炮制方法、所炮制药品的质量标准及其炮制作用。
</td></tr>
</table>

3. 器具材料

煤气灶、炒锅、铲子、刷子、盛药器具、电子秤；淫羊藿；羊脂油。

4. 操作过程

（1）制备羊脂油　取净羊脂，切碎后放入已加热锅内，翻炒使羊脂中的脂肪油熔化，捞去油渣后，出锅，晾凉。

（2）炙淫羊藿　将羊脂油放入预热好的炒锅内，待油熔化后投入淫羊藿，用小火加热翻炒，炒至淫羊藿表面为黄绿色、有油亮光泽时出锅。将炙淫羊藿盛放在洁净的容器内，清洗炒锅和铲子。每100kg净淫羊藿，用羊脂油（炼油）20kg。

（二）操作单

药材	工艺过程	生饮片重量	辅料用量	炙前重量	炙后重量	损耗量	物料平衡	标准要求
淫羊藿								

1. 注意事项

（1）油炙淫羊藿时，羊脂油熔化后放凉才可以放入药材。

（2）淫羊藿炮制时火力是文火。

2. 思考题

（1）什么是油炙法？

（2）辅料油的要求、制备、用量及其药性，对所炮制药材的影响如何？

（3）油炙法的炮制工艺是什么？

（4）淫羊藿油炙法炮制前后对药物药性和成分的影响如何？

（三）评价单

评价项目	重点评价内容	评价标准	标准分值	评价得分
过程评价	准备工作	洁净和检查工具，准备工作到位	10	
	操作步骤	严格操作流程，操作过程没有大的失误	15	
	辅料吸附	炒炙药材时所加液体辅料尽量被药材吸尽后再炒炙	10	
	饮片翻炒	饮片翻炒勤快，做到"亮锅底"，并没有药物翻炒出锅外	10	
	创新训练	能主动查阅资料，尝试新的净制操作方法	10	
结果评价	意外事件	整个操作过程中，没有发生器具损坏及不安全事件	5	
	分组讨论	能找出本组操作中存在的问题，找到合理的解决方法	10	
	炮制程度	各个药物从颜色、质地等外观上都达到了炮制标准	10	
	场地清理	能及时清洗实训器具，清理桌面，药物归类放置	5	
	实训报告	报告字迹工整，条理清晰，结果准确，分析透彻	15	
总分			100	

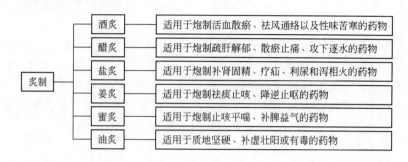

炙制技术	辅料加入顺序	辅料：药物	目的及适用药材种类举例
酒炙	先加酒闷润，后炙药	黄酒：药物 10％	改变药性、引药上行，如大黄、黄连、黄柏； 增强活血通络作用，如当归、川芎、丹参； 矫臭去腥，如乌梢蛇、蕲蛇
醋炙	先加醋闷润，后炒药	米醋：药物 20％～30％	引药入肝，增强活血止痛的作用，乳香、没药、三棱、莪术醋炙后增强活血散瘀作用，如柴胡、香附醋炙后可引药入肝，增强疏肝止痛作用；
醋炙	先炒药，后加醋	米醋：药物 5％	降低毒性、缓和药性的作用，如芫花、甘遂；矫臭矫味，如乳香、没药
盐炙	先加盐水闷润，后炒药	食盐水：药物 8％～10％	引药下行，增强疗效，如杜仲、小茴香、益智仁； 增强滋阴降火作用，如知母、黄柏；
盐炙	先炒药，后加盐水	食盐水：药物 8％～10％	缓和药物辛燥之性，如补骨脂、益智仁
姜炙	先加姜汁闷润，后炒药	姜汁：药物 10％	增强降逆止呕作用，如竹茹； 缓和副作用，增强疗效，如厚朴
蜜炙	先加炼蜜闷润，后炒药	炼蜜：药物 25％	增强润肺止咳的作用，如款冬花、百部、枇杷叶、百合； 增强补脾益气的作用，如甘草、黄芪；
蜜炙	先炒药，后加炼蜜	炼蜜：药物 5％	缓和药性，如麻黄； 矫味和消除副作用，如马兜铃
油炙	先加油，后炒药	羊脂油：药物 20％	增强疗效，如淫羊藿

【质量控制与物料平衡】

（1）质量控制　含量测定按照《中国药典》（2015 年版）一部含量测定项测定。炙制品质量要求，即性状、含水量、合格率、杂质含量要求见下表。

炙制品质量要求

制品名称	性状	合格率	水分要求	杂质含量
酒炙制品	颜色稍深,微带焦斑,略具酒气	成品含生片、煳片不得超过2％	≤13％	含药屑、杂质不得超过3％
醋炙制品	颜色稍深,微带焦斑,略具醋气	成品含生片、煳片不得超过2％	≤13％	含药屑、杂质不得超过3％

制品名称	性状	合格率	水分要求	杂质含量
盐炙制品	颜色稍深,微带焦斑,微有咸味	成品含生片、煳片不得超过2%	≤13%	含药屑、杂质不得超过3%
姜炙制品	颜色稍深,微带焦斑,具姜的辛辣气味	成品含生片、煳片不得超过2%	≤13%	含药屑、杂质不得超过3%
蜜炙制品	呈黄色或深黄色,或颜色加深,微带焦斑,有光泽,微有黏性但不粘手,气焦香,味甜	成品含生片、煳片不得超过2%	≤13%	含药屑、杂质不得超过3%
油炙制品	呈微黄色,具油亮光泽,有羊脂油气	成品含生片、煳片不得超过2%		含药屑、杂质不得超过3%

（2）物料平衡　合格范围98%～100%。

$$物料平衡(\%)=\frac{炙药后饮片质量+可见损耗量}{炙药前药材重量}\times100\%$$

PPT课件

任务 6 煅　　制

知识目标：掌握各类煅制技术的工艺、注意事项、饮片质量标准；能依据饮片质量标准，判断所炮制饮片成品规格是否合格。
技能目标：学会使用传统和现代煅制器械，掌握药物煅制技术；具备对炮制后的饮片进行外观和内在质量的鉴定技能；具备煅制岗位技能。

　　煅制技术是将净药物直接放于无烟炉火上或装入适宜的耐火容器内，在有氧或缺氧的条件下煅烧至所需程度的方法，称煅制技术。依据操作方法和要求的不同，将煅法分为明煅、煅淬和煅炭。

子任务 6-1　明　　煅

一、必备知识

　　将净药物砸成小块，直接放于无烟炉火上或装入适宜的耐火容器内煅制至所需程度的技术，称为明煅技术，也称直火煅技术。主要用来炮制矿物类药物及质地坚硬的贝壳类、化石类药物。

1. 目的

（1）使药物质地酥脆，便于煎出有效成分　质地坚硬的药物受热后，使不同药物组分在不同方向的胀缩比例产生差异，致使药粒之间出现孔隙，药物质地变得酥脆，便于调剂，利于煎煮、粉碎和制剂。煅制时，还能除去药粒间吸附的水和部分硫、砷等易挥发性物质，使一些成分发生氧化、分解等反应，减少或消除副作用。

（2）除去结晶水，增强药物的收敛作用　如白矾、石膏、硼砂等。

2. 工艺

（1）药物砸成小块装于耐热容器内置锻炉中→设置煅制温度和时间→一次煅制至透→取出→晾凉→装袋、检斤→存放。

　　此工艺适用于含结晶水的易熔、粒度细小，或煅后易碎、煅时爆裂的矿物类药物。

（2）药物砸成小块→直接置于炉膛内武火煅制→适当翻动，使药物受热均匀→煅至药物发红或红透→取出→晾凉→装袋、检斤→存放。

　　此工艺用于煅制质地坚实的矿物类药物。

3. 注意事项

（1）将药物大小分档，以免煅制品生熟不匀。

（2）要一次煅透，中途不得停火，以免出现夹生现象。

（3）根据药物的性质，控制好煅制温度和时间。一般主含云母类（金精石、云母、礞石）、石棉类、石英类（紫石英等）的矿物药，煅制温度宜高，时间应长，煅烧时即使煅至

"红透"，短时间内其理化性质也很难改变。而对主含硫化物类和硫酸盐类的矿物药，煅时温度不一定太高，后者煅制时间宜长，以使结晶水完全除去。

（4）煅制时要注意使药物受热均匀，严格掌握煅至"存性"的质量要求。

4. 常见药材

白　矾

【常用别名】　矾石、生矾、明矾。

【来源】　本品由硫酸盐类矿物明矾石经加工提炼而成，主含含水硫酸铝钾〔$KAl(SO_4)_2·12H_2O$〕。

【历史沿革】　白矾始载于《神农本草经》，其炮制首见于春秋战国时期《五十二病方》。历代医家所用的炮制品有醋白矾、巴豆制白矾、姜制白矾等。《中国药典》（2015 年版）载有白矾和枯矾两种炮制品。

【炮制工艺】

（1）白矾　取原药材，除去杂质，用时捣碎或研细。

（2）枯矾　取净白矾，砸成小块，置煅锅内，用武火加热至熔化，继续煅至松脆，呈白色蜂窝状固体，完全干燥时，停火，放凉后取出，研成细粉。煅制白矾时应一次性煅透，中途不得停火，不要搅拌。另外煅制容器应选耐火瓷器，不宜用铁锅；白矾量要适中，在锅内铺约 1cm 厚；煅制温度应控制在 180～260℃。

【饮片质量标准】

（1）白矾　呈不规则的块状或粒状。无色或淡黄白色，透明或半透明。表面略平滑或凹凸不平，具细密纵棱，有玻璃样光泽。质硬而脆，气微，味酸、微甘而极涩。

（2）枯矾　为白色不透明的蜂窝状或海绵状固体块状物或细粉，体轻，质松脆，手捻易碎。味淡，有颗粒感。

【炮制作用】

（1）白矾　味酸、涩，性寒。归肺、脾、肝、大肠经。外用解毒杀虫、燥湿止痒；内服止血止泻、祛除风痰。外治用于湿疹、疥癣、脱肛、痔疮，聤耳流脓；内服用于久泻不止、便血、崩漏、癫痫发狂。

（2）枯矾　白矾煅后降低酸寒之性，削弱涌吐作用，增强收湿敛疮、生肌、止血化腐作用，用于湿疹湿疮、脱肛、痔疮、阴痒带下、聤耳流脓、鼻衄齿衄、鼻息肉。

【处方应付】　处方写白矾，应付白矾；写煅白矾，应付枯矾。

【贮存保管】　置干燥处。

⚫ **知识链接** ▶▶▶

1. 煅制白矾若进行搅拌，会使表面温度下降，结晶水不易除去，内热不断积蓄，传热性能降低，局部温度过高，使煅制品呈枯黄色。在煅制时中途停火、投药过多或煅锅底部太小，加热后锅底层白矾会先熔化、失水形成质地疏松的海绵状枯矾（具有较强的隔热能力）使上部液态状的白矾难以获得较高温度，结晶水不能很快蒸发，形成凉后的"僵块"，即出现煅不透现象。

2. 白矾煅制后生成难溶性铝盐，内服后可与黏膜蛋白络合形成保护膜，覆盖于溃疡面上，保护黏膜不再受腐蚀，并有利于黏膜再生，还可抑制黏膜分泌和吸附肠异物。外用能和蛋白质反应生成难溶于水的物质而沉淀，减少疮面的渗出物，而起生肌保护作用。

石　膏

视频：明煅-石膏

【常用别名】　细理石、软石膏、白虎。

【来源】　本品为硫酸盐类矿物硬石膏族石膏，主含含水硫酸钙（$CaSO_4 \cdot 2H_2O$）。采挖后，除去泥沙及杂石。

【历史沿革】　石膏始载于《神农本草经》，其炮制首见于汉代《金匮玉函经》。历代医家所用的炮制品有煨石膏、甘草制石膏、火煅醋淬石膏等。《中国药典》（2015年版）载有生石膏和煅石膏两种炮制品。

【炮制工艺】

（1）生石膏　取原药材，洗净，干燥，打碎，除去杂石，粉碎成粗粉。

注：石膏表层的红棕色及灰黄色矿物质和质次硬石膏中含砷量较高，净制时应除去表层及内部夹石杂质，以保证用药的安全性。

（2）煅石膏　取净石膏块，置无烟炉火上或耐火容器内，用武火加热，煅至酥松，取出，凉后碾碎。

【饮片质量标准】

（1）生石膏　为纤维状的集合体，呈长块状、板块状或不规则块状。白色、灰白色或淡黄色，有的半透明，纵断面具绢丝样光泽。体重，质软，气微，味淡。

（2）煅石膏　为白色粉末或酥松块状物，表面透出微红色的光泽，不透明，体较轻，质软，易碎，捏之成粉。气微，味淡。

【炮制作用】

（1）石膏　味甘、辛，性大寒。归肺、胃经。具有清热泻火、除烦止渴的作用。用于外感热病、高热烦渴、肺热喘咳、胃火亢盛、头痛、牙痛。

（2）煅石膏　煅后味甘、辛、涩，性寒。具有收湿、生肌、敛疮、止血的作用；外用于溃疡不敛、湿疹瘙痒、水火烫伤、外伤出血等。

【处方应付】　处方写石膏、煅石膏，应付煅石膏；写生石膏，应付生石膏。

【贮藏保管】　贮干燥容器内，密闭，置干燥处。

🅥 知识链接 ▶▶▶

现有改进石膏的煅制工艺，最优煅制工艺是粉碎成粒度为 $0.125cm^3$ 的小块，铺至 1cm 厚，650℃下煅制 1.5h。选择相对硬度、相对密度、疏松度、失水率及钙含量作为煅石膏的评价指标，所得煅石膏松散、酥脆，平均失水率为 20.83%，平均相对密度为 0.847g/mL，疏松度为 0.980g/mL，其硫酸钙含量达到了 99% 以上，符合药典标准。

目前对生、煅石膏的生肌作用进行药理研究。实验结果表明，煅石膏能促进大鼠伤口成纤维细胞和毛细血管的形成，加快肉芽组织增生，从而促进皮肤创口的愈合，石膏煅制后药效发生改变，具有生肌作用。

牡　蛎

【常用别名】　海蛎子壳、海蛎、蛎蛤。

【来源】　本品为牡蛎科动物长牡蛎、大连湾牡蛎或近江牡蛎的贝壳。全年均可采收，去肉，洗净，晒干。

【历史沿革】　牡蛎始载于《神农本草经》，其炮制首见于汉代《金匮玉函经》。历代医家所用的炮制品有炒牡蛎、煨牡蛎、醋煅牡蛎、盐牡蛎等。《中国药典》（2015 年版）载有牡蛎和煅牡蛎两种炮制品。

【炮制工艺】

（1）牡蛎　取原药材，洗净晒干，碾碎。

（2）煅牡蛎　取净牡蛎，置无烟炉火上或适宜耐火容器内，用武火加热，煅至酥脆，取出放凉，碾碎。

【饮片质量标准】

（1）牡蛎　呈不规则碎块。质硬，断面层状，白色。气微，味微咸。

（2）煅牡蛎　呈不规则碎块或粗粉，大小不一，灰白色或青灰色，断面层状，质酥脆。

【炮制作用】

（1）牡蛎　味咸，性微寒。归肝、胆、肾经。具有重镇安神、潜阳补阴、软坚散结的作用，用于惊悸失眠、眩晕耳鸣、瘰疬痰核、癥瘕痞块。

（2）煅牡蛎　煅后质地酥脆，便于粉碎和煎出药效成分，同时增强了收敛固涩、制酸止痛的作用，常用于自汗盗汗、遗精滑精、崩漏带下、胃痛吞酸。

【处方应付】　处方写牡蛎、煅牡蛎，应付煅牡蛎。

【贮藏保管】　贮干燥容器内，密闭，置干燥处。

⊙ 知识链接 ▶▶▶

牡蛎的最佳炮制工艺为，粉碎成粒度为 $5cm^3$ 的小块，铺至 4cm 厚，在 550℃ 下煅制 1.5h，选择相对硬度、相对密度、疏松度及钙含量为评价指标，所得的煅牡蛎相对硬度为 30.67，相对密度为 3.0，疏松度为 0.86，$CaCO_3$ 含量达到 94.77%，重复性好，符合药典标准。

石决明

【常用别名】　鲍鱼壳、生石决、九孔鲍、海决明、九孔贝。

【来源】　本品为鲍科动物杂色鲍、皱纹盘鲍、羊鲍、澳洲鲍、耳鲍或白鲍的贝壳。夏、秋二季捕捉，去肉，洗净，干燥。

【历史沿革】　石决明始载于《名医别录》，其炮制首见于南北朝《雷公炮炙论》。历代医家所用的炮制品有地榆、阿胶煮石决明、面煨石决明、盐炒、盐煅石决明、蜜制石决明、醋制石决明等。《中国药典》（2015 年版）载有石决明和煅石决明两种炮制品。

【炮制工艺】

（1）石决明　取原药材，洗净，干燥，碾碎。

（2）煅石决明　取净石决明，置无烟炉火上或耐火容器内，用武火加热，煅至灰白色或青灰色，易碎时，取出放凉，碾碎。

【饮片质量标准】

（1）石决明　呈不规则碎块状。外表面灰棕色、灰褐色等，具有青灰色斑，粗糙。内表面光滑，有珍珠样光泽，质坚硬，不易破碎。无臭，味微咸。石决明粗粉呈灰白色。

（2）煅石决明　为不规则的碎块或细粉，灰白色，无光泽，质地酥脆。断面呈层状。

【炮制作用】

（1）石决明　味咸，性寒。归肝经。具有平肝潜阳、清肝明目的作用。生品偏于平肝潜阳，用于头痛眩晕、惊痫抽搐。

（2）煅石决明　煅后可降低其咸寒之性，缓和平肝潜阳的功效，增强其固涩收敛、明目作用，且煅后质地疏松，便于粉碎和煎出有效成分。常用于目赤翳障、青盲雀目、视物昏花、痔漏成管。

【处方应付】　处方写石决明、煅石决明，应付煅石决明。

【贮藏保管】　贮干燥容器内，密闭，置干燥处。

💠 **知识链接** ▶▶▶

采用正交设计、多指标综合评分的方法，优选石决明煅制醋淬工艺：石决明900℃煅制1.5h，以1.2倍量醋（醋的含酸量为9％）淬制。研究发现煅淬品的各项考察指标（水煎出物得率、钙离子的煎出量、粉碎率等）都显著高于原药材，表明煅制使石决明药材致密的结构变为松散，使药材易于粉碎及有效成分易于煎出；煅制醋淬后的石决明水煎后在水煎液中钙盐的溶解率增加，可能是因醋淬能够促使钙离子的溶出。

炉甘石

【常用别名】　甘石、浮水甘石、炉眼石。

【来源】　本品为碳酸盐类矿物方解石族菱锌矿，主含碳酸锌（$ZnCO_3$）。采挖后，洗净，晒干，除去杂石。

【历史沿革】　炉甘石始载于《外丹本草》，其炮制首见于宋代《博济方》。历代医家所用的炮制品有龙胆制炉甘石、三黄汤制炉甘石、黄连制炉甘石等。《中国药典》（2015年版）载有炉甘石和煅炉甘石两种炮制品。

【炮制工艺】

（1）炉甘石　取原药材，除去杂质，打碎。

（2）煅炉甘石　取净炉甘石小块，置耐火容器内，用武火加热煅至红透，再照水飞法水飞，干燥。

【饮片质量标准】

（1）炉甘石　呈不规则碎块状。表面灰白色或淡红色，粉性，无光泽。凹凸不平，多孔，似蜂窝状。体轻，易碎。气微，味微涩。

（2）煅炉甘石　为白色、淡黄色或粉红色的粉末，体轻，质柔软而细腻光滑。气微，味微涩。

【炮制作用】

（1）炉甘石　味甘，性平。归肝、脾经。具有解毒明目退翳、收湿止痒敛疮的作用。一般不内服，多作外敷剂煅制使用。

（2）煅炉甘石　煅制后再进行水飞，质地纯洁细腻，消除了对黏膜、创面的刺激性，适用于眼科及皮肤科。用于目赤肿痛、眼缘赤烂、翳膜遮眼、胬肉攀睛、溃疡不敛、脓水淋漓、湿疮、皮肤瘙痒。

【处方应付】　处方写炉甘石、煅炉甘石，应付煅炉甘石。

【贮藏保管】　贮干燥容器内，密闭，置干燥处。

💠 **知识链接** ▶▶▶

炉甘石含非碳酸盐类矿物及毒副作用成分铅等，《中国药典》（2015年版）采用煅后水飞法制得的炉甘石粉末，其碳酸盐类矿物及毒副作用成分铅含量降低。炉甘石的主要成分为碳酸锌，煅后分解成氧化锌，氧化锌外敷于黏膜疮疡面有收敛、吸湿、消炎等作用，在眼内吸收还可参与维生素 A 还原酶的构成，可用于治疗暗适应能力下降等症。

二、实训操作实例

以煅药机煅制石决明为例。

1. 净选

将按中药饮片批生产指令领取的石决明移至净选岗位"待加工"区域。将药材置于药材净选台上人工挑选，去除非药用部位、杂质；一次倾置量不能太多，净制好的药材装入洁净容器内，称量，挂好物料标签，并移至"已加工"区域，杂质倒入废弃桶内。

2. 煅制

设定煅药机温度为 600℃，按启动煅药机预热约 30min。至设定温度时，将净石决明倒入煅药锅煅制，每锅煅制数量不超过 20kg。煅至酥脆或红透时，取出，放凉，人工将其碾碎。

三、任务实施

（一）任务单

明　煅

1. 任务内容

明煅白矾、牡蛎。

2. 技能目标

（1）掌握明煅技术的操作方法、成品规格与火候关系。

（2）掌握所实训药物的炮制方法和炮制作用，会判断炮制品质量标准。

3. 器具材料

煤气灶、砂锅、马弗炉、刷子、盛药器具、电子秤；白矾、牡蛎。

4. 操作过程

检查砂锅、坩埚和盛药器具等是否洁净，必要时进行清洁→将白矾除去杂质后砸成花生米粒大小备用→将牡蛎洗净干燥备用。

药物投入到洁净的耐热容器中（药量不超过容器高度的 1/3）→武火加热（依据所煅制药物的特点确定是否翻动）→煅至药物质地酥脆或失去结晶水→出锅→将药物置洁净的容器内→清洗砂锅和铲子。

（1）枯矾（煅白矾）　将砸好的白矾块置砂锅内，砂锅置煤气灶上，用武火加热→白矾先逐渐熔化成液体→下层被熔化成液体部分的白矾失去结晶水，变成白色固体形成隔离层→随着加热时间的延长，隔离层越来越厚→当煅至白矾无气体逸出，通体均为洁白色、蜂窝状时，关火→凉后出锅。将枯矾盛放在洁净的容器内。清洗砂锅和铲子。

（2）煅牡蛎　取净牡蛎，置无烟炉火上或适宜耐火容器内→用武火加热，煅至酥脆→取出放凉，碾碎→将煅牡蛎盛放在洁净的容器内→清洗砂锅和铲子。

（二）操作单

药材 （可另选药材）	工艺过程	煅制前 性状	煅制后 性状	炮制 温度	煅制 时间	标准 要求
白矾						
牡蛎						

1. 注意事项

煅白矾时应厚度适中，太厚不易煅透；不能搅拌，否则出现夹生现象；中途不停火，一次煅透；不用铁锅。

2. 思考题

（1）什么是煅法？煅法的分类有哪些？

（2）任务中，炮制各药物时应注意什么？

（3）任务中，各药物的炮制作用是什么？

（三）评价单

评价 项目	重点评价 内容	评价标准	标准 分值	评价 得分
过程 评价	准备工作	洁净和检查工具，准备工作到位	10	
	操作步骤	严格操作流程，操作过程没有大的失误	15	
	技术核心	操作工艺的程度把握适当，成品合格	20	
	创新训练	能主动查阅资料，对不同药材的煅炙操作方法进行探讨	10	
结果 评价	意外事件	整个操作过程中，没有发生器具损坏及不安全事件	5	
	分组讨论	能找出本组操作中存在的问题，找到合理的解决方法	10	
	炮制程度	各个药物从颜色、质地等外观上都达到了炮制标准	10	
	场地清理	能及时清洗实训器具，清理桌面，药物归类放置	5	
	实训报告	报告字迹工整，条理清晰，结果准确，分析透彻	15	
总分			100	

子任务 6-2　煅　　淬

一、必备知识

将净药物按明煅法煅烧至红透，立即投入规定的液体辅料中骤然冷却，如此反复至所需程度的方法，称为煅淬。所用的液体辅料称为淬液。常用的淬液有醋、酒、药汁等。

煅淬法适用于质地坚硬，经高温仍不能疏松的矿物药，以及临床上因特殊需要而煅淬的药物。

1. 目的

（1）使药物质地酥脆，易于粉碎，利于煎出有效成分　药物经高温煅烧，立即投入淬液中骤然冷却，可使药物中所含的各类成分因胀缩比例不同而产生裂隙，从而使质地变得酥脆。如磁石、自然铜、赭石等。

（2）改变药物的理化性质，减少副作用，增强疗效　一些矿物药在煅淬后，其矿物组分和化学成分会发生多方面的变化，既有单一的晶体结构变化，也有晶体结构、化学成分的改变。最常见的是局部矿物药中的成分发生氧化和醋淬过程中的乙酸化等。如赭石煅淬后有利于赭石中亚铁离子的煎出，由于亚铁离子与肠道内硫化氢的结合，减少了高价铁离子对肠道的刺激，从而降低了副作用。

2. 工艺

将分档后的净药投入到洁净的耐热容器内（药量不超过容器高度的 1/3）→置已预热到规定温度的煅炉内煅烧（一般温度在 500℃ 以上）→药物煅至红透→取出至规定的淬液中浸泡→将凉后未煅透的药物再放在煅炉内煅烧→如此反复煅淬操作→煅至药物全部酥脆、液体辅料被吸尽时取出→干燥→装袋、检斤→存放。

3. 注意事项

（1）煅淬应反复进行数次，以使液体辅料吸尽、药物全部酥脆为度。

（2）煅淬时所用淬液的种类及用量，应视药物的性质和煅淬目的与要求而定。

4. 常见药材

自然铜

【常用别名】　石髓铅、方块铜。

【来源】　本品为硫化物类矿物黄铁矿族黄铁矿，主含二硫化铁（FeS_2）。采挖后，除去杂质。

【历史沿革】　自然铜始载于《雷公炮炙论》，其炮制首见于南北朝《雷公炮炙论》。历代医家所用的炮制品有水飞自然铜、酒自然铜、甘草制自然铜等种类。《中国药典》（2015 年版）载有自然铜和煅自然铜两种炮制品。

【炮制工艺】

（1）自然铜　取原药材，除去杂质，洗净，干燥，用时砸碎。

（2）煅自然铜　取净自然铜小块，置耐火容器内，用武火煅至红透，立即取出，投入醋液中淬制，待冷却后，继续煅烧醋淬至黑褐色，光泽消失，质地酥脆，取出，晾凉，干燥后碾碎。每 100kg 净自然铜，用醋 30kg。

注：在自然铜煅制的过程中，会产生硫的升华物或有毒的 SO_2 气体，操作时应在通风处进行。

【饮片质量标准】

（1）自然铜　晶形多为立方体，集合体呈致密块状。表面亮淡黄色，具金属光泽。有的黄棕色或棕褐色，无金属光泽。具条纹，条痕绿黑色或棕红色。体重，质坚硬或稍脆，易砸碎。断面黄白色，有金属光泽；或断面棕褐色，可见银白色亮星。

（2）煅自然铜　为不规则碎粒，呈铁红色或黑褐色，无金属光泽，质地酥脆，有醋气。

【炮制作用】

（1）自然铜　味辛，性平。归肝经。具有散瘀止痛、续筋接骨的作用，因质地坚硬，临床多煅淬用。

（2）煅自然铜　经煅淬后，增强散瘀止痛的作用，使其质地酥脆，便于粉碎和煎出有效成分。用于跌扑肿痛、筋骨折伤。

【处方应付】　处方写自然铜、煅自然铜，应付煅自然铜。

【贮藏保管】　贮干燥容器内，密闭，置干燥处。

🏵 **知识链接** ▶▶▶

自然铜主含二硫化铁，煅制后二硫化铁分解成硫化铁，经醋淬后一部分硫化铁与乙酸反应生成醋酸亚铁，且药物质地酥脆易碎，提高了铁离子的溶出率，有利于机体吸收。

在自然铜煅制的过程中，会产生硫的升华物或有毒的 SO_2 气体，操作时应在通风处进行。淬液应装于较大的容器中，以免煅烧时红透的自然铜放于其中，使温度快速升高、液体外溢，避免对操作者造成烫伤及醋液浪费。

磁　石

【常用别名】　吸铁石、吸针石、铁石、灵磁石。

【来源】　本品为氧化物类矿物尖晶石族磁铁矿，主含四氧化三铁（Fe_3O_4）。采挖后，除去杂石。

【历史沿革】　磁石始载于《神农本草经》，其炮制首见于梁代《名医别录》。历代医家所用的炮制品有醋制磁石、酒制磁石、煮磁石、五加皮地榆制磁石等。《中国药典》（2015 年版）载有磁石和煅磁石两种炮制品。

【炮制工艺】

（1）磁石　取原药材，除去杂质，砸碎。

（2）煅磁石　取净磁石小块，置耐火容器内，用武火煅至红透，立即取出投入醋液中淬制，冷却后取出，反复煅淬至酥脆，取出，干燥后碾碎。每 100kg 净磁石，用醋 30kg。

【饮片质量标准】

（1）磁石　为不规则块状，多具棱角。表面灰黑色或褐色，条痕黑色，具有金属光泽。体重，质坚硬，具磁性。有土腥气，味淡。

（2）煅磁石　为不规则碎块或颗粒。表面黑色。质硬而酥，无磁性。具醋香气。

【炮制作用】

（1）磁石　味咸，性寒。归肝、心、肾经。具有平肝潜阳、聪耳明目、镇惊安神、纳气平喘的作用。生品长于平肝潜阳、镇惊安神。用于头晕目眩、惊悸失眠等。

（2）煅磁石　煅淬后质地酥脆，易于粉碎和煎出有效成分，长于聪耳明目、纳气平喘，用于耳鸣耳聋、视物昏花、肾虚气喘等。

【处方应付】　处方写磁石、煅磁石，应付煅磁石。

【贮藏保管】　贮干燥容器内，密闭，置干燥处。

🏵 **知识链接** ▶▶▶

1.磁石煅淬后，砷含量显著降低，约比生品降低 5～25 倍，且颗粒越小、表面积越大、除砷效果越好。采用原子发射光谱分析磁石炮制前后微量元素的变化，发现磁石中含有钛、锰、铝、铬、钡、锶等有害元素。煅制后这些元素均有变化，尤其锶在煅制后未检出，说明磁石煅制对降低有害元素具有一定意义。

2.选用煅制温度、时间和食醋总酸浓度作为考察因素，设计正交试验，以含铁量、颗粒强度、铁离子溶出量、As和Pb的含量，以及As溶出量为评价指标优选其最佳工艺参数，确定磁石煅淬的最佳工艺为：6～10目磁石在煅药炉内由室温经45min升至600℃，再恒温煅制30min至红透后，迅速取出用6.5%的食醋淬制。每100kg磁石，用食醋30kg。

赭　石

视频：煅淬-赭石

【常用别名】 丁石、钉赭石、代赭石。

【来源】 本品为氧化物类矿物刚玉族赤铁矿，主含三氧化二铁（Fe_2O_3）。采挖后，除去杂石。

【历史沿革】 赭石始载于《神农本草经》，其炮制首见于汉代《金匮玉函经》。历代医家所用的炮制品有水飞赭石、蜡赭石、醋赭石等。《中国药典》（2015年版）载有赭石和煅赭石两种炮制品。

【炮制工艺】

（1）赭石　取原药材，除去杂质，砸碎。

（2）煅赭石取净赭石小块，置耐火容器内，用武火加热，煅至红透后，立即取出投入醋液中淬制，如此反复煅淬至质地酥脆，以淬液用尽为度，放凉，研成粗粉。每100kg净赭石，用醋30kg。

【饮片质量标准】

（1）赭石　呈不规则扁平块状，大小不一。暗棕红色或灰黑色，条痕樱红色或红棕色，有的有金属光泽。一面多有圆形突起，习称"钉头"；另一面与突起相对应处有同样大小的凹窝。体重，质硬，砸碎后断面显层叠状。气微，味淡。

（2）煅赭石　为无定形粗粉，暗褐色或紫褐色，光泽消失，质地酥脆，略有醋气。

【炮制作用】

（1）赭石　味苦，性寒。归肝、心、肺、胃经。具有平肝潜阳、重镇降逆、凉血止血的作用，用于眩晕耳鸣、呃逆、呕吐、噫气，以及血热所致的吐血、衄血、崩漏下血。生品偏于平肝潜阳、降逆止呕、凉血止血。

（2）煅赭石　经煅淬后使其质地酥脆，易于粉碎和煎出有效成分，同时降低了苦寒之性，具有收敛止血的作用。用于吐血、衄血、崩漏下血。

【处方应付】 处方写赭石、煅赭石，应付煅赭石。

【贮藏保管】 贮干燥容器内，密闭，置干燥处。

◎ **知识链接** ▶▶▶

目前以赭石煅制后的硬度、疏松度，以及煎液中Fe^{2+}、As的含量为指标，采用正交设计综合评分法优选煅赭石的炮制工艺。得到煅赭石的最佳炮制工艺为：煅制温度850℃、醋浓度为5.5g/100mL、程序升温时间20min、煅制时间2h。工艺具有可控性，可为工业生产设置煅制工艺参数、统一饮片质量标准提供依据。

二、任务实施

（一）任务单

煅　淬

1. 任务内容

煅淬赭石、磁石。

2. 技能目标

（1）掌握煅淬的技术要领。

（2）掌握所实训药物的炮制方法，会依据炮制品质量标准判断药物炮制后的成品性状是否合格。

3. 器具及材料

煤气灶、砂锅、坩埚、马弗炉、刷子、盛药器具、电子秤；赭石、磁石；醋。

检查砂埚、坩埚和盛药器具等是否洁净，必要时进行清洁→先调节温度至所需范围，之后连接电源，打开开关预热至规定温度→将赭石、磁石砸成直径约 $1cm^3$ 的小块备用→依据煅淬法所炮制药物，准备所用辅料（一般醋的用量为药量的 30%）。

将分档后的净药投入到洁净的坩埚内（药量不超过容器高度的 1/3）→用煅钳夹住盛药的坩埚置已预热到规定温度的马弗炉内煅烧（一般温度在 500℃ 以上）→煅至药物红透，立即取出至规定的淬液中浸泡→药物凉后再反复煅淬至药物全部酥脆、液体辅料被吸尽时出锅→关闭马弗炉电源→将药物置洁净的容器内→清洗坩埚和容器。

（1）煅赭石　将盛有净赭石的坩埚置已预热到 600℃ 的马弗炉内煅烧，煅至红透后，立即用煅钳夹住盛药的坩埚，将红透的药物投入醋液（醋液为药量的 30%）中浸淬，如此反复煅淬至药物质地酥脆、淬液用尽，放凉，研成粗粉。将煅赭石盛放在洁净的容器内。清洗坩埚和容器。

每 100kg 净赭石，用醋 30kg。

（2）煅磁石　煅磁石取净磁石小块，置耐火容器内，用武火煅至红透，立即取出投入醋液中淬制，冷却后取出，反复煅淬至酥脆，取出，干燥后碾碎。

每 100kg 净磁石，用醋 30kg。

（二）操作单

药材 （可另选药材）	工艺过程	煅制前 性状	煅制后 性状	煅制 时间	炮制 温度	标准 要求
赭石						
磁石						

1. 注意事项

煅淬药物时，火力要强，并趁热淬之。

2. 思考题

（1）煅淬法的操作工艺是什么？

（2）煅淬药物时应注意什么？

（3）煅淬药物的炮制作用是什么？

（三）评价单

评价项目	重点评价内容	评价标准	标准分值	评价得分
过程评价	准备工作	洁净和检查工具，准备工作到位	10	
	操作步骤	严格操作流程，操作过程没有大的失误	15	
	技术核心	操作工艺的程度把握适当，成品合格	20	
	创新训练	能主动查阅资料，对不同药材的煅炙操作方法进行探讨	10	
结果评价	意外事件	整个操作过程中，没有发生器具损坏及不安全事件	5	
	分组讨论	能找出本组操作中存在的问题，找到合理的解决方法	10	
	炮制程度	各个药物从颜色、质地等外观上都达到了炮制标准	10	
	场地清理	能及时清洗实训器具，清理桌面，药物归类放置	5	
	实训报告	报告字迹工整，条理清晰，结果准确，分析透彻	15	
总分			100	

子任务 6-3 煅 炭

一、必备知识

药物在高温缺氧条件下煅烧成炭的方法，称为煅炭。该法适用于质地疏松、炒炭易灰化，以及某些在制备过程中需要综合制炭的药物。

动画：煅炭技术

1. 目的

（1）改变药物性能，增强或产生止血作用 如血余炭、棕榈炭煅制后，可免除刺激性、毒性。

（2）降低毒性 如干漆煅制后，可免除刺激性、毒性。

2. 工艺

净药物置煅锅中→上盖一较小的锅→两锅结合处用盐泥封严→盖锅上压一重物→于盖锅底部贴一白纸条或放数粒大米→待泥稍干后→用武火加热→煅至白纸或大米呈焦黄色、药物全部炭化→待完全冷却后→出锅→晾凉→装袋、检斤→存放。

3. 注意事项

（1）在盖锅上压一重物，防止锅内气体膨胀而冲开盖锅。

（2）煅锅内药料不宜放得过多，以锅容积2/3为宜；松紧适度，以免煅不透，影响煅炭质量。

（3）在煅烧过程中，由于药物受热炭化，产生大量气体，浓烟从锅缝中喷出，为防空气进入导致药物灰化，应随时用湿泥堵封。

（4）药物煅透后，应放置冷却才能启锅取炭，以免药物遇空气后燃烧灰化。

4. 常见药材

血余炭

【常用别名】 乱发炭、头发炭、人发炭。

【来源】 本品为人头发制成的炭化物。

【历史沿革】 血余炭始载于《五十二病方》。历代医家所用的炮制品有烧法、炙法、煮法等加工得到的血余炭。《中国药典》（2015 年版）载有血余炭。

【炮制工艺】 血余炭：取人头发，除去杂质，用稀碱水洗去油垢，清水漂净，晒干，装入锅内，上盖一个口径较小的锅，两锅结合处用盐泥（或黄泥）封固，上压重物，盖锅底部贴一白纸或放数粒大米，用武火加热煅至白纸或大米呈焦黄色，离火待凉后取出，剁成小块。

【饮片质量标准】 本品为不规则块状，大小不一，乌黑光亮，有多数细孔。体轻，质脆。用火烧之有焦发气，味苦。

【炮制作用】 人发入药必须煅制成血余炭。血余炭味苦，性平。归肝、胃经。具有收敛止血、化瘀、利尿的作用。用于吐血、咯血、衄血、血淋尿血、便血、崩漏下血、外伤出血、小便不利。

【处方应付】 处方写血余、血余炭，应付血余炭。

【贮藏保管】 贮干燥容器内，密闭，置干燥处。

💚 **知识链接** ▶▶▶

1. 临床及药理实训均证明，血余炭可显著缩短动物的凝血时间，促进血小板聚集，降低血浆中 cAMP 的含量。而人发的水和乙醇煎出液则无此效果，说明血余炭确有良好的止血作用。在血余炭中，除去钙、铁离子后，其凝血时间延长，说明血余炭的止血作用可能与其所含的钙、铁离子有关。

2. 血余炭的质量与人发的来源、炮制工艺的控制有关。实训表明，以缩短凝血时间为指标，结果以中青年人的头发最佳，男性老年者最差。对血余炭的炮制工艺的研究则认为，以 300℃ 扣锅煅制 20min，所得制品的浸出物钙元素含量高，并具有明显的止血作用。

棕 榈

【常用别名】 陈棕、棕皮、棕板、棕毛。

【来源】 本品为棕榈科植物棕榈的干燥叶柄。采棕时割取旧叶柄下延部分及鞘片，除去纤维状的棕毛，晒干。

【历史沿革】 棕榈始载于《本草拾遗》，其炮制首见于唐代《外台秘要》。历代医家所用的炮制品有炒棕榈、焦棕榈、酒棕榈和皂角制棕榈。《中国药典》（2015 年版）载有棕榈和棕榈炭两种炮制品。

【炮制工艺】

（1）棕榈 取原药材，除去杂质，洗净，切段，干燥，筛去灰屑。

（2）棕榈炭　取净棕榈段，置锅内，上扣一较小锅，两锅结合处用盐泥（或黄泥）封固；盖锅上压一重物，并贴一白纸条或放数粒大米，武火加热，煅至白纸或大米呈焦黄色时，停火，待锅凉后，取出。

【饮片质量标准】

（1）棕榈　呈长条板状，一端较窄而厚，另一端较宽而稍薄。大小不等，表面红棕色，粗糙，有纵直皱纹。其中一面有明显的凸出纤维，纤维两侧着生多数棕色茸毛。质硬而韧，不易折断，断面纤维性。气微，味淡。

（2）棕榈炭　呈不规则块状，大小不一，表面为黑褐色至黑色，有光泽，有纵直条纹；触之有黑色炭粉。内部焦黄色，纤维性，略具焦香气，味苦涩。

【炮制作用】　生棕榈不入药。棕榈炭味苦、涩，性平。归肺、肝、大肠经。具有收敛止血的作用，用于吐血、衄血、尿血、便血、崩漏下血。

【处方应付】　处方写棕榈、棕榈炭，应付棕榈炭。

【贮藏保管】　贮干燥容器内，密闭，置通风干燥处。

◎ 知识链接 ▶▶▶

动物实验表明，棕榈炭能缩短出血和凝血时间。由凝血实训结果可知，无论新棕皮炭或新棕板炭均无作用，陈棕炭、陈棕皮炭则有明显的作用，尤其是取自多年的破旧陈棕作用更为明显，说明"年久败棕入药尤妙"的古人经验是有道理的，用药以陈久者为宜。

灯心草

【常用别名】　灯心、灯芯草、龙须草、野席草。

【来源】　本品为灯心草科植物灯心草的干燥茎髓。夏末至秋季割取茎，晒干，取出茎髓，理直，扎成小把。

【历史沿革】　灯心草始载《开宝本草》，其炮制首见于宋代《证类本草》。历代医家所用的炮制品有朱砂灯心、青黛灯心。《中国药典》（2015 年版）载有灯心草和灯心炭两种炮制品。

【炮制工艺】

（1）灯心草　取原药材，除去杂质，剪（或切）成段。

（2）灯心炭　取净灯心草置煅锅内，上扣一口径较小的锅，接合处用盐泥封固，在盖锅上压一重物，并贴白纸或放数粒大米，用武火加热，煅至纸条或大米呈深黄色时停火，待锅凉后，取出。

【饮片质量标准】

（1）灯心草　为细圆柱形，表面白色或淡黄白色，有细纵纹。体轻，质软，略有弹性，易拉断，断面白色。气微，味淡。

（2）灯心炭　呈细圆形的段。表面为黑色，体轻。质轻脆，易碎，气微，味微涩。

【炮制作用】

（1）灯心草　味甘、淡，性微寒。归心、肺、小肠经。具有清心火、利小便的作用。用于心烦失眠、尿少涩痛、口舌生疮。

（2）灯心炭　煅炭后可凉血止血，专用于清热敛疮。外用治喉痹、乳蛾、阴疳。

【处方应付】　处方写煅灯心草、灯心炭，应付灯心炭；写灯心草，应付生灯心草。

【贮藏保管】　贮于干燥容器内，密闭，置干燥处。

灯心炭应呈细圆形的段。表面为黑色，体轻，质轻脆，易碎，符合煅炭存性的要求。若呈灰黑色粉末状，则表明煅炭失败。其原因可能是煅制时间过长、温度过高；煅制过程中，盐泥开裂漏气没及时封堵；煅好后没待凉后就揭锅盖所致。

二、任务实施

（一）任务单

<table>
<tr><td colspan="6" align="center">煅 炭</td></tr>
</table>

1. 任务内容

煅棕榈炭。

2. 技能目标

(1) 会进行药物煅炭的工艺设计，掌握成品规格与火候关系。

(2) 掌握所实训药物的炮制方法、炮制作用，并依据饮片炮制标准，判断所炮制的饮片规格是否符合标准要求，分析操作成败原因。

3. 器具材料

煤气灶、砂锅、坩埚、电炉、刷子、盛药器具、电子秤；棕榈。

4. 操作过程

检查砂锅、坩埚和盛药器具等是否洁净，必要时进行清洁→将药物除去杂质和碎屑备用→用黏土加适量盐水搅拌成泥。

棕榈炭：取净棕榈段，置锅内，上扣一较小锅，两锅结合处用盐泥（或黄泥）封固；盖锅上压一重物，并贴一白纸条或放数粒大米，武火加热，煅至白纸或大米呈焦黄色时，停火，待锅凉后，取出。

（二）操作单

药材 （可另选药材）	工艺过程	煅制前性状	煅制后性状	煅制时间	炮制温度	标准要求
棕榈						

1. 注意事项

(1) 扣锅煅时，药料不宜放得过多、过紧。

(2) 应随时用湿泥封堵两容器结合处的盐泥裂缝。

(3) 煅透后应放冷才能打开。

2. 思考题

(1) 扣锅煅法的工艺是什么？

(2) 任务中，炮制药物时应注意什么？

(3) 任务中，药物的炮制作用是什么？

（三）评价单

评价项目	重点评价内容	评价标准	标准分值	评价得分
过程评价	准备工作	洁净和检查工具,准备工作到位	10	
	操作步骤	严格执行操作流程,操作过程没有大的失误	15	
	技术核心	操作工艺的程度把握适当,成品合格	20	
	创新训练	能主动查阅资料,对不同药材的煅制操作方法进行探讨	10	
结果评价	意外事件	整个操作过程中,没有发生器具损坏及不安全事件	5	
	分组讨论	能找出本组操作中存在的问题,找到合理的解决方法	10	
	炮制程度	各个药物从颜色、质地等外观上都达到了炮制标准	10	
	场地清理	能及时清洗实训器具,清理桌面,药物归类放置	5	
	实训报告	报告字迹工整,条理清晰,结果准确,分析透彻	15	
总分			100	

◯ 任务小结

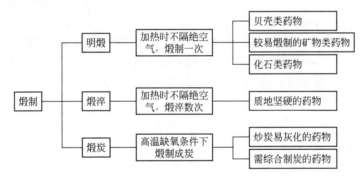

煅制条件	煅制类别	煅制目的及适用药物种类举例
有氧	明煅	除去结晶水,增强药物的收敛作用,如白矾、石膏、硼砂等;使药物质地酥脆,便于煎出有效成分,如石决明、牡蛎、瓦楞子、花蕊石等
	煅淬	使药物质地酥脆,易于粉碎,利于煎出有效成分,如磁石、自然铜、赭石等;改变药物的理化性质,减少副作用,增强疗效,如炉甘石、自然铜等
无氧	煅炭	改变药物性能,增强或产生止血作用,如棕榈炭、灯心炭、血余炭等

PPT课件

任务7 水火共制

> 知识目标：能依据饮片质量标准，判断所炮制饮片成品规格是否合格。
>
> 技能目标：掌握各类水火共制技术的操作方法、注意事项；具备对炮制后的饮片进行外观和内在质量的鉴定技能。具备水火共制岗位技能。

水火共制技术是一类既需用火加热，又需用水传热，常常还需要加入某些液体辅料或固体辅料的炮制加工技术。其目的是改变药物性能、增强疗效、消除或降低其毒副作用，以纯净药物，便于切制。常用的有蒸、煮、焯等技术。

子任务7-1 蒸 制

一、必备知识

将净制或切制后的药物加辅料或不加辅料装入蒸制容器内，隔水加热至一定程度的方法，称为蒸制。其中不加辅料者为清蒸，加辅料者为加辅料蒸。直接利用流通蒸汽蒸煮，称为"直接蒸法"，药物在密闭条件下隔水蒸，称为"间接蒸法"。

1. 目的

（1）改变药物性能，扩大用药范围　如地黄生品性寒，可清热凉血，蒸制后使药性转温，功能由清变补。

（2）减少副作用　如大黄生用气味重浊、走而不守、直达下焦、泻下作用峻烈、易伤胃气，酒蒸后泻下作用缓和，能减轻腹痛等副作用；黄精生品刺激咽喉，蒸后消除其副作用。

（3）保存药效，利于贮存保管　如桑螵蛸生品经蒸后可杀死虫卵，便于贮存保管；黄芩蒸后可破坏酶类，保存苷类有效成分。

（4）便于软化切片　如木瓜、天麻、玄参等药物，或质地坚硬，或含糖类较多，若用水浸润则水分不易渗入，久泡则损失有效成分。采用蒸后切片的方法软化效果好、效率较高、饮片外表美观、容易干燥。

2. 工艺

将待蒸制的药物洗涤干净，并大小分开→质地坚硬者可适当先用水浸润1~2h，以加速蒸的效果；用液体辅料同蒸者，可利用该辅料润透药物→将洗净润透或拌匀辅料后润透的药物，置笼屉或铜罐等蒸制容器内→隔水加热至所需程度取出。

蒸制时间一般视药物而不同，短者1~2h，长者数十小时，有的还要求反复蒸制（如"九蒸九晒"）。

3. 注意事项

（1）需用液体辅料拌蒸的药物，应待辅料被吸尽后再蒸制。

（2）蒸制过程中一般先用武火，待"圆汽"后改为文火，保持锅内有足够的蒸汽即可。但在非密闭容器内酒蒸时，要先用文火，防止酒很快挥散出去，达不到酒蒸的目的。

（3）蒸制时要注意火候，若时间太短，则达不到炮制目的；若蒸得过久，则影响药效，有的药物可能"上水"难于干燥。

（4）需长时间蒸制的药物宜不断添加开水，以免蒸汽中断，特别注意不要将水煮干，影响药物质量。需日夜继续蒸制者，应有专人值班，以保安全。

4. 常见药材

黄　芩

【常用别名】　枯芩、子芩。

【来源】　本品为唇形科植物黄芩的干燥根。

【历史沿革】　始载于《神农本草经》，炮制方法首见于唐代《外台秘要》，历代有炒黄、炒焦、炒炭、酒洗、酒炒、煅存性、米醋浸炙、酒浸焙、蜜炙、姜炙、土炒、醋炒、米泔浸法、清蒸、清水煮等方法，现今有清蒸、清水煮、酒炙、炒炭等方法。《中国药典》（2015年版）收载有黄芩片和酒黄芩两种炮制品。

【炮制工艺】

黄芩片：取原药材，除去杂质，洗净泥屑，大小分档。置蒸制容器内隔水加热，蒸至"圆气"后半小时，候质地软化，取出，趁热切薄片。干燥，筛去碎屑。或将净黄芩经沸水煮 10min，闷 8～12h，至内外湿度一致时，切薄片，干燥（注意避免曝晒）。筛去碎屑。

除蒸制外，黄芩还有酒黄芩、黄芩炭等炮制品。

酒黄芩：取黄芩片，加黄酒拌匀，稍闷，待酒被吸尽后，用文火炒至药物表面微干，呈深黄色，嗅到药物与辅料的固有香气，取出，晾凉。筛去碎屑。每 100kg 黄芩片，用黄酒 10kg。

黄芩炭：取黄芩片，置热锅中，用武火炒至药物外面焦褐色、里面深黄色，存性，喷淋少量清水，灭尽火星，取出，摊晾干。

【饮片质量标准】

（1）黄芩　为类圆形或不规则薄片，外表皮黄棕色至棕褐色，切面黄棕色或黄绿色，具放射状纹理，有的中央呈暗棕色或棕黑色枯朽状，质硬而脆，气微，味苦。

（2）酒黄芩　外表皮棕褐色，切面黄棕色，略带焦斑，中心部分有的呈棕色，略有酒气。

（3）黄芩炭　呈黑褐色，有焦炭气。

【炮制作用】

（1）生黄芩　清热泻火解毒力强，用于热入气分、湿热黄疸、乳痈发背。

（2）酒黄芩　酒制入血分，并可借黄酒升腾之力，用于上焦肺热及四肢肌表之湿热；同时，因酒性大热，可缓和黄芩的苦寒之性，以免伤害脾阳，导致腹痛，还能杀酶保苷。

（3）黄芩炭　清热止血为主，用于崩漏下血、吐血衄血。

【处方应付】　写黄芩、枯黄芩、子条芩，均付黄芩；写炒黄芩，付炒黄芩；写黄芩炭，付黄芩炭；写酒黄芩，付酒黄芩。

【贮存保管】　贮干燥容器内，密闭，置通风干燥处，防潮。

❤ **知识链接** ▶▶▶

黄芩蒸制或沸水煮的目的在于使酶灭活，保存药效，又使药物软化，便于切片。

实验证明，黄芩遇冷水变绿，就是由于黄芩中所含的酶在一定温度和湿度下，可酶解黄芩中所含的黄芩苷和汉黄芩苷，产生葡萄糖醛酸和两种苷元，即黄芩素和汉黄芩素。其中黄芩苷元是一种邻位三羟基黄酮，本身不稳定，容易被氧化而变绿。故黄芩变绿说明黄芩苷已被水解。黄芩苷的水解又与酶的活性有关，以冷水浸，酶的活性最大。

经抑菌实验证明，冷水浸黄芩对白喉杆菌、铜绿假单胞菌、溶血性链球菌、大肠埃希菌有抑制作用；实验还证明，酒炒黄芩煎剂对痢疾杆菌、炭疽杆菌、白色念珠菌等的抑制作用较生黄芩煎剂为佳。同时通过黄芩素含量测定，酒黄芩含量比生黄芩饮片含量要高。

何首乌

【常用别名】 首乌、生首乌、制首乌。

【来源】 本品为蓼科植物何首乌的干燥块根。

【历史沿革】 始载于《日华子本草》，其炮制首见于唐代《仙授理伤续断秘方》。历代有醋煮、生姜甘草制、牛膝制、米泔黑豆甘草同制、黑豆汁蒸、熟地汁蒸、黑豆生姜汁蒸、清蒸等方法，现今有黑豆汁蒸、黑豆汁炖、清蒸等方法。《中国药典》（2015 年版）收载有何首乌和制首乌两种炮制品。

【炮制工艺】

（1）何首乌 取原药材，除去杂质，洗净，稍浸，切厚片或块，干燥。筛去碎屑。

（2）制首乌 取生首乌或块，用黑豆汁拌匀，润湿，置非铁质蒸制容器内，密闭，蒸或炖至汁液被吸尽、药物呈棕褐色时，取出，干燥。每 100kg 何首乌，用黑豆 10kg。

黑豆汁制法：取黑豆 10kg，加水适量，约煮 4h，熬汁约 15kg；黑豆渣再加水煮 3h，熬汁约 10kg，合并得黑豆汁约 25kg。

【饮片质量标准】

（1）何首乌 为不规则圆形厚片或小方块，表面淡红棕色或棕黄色，具"云绵花纹"（异型维管束），显粉性。周边红棕色或红褐色，皱缩不平。体重质坚。气微，味微苦而涩。

（2）制首乌 为黑褐色或棕褐色厚片或小方块，微粗糙，凸凹不平，有光泽。气微，味淡而微甘。

【炮制作用】

（1）何首乌 苦泄性平兼发散，具解毒、消肿、润肠通便的功能。用于瘰疬疮痈、风疹瘙痒、肠燥便秘、高脂血症。

（2）制首乌 经黑豆汁拌蒸后，味转甘厚而性转温，增强了补肝肾、益精血、乌须发、强筋骨的作用，用于血虚萎黄、眩晕耳鸣、须发早白、腰膝酸软、肢体麻木、崩漏带下、久疟体虚、高脂血症。

【处方应付】 写首乌、制何首乌、何首乌，均付制何首乌；写生首乌、生何首乌，均付何首乌。

【贮存保管】 贮干燥容器内，密闭，置通风干燥处。

◎ **知识链接** ▶▶▶

1. 对理化性质的影响实验表明，蒸制过程中，首乌外表颜色加深，总蒽醌、结合蒽醌含量随着蒸制时间延长而减少，游离蒽醌开始增加，20h 后开始减少，致使致泻作用减弱。磷脂及糖含量随着蒸制时间延长而增加，使补益作用更加突出；二苯乙烯苷含量随蒸制时间增加而降低。炮制时间对游离蒽醌和二苯乙烯苷都有明显影响，时间过长均会引起二者的损失。相比之下，以32h炮制品为好。

2.对药理作用的影响　实验证明，生首乌具有泻下作用，经蒸制后，其泻下作用随时间延长而逐渐减弱，当蒸至50h后即无泻下作用。制首乌具有免疫增强作用和肝糖原积累作用，而生首乌无此作用。生首乌、制首乌均有降血脂作用。

生品和多种炮制品经体外抑菌实训证明对多种致病菌有不同程度的抑制作用。其中生首乌抗金黄色葡萄球菌作用均比各炮制品强；而黑豆制品对白色葡萄球菌，酒蒸首乌和地黄汁制首乌对白喉杆菌的抑制力优于生品和其他制品。

毒性实验表明，制首乌的毒性小于生首乌，蒸20h以后的制品几乎无毒性。

人　参

【常用别名】　园参、生晒参、山参、生晒山参、糖参、红参。

【来源】　人参为五加科植物人参的干燥根，栽培者为"园参"，野生者为"山参"。

【历史沿革】　始载于《神农本草经》，炮制始见于《雷公炮炙论》，历代有制炭、焙、微炒、去芦、黄泥裹煨、蜜炙、盐炒、酒浸、人乳制、清蒸切、润切、焙熟蒸切、烘切等方法，现今有清蒸切、润切、糖制等方法。《中国药典》（2015年版）收载有人参片一种炮制品。

【炮制工艺】

（1）生晒参　取园参原药材，除去芦头，洗净，润透，切薄片，干燥。

（2）糖参　取园参鲜根，洗净，置沸水中浸烫37min，取出，入凉水中浸泡10min左右，取出晒干，经硫黄熏蒸后，用特制的针沿人参平行与垂直方向刺小孔后，浸入浓糖水中（每100mL水溶液中加冰糖135g）24h，取出曝晒1天。再用湿毛巾打潮，软化，第二次刺孔，再浸入浓糖水中24h。取出后冲去浮糖，干燥。

（3）红参　取园参原药材，洗净，经蒸制干燥后为红参。用时蒸软或稍浸后烤软，切薄片，干燥，或用时粉碎、捣碎。

【饮片质量标准】

（1）生晒参　主根呈纺锤形或圆柱形，表面灰黄色，有粗横纹及纵皱，断面淡黄白色，粉性，体轻质脆，有特异香气，味微苦、甘。

（2）糖参　呈圆柱形或纺锤形，表面淡白色或黄白色，外皮松泡，常有刺孔残痕和糖样结晶，质疏松，气特殊而香，味先甜后微苦，嚼之可溶化。

（3）红参　呈圆柱形或纺锤形，表面红棕色或深红色，断面角质样。质硬而脆，气微香，味甘、微苦。

【炮制作用】

（1）生晒参　人参　性味甘、微苦，平。归脾、肺、心经。生晒参偏于补气生津、复脉固脱、补益脾肺。

（2）糖参　功同生晒参而力逊。

（3）红参　味甘而厚，性偏温，具有大补元气、复脉固脱、益气摄血的功能，以温补见长。

【处方应付】　写人参、生晒参，均付生晒参；写红参，付红参；写糖参，付糖参；写野山参，付生晒山参。

【贮存保管】　贮干燥容器内，密闭，置通风干燥处。

人参中含有人参皂苷、蛋白质、酶类、多肽类、氨基酸、糖类、有机酸、生物碱、萜类、脂类、挥发油、维生素B、维生素C、果胶和无机元素等。实验表明，生晒参、红参、白参（去掉表皮的人参）、冻干参所含的成分在种类和数量上都有所不同。

人参芦头所含人参总皂苷比人参根高2倍以上，动物实验及临床观察也未发现人参芦有催吐的作用，且人参芦占整个人参根重量的12%～15%，去掉芦头是一个很大的浪费，建议人参可不去芦。

桑螵蛸

【常用别名】 桑蛸、螵蛸、刀螂子、螳螂蛋、螳螂壳。

【来源】 本品为螳螂科昆虫大刀螂、小刀螂或巨斧螳螂的干燥卵鞘。

【历史沿革】 始载于《神农本草经》，其炮制首见于唐代《仙授理伤续断秘方》。历代有炒黄、炒焦、麸炒、酒浸炒、蜜制、醋煮、清蒸、盐蒸、酒制等方法，现今有清蒸、盐炙等炮制工艺。《中国药典》（2015年版）收载有桑螵蛸一种炮制品。

【炮制工艺】

（1）桑螵蛸 取原药材，除去杂质，用清水洗净泥屑，置蒸制容器内用武火蒸约1h，至颜色加深、手指挤压不冒浆液时，取出，干燥，用时剪碎。

（2）盐桑螵蛸 取盐水淋入净桑螵蛸内拌匀，闷润后置热锅内，文火炒至有香气逸出，取出，晾凉，干燥后及时收藏。每100kg净桑螵蛸，用食盐2.5kg。

【饮片质量标准】

（1）桑螵蛸 略呈圆柱形、半圆形、长条形或平行四边形，由多层膜状薄片叠成。表面浅黄褐色，质硬而韧，气微腥，味淡或微咸。蒸桑螵蛸手指挤压不冒浆液。

（2）盐桑螵蛸 表面焦黄色，略有焦斑，味咸。

【炮制作用】

（1）桑螵蛸 性味甘、咸，平。归肝、肾经。生桑螵蛸可使人泄泻，均不生用。蒸桑螵蛸可消除致泻副作用，又可杀死虫卵，有利于保存药效。

（2）盐桑螵蛸 引药下行，增强了益肾固精、缩尿止遗的作用。

【处方应付】 写刀螂子、桑蛸、螳螂窠、桑螵蛸，均付桑螵蛸。

【贮存保管】 贮干燥容器内，置通风干燥处。防蛀。

地　黄

【常用别名】 鲜生地、山菟根、酒壶花、山烟、山白菜。

【来源】 本品为玄参科植物地黄的干燥或新鲜根。

【历史沿革】 始载于《神农本草经》，列为上品，其炮制首见于《雷公炮炙论》，历代有醋炒、姜汁炒、酒拌炒、盐水炒、盐煨浸炒、煮制、蜜拌、黄连制、清蒸、酒蒸、炒炭、煅炭等方法，现今有酒蒸、清蒸、炒炭、煅炭等方法。《中国药典》（2015年版）收载有鲜地黄、生地黄和熟地黄三种炮制品。

【炮制工艺】

（1）鲜地黄 取鲜药材，洗净泥土，除去杂质，用时切厚片或绞汁。

（2）生地黄 取原药材，用水稍泡，洗净，闷润，切厚片，干燥及时收藏。

（3）熟地黄

① 酒炖法。取净生地黄，加黄酒拌匀，置罐内或适宜容器内，密闭，隔水加热或用蒸气加热。至酒被吸尽，显乌黑色光泽，味转甜，取出。晾晒至外皮黏液稍干时，切厚片或块，干燥。每100kg生地黄，用黄酒30～50kg。

② 清蒸法。取净生地黄，置适宜容器内，隔水蒸至黑润，取出。晒至约八成干时，切厚片或块，干燥。

（4）生地炭　取净生地片，置预热好的热锅内，用武火炒至焦黑色。发泡鼓起时，喷洒清水少许，灭尽火星，取出，晾凉。或用闷煅法煅成炭，干燥后及时收藏。

（5）熟地炭　取净熟地片，置预热好的热锅内，用武火炒至外皮焦黑色，喷洒清水少许，灭尽火星，取出，晾凉。或用闷煅法煅成炭，干燥后及时收藏。

【饮片质量标准】

（1）鲜地黄　呈纺锤形或条状，外皮薄，表面浅红黄色，具弯曲的皱纹、横长皮孔及不规则疤痕。肉质，切面淡黄白色，可见橘红色油点，中部有放射形纹理。气微，味微甜、微苦。

（2）生地黄　为不规则类圆形厚片，表面棕黑色或乌黑色，有光泽，油润黏性，中间隐现"菊花心"纹理。周边灰黑色或棕灰色，皱缩。质柔软，坚实，气特异，味微甜。

（3）熟地黄　表面乌黑发亮，质滋润而柔软，易粘连。味甜，或微有酒气。

（4）生地炭　表面焦黑色，质轻松、鼓胀，外皮焦脆，中心部呈棕黑色并有蜂窝状裂隙。有焦苦味。

（5）熟地炭　形如生地炭，色泽加深而光亮。

【炮制作用】

（1）鲜生地　清热、凉血、止血、生津。用于热风伤阴、舌绛烦渴、发斑发疹、吐衄等症。

（2）生地黄　性寒，为清热凉血之品，具有养阴清热、凉血生津的功能。用于热病烦躁、发斑消渴、骨蒸劳热、吐血、衄血、尿血、崩漏。

（3）熟地黄　可使药性由寒转温，味由苦转甜，功能由清转补。熟地黄质厚味浓，滋腻碍脾。酒制使性转温，主补阴血，且可借酒力行散，起到行药势、通血脉的作用。熟地黄具有滋阴补血、益精填髓的功能，用于肝肾阴虚、目昏耳鸣、腰膝酸软、消渴、遗精、崩漏、须发早白。

（4）生地炭　入血分凉血止血，用于吐血、衄血、尿血、崩漏。

（5）熟地炭　以补血止血为主。用于虚损性出血。

【处方应付】 写生地、地黄、生地黄，付生地黄；写熟地黄、熟地，均付熟地黄；写熟地黄炭、地黄炭、生地黄炭，均付地黄炭；写二地，付生地、熟地黄各半。

【贮存保管】 鲜生地放在阴凉干燥处或埋于沙中。其他制品贮干燥容器内，密闭，置阴凉干燥处。防霉、防蛀。

⚗ **知识链接** ▶▶▶

实验证明，生地黄经长时间加热蒸熟后，部分多糖和低聚糖可水解转化为单糖。熟地黄的单糖含量比生地黄高2倍以上。炮制亦可使环烯醚萜苷类成分分解，分解程度取决于苷中所含糖的数目，其结合的糖越多，分解速度越慢。三糖苷-地黄苷D（降血糖主要成分）几乎不分解，双糖苷-地黄苷A、地黄苷B较易分解，而单糖苷（如梓醇、益母草苷、桃叶珊瑚苷）最易分解。地黄炮制后，氨基酸的含量降低，微量元素含量和溶出率的变化不大。

采用高压蒸制法制备熟地黄，生产周期短、燃料消耗少、污染小、效率高。"热压"对药物穿透力强、受热快，药材质量可达到传统的"黑如漆、亮如油、甜如饴"的标准。

黄　精

【常用别名】　土灵芝、老虎姜、鸡头参、黄鸡菜、山姜。

【来源】　本品为百合科植物滇黄精、黄精或多花黄精的干燥根茎。按形状不同，习称"大黄精""鸡头黄精""姜形黄精"。春、秋二季采挖，除去须根，洗净，置沸水中略烫或蒸至透心，干燥。

【历史沿革】　黄精始载于《名医别录》，其炮制首见于《雷公炮炙论》，历代有黑豆煮制、酒蒸、砂锅蒸、清蒸、熟地制、蜜制等方法，现今有酒炖、熟地汁蒸、黑豆制等炮制工艺。《中国药典》（2015年版）收载有黄精和酒黄精两种炮制品。

【炮制工艺】

（1）黄精　取原药材，除去杂质，洗净，略润，切厚片，干燥后及时收藏。

（2）蒸黄精　取原药材，除去杂质，洗净，反复蒸至内外呈滋润黑色，切厚片，干燥后及时收藏。

（3）酒黄精　取原药材，除去杂质，洗净，加黄酒拌匀，装入罐内或其他适宜的容器内，密闭。隔水蒸或用蒸汽加热，中途翻动一次，炖至酒被吸尽；或置蒸制容器内，蒸至内外滋润、色黑，以口尝无麻味为度。取出，切厚片，干燥。筛去碎屑。每100kg黄精，用黄酒20kg。

【饮片质量标准】

（1）黄精　呈不规则的厚片，表面淡黄色至黄棕色，可见"鸡眼"状的茎痕；断面角质，淡黄色至黄棕色。质硬而韧，气微，味甜，嚼之有黏性。

（2）蒸黄精　全体乌黑色，滋润，有光泽，质柔软，味甜，微带焦糖气。

（3）酒黄精　表面黑色，有光泽，中心深褐色，味甜，微有酒香气。

【炮制作用】

（1）黄精　性味甘、平。归脾、肺、肾经。生黄精具麻味，刺人咽喉，一般不直接入药，多蒸用。

（2）蒸黄精　蒸后增强补脾、润肺、益肾的功能，并可除去麻味，以免刺激咽喉。用于肺虚燥咳、脾胃虚弱、肾虚精亏。

（3）酒黄精　酒能助其药势，使之滋而不腻，更好地发挥补益作用。

【处方应付】　写黄精、制黄精、蒸黄精，均付蒸黄精。

【贮存保管】　贮干燥容器内，密闭，置通风干燥处。防霉、防蛀。

❤ **知识链接** ▶▶▶

黄精水煎剂对结核杆菌、痢疾杆菌有抑制作用，对常见性皮肤真菌也有抑制作用。对黄精生品和蒸后烘干品的实训表明，黄精炮制后水浸出物比生品增加29.30%（冷浸法）和24.62%（热浸法），醇浸物增加32.54%，总糖略有减少，还原糖则增加80%以上。游离氨基酸由4个增加到10个。这表明黄精炮制后，有利于成分的浸提。

肉苁蓉

【常用别名】　淡苁蓉、大芸、淡大芸。

【来源】　本品为列当科植物肉苁蓉干燥带鳞片的肉质茎。春季苗刚出土时采挖，除去花序，切段，晒干。

【历史沿革】　始载于《神农本草经》，其炮制首见于《中藏经》，历代有酒酥肉苁蓉、焙肉苁蓉、煨肉苁蓉等。《中国药典》（2015年版）收载有肉苁蓉片和酒苁蓉两种炮制品。

【炮制工艺】

（1）肉苁蓉　取原药材，除去杂质，大小分档，洗净，浸泡，润透后切厚片，干燥。有盐质者，先将盐分漂净后再切厚片，干燥。

（2）酒苁蓉　取肉苁蓉片，加黄酒拌匀，置密闭容器内，隔水炖至酒被吸尽，表面显黑色或灰黄色，取出，干燥。肉苁蓉每100kg，用黄酒30kg。

【饮片质量标准】

（1）肉苁蓉　为不规则类圆形厚片，表面棕褐色或灰棕色。中间有淡棕色点状维管束，排列成波状环纹。周边呈灰黑色鳞片状。质坚脆。气微，味甜微苦。

（2）酒苁蓉　表面黑棕色，质柔软，味微甜，微有酒气。

【炮制作用】

（1）肉苁蓉　生品以补肾止浊、滑肠通便力强，多用于便秘、白浊。

（2）酒苁蓉　酒制后增强补肾助阳之力，多用于阳痿、腰痛、不孕。

【处方应付】　写淡大云、大云、寸云、肉苁蓉、酒肉苁蓉，均付酒苁蓉。

【贮存保管】　贮干燥容器内，密闭，置通风干燥处；防受潮后起霜、防霉、防蛀。

💗 **知识链接** ▶▶▶

对不同方法炮制的肉苁蓉，进行了肝脾脱氧核糖核酸合成率及微量元素的分析。结果表明，蒸制"盐大芸"对"阳虚"动物脱氧核糖核酸合成率和微量元素（锌、锰、铜、铁）的含量，均高于其他传统炮制品。研究认为盐苁蓉在漂洗过程中水溶性成分会大量流失，应引起重视。

山茱萸

【常用别名】　萸肉、枣皮、山萸肉、制山萸肉。

【来源】　本品为山茱萸科植物山茱萸的干燥成熟果肉。10～11月间果实成熟变红后采摘，采后除去枝梗和果柄，用文火烘焙，冷后，取下果肉，再晒干或用文火烘干。

【历史沿革】　始载于《神农本草经》，其炮制首见于《雷公炮炙论》，历代有熬制、麸炒、微炒、盐炒、焙制、清蒸、酒蒸、醋蒸、醋拌润等方法，现今有清蒸、酒炖、酒蒸等方法。《中国药典》（2015年版）收载有山萸肉和酒萸肉两种炮制品。

【炮制工艺】

（1）山萸肉　取原药材，洗净，除去杂质及果核，干燥后及时收藏。

（2）酒山茱萸　取黄酒淋入净山萸肉拌匀，待酒被吸尽、置罐内或适宜容器内，密闭，隔水蒸或用蒸气加热，炖至酒被吸尽。或置蒸制容器内，蒸至酒被吸尽、山萸肉色变黑润时，取出，干燥后及时收藏。每100kg山萸肉，用黄酒20kg。

（3）蒸山茱萸　将净山茱萸肉置笼屉内，先用武火加热，待圆气后，改用文火，蒸至呈紫黑色时，熄火闷至过夜，取出，摊晾干燥。

【饮片质量标准】

（1）生山萸肉　为不规则片状或扁筒状，肉厚质软、滋润、显皱缩，呈紫红色或紫黑色，略有光泽，味酸涩、微苦。

（2）酒山萸肉　表面紫黑色，质滋润、柔软，微有酒气。

（3）蒸山萸肉　表面紫黑色，质滋润、柔软。

【炮制作用】

（1）生山萸肉　山茱萸生品以敛阴止汗力胜，多用于自汗、盗汗、遗精、遗尿。

（2）酒山萸肉　酒制后借酒力温通，助药势，可降低其酸性。

（3）蒸山萸肉　蒸制后以补肾涩精、固精缩尿力强，多用于头目眩晕、腰部冷痛、阳痿早泄、尿频遗尿。

【处方应付】　写山茱萸、山萸、抗萸肉、制萸肉、酒山茱萸，均付酒山茱萸；生山茱萸，付山茱萸。

【贮存保管】　贮干燥容器内，密闭，置阴凉干燥处。防潮、防蛀。

五味子

【常用别名】　五味、辽五味、壮味、嗽神、玄及、五梅子。

【来源】　本品为木兰科植物五味子或华中五味子的干燥成熟果实，前者习称"北五味子"，后者习称"南五味子"。秋季果实成熟时采摘，晒干或蒸后晒干，除去果梗及杂质。

【历史沿革】　始载于《神农本草经》，其炮制首见于《雷公炮炙论》，历代有炒五味子、蒸五味子、酒五味子、盐五味子、醋五味子、蜜酒五味子等，《中国药典》（2015年版）收载北五味子有五味子和醋五味子两种炮制品；南五味子收载有南五味子和醋南五味子两种炮制品。

【炮制工艺】

（1）五味子　取原药材，除去杂质，用时捣碎。

（2）醋五味子　取净五味子，用米醋拌匀，置蒸制容器内，加热蒸至表面黑色时，取出，干燥，用时捣碎。每100kg净五味子，用米醋20kg。

（3）酒五味子　取净五味子，用黄酒拌匀，置蒸制容器内，密闭，加热蒸至表面呈紫黑色或黑褐色时，取出干燥，用时捣碎。每100kg净五味子，用黄酒20kg。

（4）蜜五味子　取净五味子，加入用适量开水稀释后的炼蜜，拌匀，润透，置温度适宜的热锅内，用文火炒至不粘手时，取出，晾凉，用时捣碎。每100kg净五味子，用炼蜜10kg。

【饮片质量标准】

（1）北五味子　呈不规则的球形或扁球形，表面红色、紫红色或暗红色，皱缩，显油润，有的表面呈黑红色或出现"白霜"。果肉柔软，种子肾形，表面黄棕色，有光泽，气微，味酸。南五味子较小，表面棕红色至暗棕色，干瘪，皱缩，果肉紧贴在种子上。

（2）醋五味子　表面乌黑色（北五味子）或棕黑色（南五味子），质柔润或微显油润，微具醋气。

（3）酒五味子　表面紫黑色或黑褐色，质柔润或微显油润，微具酒气。

（4）蜜五味子　色泽加深，略显光泽，味酸，兼有甘味。

【炮制作用】

（1）五味子　性味酸、甘，温。归肺、心、肾经。生五味子长于敛肺止咳，生津敛汗。

（2）醋五味子　酸涩之性增强，长于止泻。

（3）酒五味子　温补作用增强。

（4）蜜五味子　补益肺肾作用增强。

【处方应付】　写五味子，付酒五味子；写生五味子，付五味子。

【贮存保管】　贮干燥容器内，置通风干燥处。防霉。

💚 知识链接 ▶▶▶

炒五味子、酒蒸五味子、醋蒸五味子中具强壮作用的木脂素类成分煎出量均较生品高，说明古人认为五味子"入补药熟用"是具有一定道理的。醋制五味子中，有机酸的煎出量均较生品显著增加，这与醋制增强其收敛作用的传统之说相符合。

二、实训操作实例

1. 蒸地黄（热压灭菌器蒸制）

取生地黄饮片，按30％的比例将黄酒均匀地喷洒于生地黄饮片上，待黄酒被均匀地吸尽后，将生地黄饮片装入纱布袋内，装入热压灭菌器内室，注入适量净水，密封，勿使漏气；加热至压力表指针移动时，打开放气阀，等空气进入后，再关闭。当压力升至 1kg/cm^2、温度达到120℃时，蒸制50min，移开电源，闷至压力和温度完全降下来，再开锅取出熟地黄，稍晾晒即可使用或存放。

2. 制首乌（压力蒸汽锅蒸制法）

将净何首乌饮片或原药材加入辅料，待全部被吸尽并闷润后，均匀地摊于搪瓷盘内，放入高压灭菌柜内。按压力 98kPa、温度 120℃，保持 30min，然后关闭进、排气阀门，焖2h。待压力和温度降至零度后，打开排气阀，排掉冷却水，开启柜门。再将加工的何首乌置烘干室或烘箱内（需经常翻动，使药汁均匀被吸尽），烘干，切片后再烘干或晒干即可。

三、任务实施

（一）任务单

蒸　　制

1. 任务内容

蒸制五味子、何首乌。

2. 技能目标

（1）熟悉并掌握药物蒸制技术的操作程序及注意事项。

（2）了解可倾式蒸煮锅的性能，准确把握药物炮制的火力。

3. 器具材料

可倾式蒸煮锅、电炒锅、蒸屉、刷子、盛药器具、电子秤；五味子、何首乌、黑豆。

4. 操作过程

（1）准备

① 检查实训工具是否完备，蒸煮锅、排气扇工作是否正常。将要炮制的药物筛去碎屑、杂质，药物大小、粗细分档备用。检查蒸煮锅、盛药器具是否洁净，必要时进行清洁，放置在煤气灶上。

② 将10kg黑豆，加4倍量水，煮约4h，先用武火，沸腾后用小火，保持沸腾状态，煎汁约15kg；再将豆渣加2倍量水煮约3h，熬汁约10kg；将两次汁液合并得25kg黑豆汁备用（可根据何首乌的药量确定黑豆的用量）。

③ 将分档后的药物置洁净的容器内，按要求加入一定量的辅料或水与药物拌匀，润透。用黄酒润制药物时需加盖密闭。

（2）操作

① 醋五味子。取净五味子置适宜容器内，加醋拌匀润约20min，蒸至醋被吸尽、表面呈紫黑色时取出干燥。清洗蒸锅和其他容器，将药物置洁净的容器内。

每 100kg 净五味子，用米醋 20kg。

② 酒五味子。方法同醋五味子。

每 100kg 净五味子，用黄酒 20kg。

③ 制何首乌。将分档后的生首乌片或块，用黑豆汁拌匀润透，置非铁质的适宜容器内，蒸或隔水炖至汁液吸尽。取出，晒或晾干。清洗蒸锅和其他容器，将药物置洁净的容器内。

每 100kg 净何首乌片或块，用黑豆 10kg。

（二）操作单

药材 （可另选药材）	工艺过程	工艺控制 关键点	标准 要求
五味子			
何首乌			

1. 注意事项

（1）需用辅料拌蒸的药物，待辅料被吸尽后再蒸。

（2）蒸制药物时，要注意火候、时间、水量，以确保药物质量。

2. 思考题

（1）说明药物蒸制的目的。

（2）在蒸制过程中应注意什么？有何体会？

（3）试述各药的炮制作用及注意事项。

（三）评价单

评价 项目	重点 评价内容	评价标准	标准 分值	评价 得分
过程 评价	准备工作	洁净和检查工具，准备工作到位	10	
	操作步骤	严格操作流程，操作过程没有大的失误	15	
	辅料的制备与用量	黑豆汁制备正确，辅料用量及闷润时间正确	10	
	火力控制	蒸法火力使用得当，成品符合质量要求	10	
	创新训练	能主动查阅资料，对各个药材水火共制技术开展探讨	10	
结果 评价	意外事件	整个操作过程中，没有发生器具损坏及不安全事件	5	
	分组讨论	能找出本组操作中存在的问题，找到合理的解决方法	10	
	炮制程度	各个药物从颜色、质地等外观上都达到了炮制标准	10	
	场地清理	能及时清洗实训器具，清理桌面，药物归类放置	5	
	实训报告	报告字迹工整，条理清晰，结果准确，分析透彻	15	
总分			100	

子任务 7-2　煮　　制

一、必备知识

将净选过的药物加辅料或不加辅料置适宜容器内，加适量清水同煮的方法称为煮法。煮法炮制的药物多为有毒、具副作用的药物。

1. 目的

（1）清除或降低药物的毒性　降低毒性，以煮法最为理想，有"水煮三沸，百毒俱消"之说。如川乌生品有毒，经煮制后毒性显著降低；藤黄生品有大毒，不能内服，豆腐制后，毒性降低，可供内服。

（2）改变药性、增强疗效　如远志用甘草水煮减其燥性，协同安神益智的作用。

（3）清洁药物　有些做过装饰品的珍珠，外有油腻，豆腐煮制可令其洁净。

（4）使药物软化，便于切片　如黄芩。

2. 工艺

煮制的操作方法因各药的性质、辅料种类及炮制要求不同而异。

（1）药汁煮或醋煮　将净药材加入定量的液体辅料或与药汁拌匀→置适宜容器内→加水平药面→用武火加热煮沸后改用文火→保持微沸，煮至药透汁尽→取出直接晒干或切片后晒干。如醋煮延胡索、莪术；甘草水煮远志、吴茱萸。

（2）清水煮

① 将净药材浸泡至内无干心，捞出→置适宜容器内→加水没过药面→用武火煮沸后改用文火→保持微沸，煮至内无白心→取出，切片。如乌头。

② 将多量水置适宜容器内，武火加热至沸→投入净药材，煮制一定时间→取出，闷润至内外湿度一致→切片。如黄芩。

（3）豆腐煮　一般将药物置两块豆腐中间（如珍珠），亦可将豆腐挖一长方形槽→将药物置于其中，再盖上豆腐（如藤黄）→置适宜容器内，加水没过豆腐→煮至规定程度（珍珠煮2h，至豆腐呈蜂窝状；藤黄煮至被熔化；硫黄煮至豆腐呈黑色或黑绿色）→取出放凉→除去豆腐。

3. 注意事项

（1）大小分档，分别炮制。

（2）适当掌握加水量　毒剧药清水煮时，加水量宜大，要求药透汁不尽。煮后将药捞出，去除母液。加液体辅料煮制时，加水量控制适宜，要求药透汁尽。加水过多，药透而汁未吸尽，有损药效；加水过少，则药煮不透，影响质量。

（3）适当掌握火力　先用武火煮至沸腾，再改用文火，保持微沸，否则水迅速蒸发，不易向药物组织内部渗透。

（4）煮制中途需加水时，应加沸水。

（5）煮好后出锅，即时晒干或烘干。如需切片，则可闷润至内外湿度一致，先切成饮片，再进行干燥，如黄芩；或适当晾晒，再切片、干燥，如乌头。

4. 常见药材

川　　乌

【常用别名】　川乌头、千秋。

【来源】 本品为毛茛科植物乌头的干燥母根。

【历史沿革】 川乌始载于《神农本草经》，其炮制首见于汉代《金匮要略方论》，历代尚有炒川乌、炮川乌、豆腐制川乌、甘草制川乌、生姜制川乌等。《中国药典》（2015 年版）载有生川乌和制川乌两种炮制品。

【炮制工艺】

（1）生川乌　取原药材拣净杂质，洗净灰屑，晒干。

（2）制川乌　取净川乌，大小分开，用水浸泡至内无干心，取出，加水煮沸 4～6h 或蒸 6～8h，至取大个及实心者切开无白心、口尝微有麻舌感时，取出晾至六成干，切厚片，干燥。筛去碎屑。

【饮片质量标准】

（1）生川乌　呈倒圆锥形或稍弯曲，散生有小瘤状侧根。表面灰褐色，有细纵皱纹。质坚实，断面粉白色。无臭，口尝有强烈麻舌感。

（2）制川乌　为不规则厚片，表面黑褐色或暗黄色，有光泽，可见灰棕色多角形环纹，中间有空洞。质轻脆。无臭，微有麻舌感。

【炮制作用】

（1）川乌　味辛、苦，性热，有大毒。归心、肝、脾、肾经。具有祛风除湿、温经止痛的作用。生川乌，多外用于风冷牙痛、疥癣、痈肿。

（2）制川乌　制后毒性降低，可供内服，用于风寒湿痹、肢体疼痛、麻木不仁，心腹冷痛、疝痛、跌扑剧痛。

【处方应付】 写川乌、制川乌，均付制川乌；写生川乌，付川乌。

【贮存保管】 贮干燥容器内，置通风干燥处；生品防蛀，制品防霉；按毒剧药管理。

💚 知识链接 ▶▶▶

川乌的有毒成分为乌头生物碱类，其中双酯型乌头碱（乌头碱、中乌头碱、次乌头碱）毒性最强，苯甲酰单酯型乌头碱毒性较小，乌头原碱类毒性很弱或几乎无毒性。酯碱型乌头碱毒性比双酯型乌头碱小，但还有相当的毒性。双酯型乌头碱性质不稳定，遇水、加热易被水解或分解，使其 C_8 位上的乙酰基水解（或分解），失去一分子乙酸，得到相应的苯甲酰单酯型（乌头次碱、苯甲酰中乌头胺、苯甲酰次乌头胺），其毒性为双酯型乌头碱的 1/100～1/50；再进一步将 C_{14} 位上的苯甲酰基水解（或分解），失去一分子苯甲酸，得到亲水性氨基醇类乌头原碱（乌头胺、中乌头胺、次乌头胺），其毒性仅为双酯型乌头碱的 1/4000～1/2000。另外在炮制过程中，脂肪酰基取代了 C_8 位上的乙酰基，生成脂碱，从而降低了毒性。

双酯型生物碱是川乌中的主要毒性成分，也是镇痛、抗炎的有效成分。川乌毒性的大小与双酯型生物碱的含量有关，与总生物碱的含量无关。蒸或煮后能促使双酯型生物碱水解或分解，从而降低毒性，但其镇痛、抗炎作用仍得以保持。但若炮制太过、水解完全，则药效降低。在炮制时要注意炮制时间，保证炮制品质量。

草　乌

【常用别名】 草乌头。

【来源】 本品为毛茛科植物北乌头的干燥块根。

【历史沿革】 古代有姜汁煮、醋煮、酒煮、绿豆同煮、清水煮、黑豆甘草煮、生姜豆腐煮、姜汁浸、醋浸、醋炙后麸炒、姜汁炒、醋炒、醋淬、米泔浸后炒焦、面炒、面裹煨、清蒸等方法，现今有水浸漂后清水煮制法，《中国药典》（2015年版）载有生草乌和制草乌两种炮制品。

【炮制工艺】

（1）生草乌　取原药物，除去杂质，洗净，干燥。

（2）制草乌　取净草乌，大小分开，用水浸泡至内无干心，取出，加水煮沸4～6h或蒸6～8h，取大个及实心者切开，内无白心、口尝微有麻舌感时，取出，晾至六成干，切薄片，干燥。

【饮片质量标准】

（1）生草乌　倒圆锥形，稍弯曲而瘦长；表面暗棕色或灰褐色，外皮皱缩，偶有突起的支根"钉角"；质坚，破碎面为灰白色，粉性；无臭，味辛辣，麻舌。

（2）制草乌　与生草乌的主要区别：表面黑褐色，有灰白色多角形形成层环及点状维管束，并有空隙，周边皱缩或弯曲；质脆，味微辛辣，稍有麻舌感。

【炮制作用】

（1）生草乌　味辛、苦，性热，有大毒。归心、肝、脾、肾经。具有祛风除湿、温经止痛的作用。生品，多作外用，用于喉痹、痈疽、疔疮、瘰疬。

（2）制草乌　制后毒性降低，可供内服。用于风湿痹痛、关节疼痛、跌打疼痛、心腹冷痛。

【处方应付】　写草乌、制草乌，均付制草乌；写生草乌，付草乌。

【贮存保管】　贮干燥容器内，密闭，置通风干燥处。生品防蛀，制品防霉、防潮。按毒剧药品管理。

🌀 **知识链接** ▶▶▶

草乌的主要成分为生物碱。分析草乌炮制前后乌头碱和总生物碱的含量，结果表明制草乌中毒性生物碱乌头碱的含量为生草乌的1/20，而总生物碱含量未见明显变化。草乌润后加压蒸或常压蒸的炮制工艺，以采用115℃、49MPa，加压蒸2h或常压蒸4h的炮制方法为佳。

附　子

【常用别名】　侧子、乌附子、乌附块、黑顺片、黑附子、明附片。

【来源】　本品为毛茛科植物乌头的子根加工品。

【历史沿革】　附子始载于《神农本草经》，其炮制始见于《伤寒论》。历代炮制品有生附子、炮附子、炒附子、煮附子、姜附子、醋附子、盐附子、黑豆制附子、甘草制附子、甘草黑豆制附子、赤小豆制附子、黄连制附子等。现在常用的有胆巴浸附子（黑顺片、白附子）、甘草黑豆制附子（淡附子）和炮附子。《中国药典》（2015年版）载有盐附子（仅做性状检测）、附片（黑顺片、白附片）、淡附片和炮附片五种炮制品。

【炮制工艺】

（1）盐附子　选个大、均匀的泥附子，洗净，浸入食用胆巴的水溶液中，过夜，再加食盐，继续浸泡。每日取出晾晒，并逐渐延长晾晒时间，直至附子表面出现大量结晶盐粒（盐霜），体质变硬为止。

（2）黑顺片（黑附片）　取泥附子，按大小分别洗净，浸入食用胆巴的水溶液中数日。连同浸液煮至透心，捞出，水漂，纵切成约0.5cm的厚片。再用水浸漂，用调色液使附片染成浓茶色，取出，蒸至出现油面光泽后，烘至半干，再晒干或继续烘干。

（3）白附片　选大小均匀的泥附子，洗净，浸入食用胆巴的水溶液中数日。连同浸液煮至透心，捞出，剥去外皮，纵切成约 0.3cm 的厚片。用水浸漂，取出，蒸透，晒干。

（4）炮附片　取砂置锅内，用武火炒热，加入净附片，拌炒至鼓起并微变色，取出，筛去砂，放凉。

（5）淡附片　取净盐附子，用清水浸漂，每日换水 2～3 次，至盐分漂尽，与甘草、黑豆加水共煮至透心，切开后口尝无麻舌感时，取出。除去甘草、黑豆，切薄片，干燥。每 100kg 盐附子用甘草 5kg、黑豆 10kg。

【饮片质量标准】

（1）盐附子　呈圆锥形，表面灰黑色，粗糙，被盐霜；顶端有凹陷的芽痕，周围有瘤状突起的支根或支根痕；体重，横切面灰褐色，可见充满盐霜的小裂隙及多角形形成层环纹；气微，味咸而麻，刺舌。

（2）黑顺片　为纵切片，上宽下窄；外皮黑褐色，片面暗黄色，油润光泽，半透明状，并有纵向筋脉（导管束）；质硬而脆，断面角质样；气微，味淡。

（3）白附片　与黑顺片的主要区别：无外皮，表面黄白色，半透明状。

（4）炮附片　与黑顺片的主要区别：表面色泽加深，略鼓起。

（5）淡附片　为不规则薄片，表面灰白色或灰褐色，味淡，口尝无麻舌感。

【炮制作用】　附子味辛、甘，大热，有毒。归心、肾、脾经。具有回阳救逆、补火助阳、逐风寒湿邪的作用。多外用；炮制后可降低毒性，便于内服。

（1）盐附子　防止药物腐烂，利于贮存。

（2）黑顺片、白附片　降低毒性，可直接入药。

（3）炮附片　以温肾暖脾为主，用于心腹冷痛、虚寒吐泻。

（4）淡附片　长于回阳救逆、散寒止痛。用于亡阳虚脱、肢冷脉微、阴寒水肿、阳虚外感、寒湿痹痛。

【处方应付】　写黑顺片、白附片、附片，均付附片；写淡附片，付淡附片。

【贮存保管】　贮干燥容器内，密闭，置通风干燥处，防潮。

⚛ **知识链接** ▶▶▶

附子的毒性成分为二萜双酯类生物碱，其炮制后毒性明显降低，减毒机制亦与川乌类似。

吴茱萸

【常用别名】　吴萸、吴芋、淡茱萸、淡吴芋、开口茱萸。

【来源】　本品为芸香科植物吴茱萸、石虎或疏毛吴茱萸的干燥近成熟果实。

【历史沿革】　始载于《神农本草经》，其炮制首见于唐代《伤寒论》。历代尚有醋吴茱萸、补骨脂制吴茱萸、姜吴茱萸、黄连木香制吴茱萸等。《中国药典》（2015 年版）载有吴茱萸和制吴茱萸两种炮制品。

【炮制工艺】

（1）吴茱萸　取原药物，除去杂质，洗净，干燥。

（2）制吴茱萸　取甘草捣碎，加适量水，煎汤，去渣；加入净吴茱萸，闷润吸尽后，用文火炒至微干，取出后晒干。每 100kg 吴茱萸，用甘草 6.5kg。

（3）盐吴茱萸　取净吴茱萸于适宜容器内，加入盐水拌匀，置锅内用文火加热，炒至裂开，稍鼓起时，取出放凉；或用盐水泡至裂开或煮沸至透，待汤液被吸尽后，再用文火炒至微干，取出，晒干。每100kg吴茱萸，用食盐3kg。

【饮片质量标准】

（1）吴茱萸 呈扁球形，略带五棱；表面暗黄绿色和绿黑色，粗糙，质硬而脆；气香浓烈，味辛辣而微苦。

（2）制吴茱萸 与吴茱萸的主要区别：表面色泽加深，气味稍淡。

（3）盐吴茱萸 与制吴茱萸的主要区别：香气浓郁，味辛辣而微咸。

【炮制作用】

（1）吴茱萸 味辛、苦，性热，有小毒。有散寒止痛、降逆止呕、助阳止泻的作用。生品多外用，长于祛寒燥湿，用于口疮、湿疹、牙疼等症。

（2）制吴茱萸 制后能降低毒性、缓和燥性。用于厥阴头痛、寒疝腹痛、经行腹痛、脘腹胀痛、呕吐吞酸、五更泄泻、寒湿脚气。

（3）盐吴茱萸 盐制吴茱萸宜用于疝气疼痛。

【处方应付】 写吴茱萸、吴萸、制吴茱萸，均付制吴茱萸。

【贮存保管】 贮干燥容器内，密闭，置通风干燥处。

远　　志

【常用别名】 葽绕、棘菀、刺菀、苦远志。

【来源】 本品为远志科植物远志或卵叶远志的干燥根。

【历史沿革】 始载于《神农本草经》，其炮制首见于南北朝《雷公炮炙论》。历代尚有酒远志、朱砂制远志、焦远志、姜制远志等。《中国药典》（2015年版）载有远志和制远志两种炮制品。

【炮制工艺】

（1）远志 取原药物，除去杂质，略洗，润透，切段，干燥。

（2）制远志

① 煮制。取甘草，加适量水煎汤，去渣；加入净远志，用文火煮至汤吸尽，取出，干燥。每100kg远志，用甘草6kg。

② 蒸制。取生远志拣净杂质，另以粗粉甘草5%加水适量熬汁两次；取甘草汁浸远志肉，至吸尽，放入锅内用武火蒸约2h，蒸透为度，呈黄褐色，取出晒干。

③ 浸制。先将甘草刮去粗皮捶碎，置锅内加清水适量，煎煮取汁，再倒入净远志，以泡至汁尽为度，取出，干燥。每100kg远志，用甘草6kg。

（3）蜜远志 取炼蜜，加入少许开水稀释后，淋于远志段中，稍焖，用文火炒至蜜被吸尽，以药色深黄、略带焦斑、疏散不粘手为度，取出，放凉。每100kg远志段，用炼蜜20kg。

【饮片质量标准】

（1）远志 小圆筒形、结节状小段，有横皱纹；表面黄白色或棕黄色，断面黄白色；质脆，易折断，气微，味苦、微辛，嚼之有刺喉感。

（2）制远志 与远志的主要区别：表面灰黄色或灰棕色，味略甜，嚼之无刺喉感。

（3）蜜（炙）远志 与远志的主要区别：表面棕红色，稍带焦斑，略有黏性，味甜。

【炮制作用】

（1）远志 味苦、辛，温。入心、肾经。具安神益智、祛痰、消肿之功。远志生品"戟人咽喉"，多外用。用于痈疽肿毒、乳房肿痛，外用涂敷。

（2）制远志　甘草水制后既能缓其燥性，又能消除麻味，以安神益智为主。用于心神不安、惊悸、失眠、健忘。

（3）蜜（炙）远志　蜜炙后能增强化痰止咳的作用，多用于寒痰咳喘、咳嗽痰多、咳吐不爽等症。

【处方应付】　处方写远志、制远志，均付甘草制远志；写蜜远志、炙远志，付蜜炙远志；写朱远志，付朱砂制远志；其余各随方付给。

【贮存保管】　贮干燥容器内，密闭，置通风干燥处。

◎ 知识链接 ▶▶▶

远志主要含三萜皂苷类，包括远志皂苷 A、远志皂苷 B、远志皂苷 C、远志皂苷 D、远志皂苷 E、远志皂苷 F、远志皂苷 G；临床上多用蜜炙、甘草汁炙远志，其目的是减轻药物对胃肠道的刺激作用。

远志传统加工方法要抽去木心，取根皮入药。实验表明，远志皮和远志木心的化学成分种类相同，皮部皂苷含量是木心的 25 倍。药理研究表明，远志皮的祛痰作用、抗惊厥作用、溶血作用及急性毒性均较远志木心为强，说明远志去心的目的不是减低毒副作用，而是去除祛痰作用较弱的部位。远志木心的毒性和溶血作用均小于皮部，又同样有镇静、祛痰作用，且抽去木心较为费工，现已规定远志不必去心应用。

视频：煮制-珍珠

珍　珠

【常用别名】　真珠、蚌珠、珠子、濂珠。

【来源】　本品为珍珠贝科动物乌氏珍珠贝、蚌科动物三角帆蚌或褶纹冠蚌等双壳类动物受刺激形成的物质。

【历史沿革】　始载于《日华本草》，其炮制首见于唐代《千金翼方》，历代尚有牡蛎煮珍珠、煅珍珠、人乳豆腐制珍珠等。《中国药典》（2015 年版）载有珍珠和珍珠粉两种炮制品。

【炮制工艺】

（1）珍珠　取原药物，除去杂质，洗净，晾干。

（2）珍珠粉　取原药物，洗净污垢（垢重者，可先用碱水洗涤，再用清水漂去碱性），用纱布包好，再将豆腐置砂锅或铜锅内。一般 300g 珍珠用两块 250g 的豆腐，下垫一块、上盖一块。加清水淹没豆腐一寸（3.33cm）左右，煮制 2h，至豆腐呈蜂窝状为止。取出，去除豆腐，用清水洗净晒干，研细过筛，以用冷水水飞至舌舔无渣感为度。取出放入铺好纸的竹筐内，晒干或烘干，再研细。

【饮片质量标准】

（1）珍珠　呈大小不等的圆珠状，表面平滑类白色，半透明，具特有的美丽珠光。

（2）珍珠粉　白色粉末，无光点，质重；气微腥，味微咸，尝之无渣。

【炮制作用】

（1）珍珠　味甘、咸，性寒。归心、肝经。具有安神定惊、明目退翳、解毒生肌的作用。可用于惊悸失眠、惊风癫痫、目生云翳、疮疡不敛。

（2）珍珠粉　珍珠质地坚硬，不溶于水，水飞成极细粉后才能被人体吸收。同时，做过装饰品的珍珠（习称"花珠"）外有油腻，必须用豆腐煮制，令其洁净。

【处方应付】　写珍珠、珍珠粉，均付珍珠粉。

【贮存保管】　贮干燥容器内，密闭，置干燥处。

知识链接 ▶▶▶

采用超微粉碎法制备的珍珠粉，比传统的水飞法和球磨机粉碎法工效高、疗效好。

硫　黄

【常用别名】　石硫黄、昆仑黄、黄牙、西丁、西土。

【来源】　本品为自然元素类矿物硫族自然硫。采挖后加热熔化，除去杂质，或用含硫矿物经加工制得。

【历史沿革】　硫黄始载于《神农本草经》，其炮制首见于南北朝《雷公炮炙论》，历代尚有煅硫黄、煨硫黄、复制硫黄等。《中国药典》（2015年版）载有硫黄和制硫黄两种炮制品。

【炮制工艺】

（1）硫黄　拣去杂质，敲成碎块。

（2）制硫黄　取净硫黄块与适量豆腐同煮，至豆腐呈黑绿色时，取出，漂净，晒干或阴干。每100kg硫黄，用豆腐200kg。

【饮片质量标准】

（1）硫黄　不规则的块状，黄色或略黄绿色，表面不平坦，有脂肪样光泽，常有多数小孔；用手握紧于耳旁，可闻轻微的爆裂声；体轻，质松，易碎；断面常呈针状结晶形；有特殊臭气，味淡。

（2）制硫黄　与硫黄的主要区别：呈不规则的结晶块，表面黄褐色或黄绿色，断面蜂窝状，臭气不明显。

【炮制作用】

（1）硫黄　味酸，性温，有毒。归肾、大肠经。外用可解毒、杀虫疗疮，内服可助阳、益火通便。本品生用多外用于疥癣、秃疮、阴疽恶疮。

（2）制硫黄　制后降低毒性，可供内服，以补火、助阳、通便为主。用于阳痿足冷、尿频、虚寒腹痛、虚寒冷哮、虚寒便秘。

【处方应付】　写硫黄，应付硫黄。

【贮存保管】　贮干燥容器内，密闭，置通风干燥处；防火。

知识链接 ▶▶▶

对硫黄炮制前后砷含量的测定结果表明：生品硫黄的砷含量比炮制品大8~15倍，经炮制后可降低As_2O_3的含量，以豆腐炮制品最为显著。

（1）本品有毒，炮制用过的豆腐应妥善处理。

（2）炮制硫黄时，豆腐显黑绿色，是由于硫黄与铁锅在加热过程中发生化学反应，形成铁的化合物和硫的混合物。其组分除硫以外，主要是硫化亚铁。硫黄在铜中产生的黑色物质，主要是硫与铜的化合物。当炮制所用容器为铝锅、不锈钢锅或非金属锅时，豆腐不显黑绿色。

藤　黄

【常用别名】　玉黄、月黄、海藤。

【来源】　本品为藤黄科植物藤黄所分泌的胶质树脂。

【历史沿革】　藤黄炮制首见于清代《医宗金鉴》，历代尚有水蒸烊法。《中国药典》（2015年版）未收载该药。

【炮制工艺】

（1）藤黄　将原药物除去杂质，轧成粗粒或打成小块。

（2）制藤黄

①　豆腐制藤黄　将大块豆腐，中间挖一长方形槽。将药置槽中，再用豆腐盖严，置锅内加水煮，待藤黄熔化后，取出放冷；藤黄凝固后，除去豆腐即得。或将定量豆腐块中间挖槽，把净藤黄粗末放入槽中，上用豆腐覆盖，放入盘内用蒸笼加热蒸3～4h；待藤黄全部熔化，取出，放冷，除去豆腐，干燥。每100kg净藤黄，用豆腐300kg。

②　荷叶制藤黄　取荷叶加10倍水煎1h，捞去荷叶，加入净藤黄煮至烊化，并继续浓缩至呈稠膏状，取出，凉透，使其凝固，打碎。每100kg净藤黄，用荷叶50kg。

③　山羊血制藤黄　取净藤黄与鲜山羊血同煮5～6h，拣出羊血块，晾干。每100kg净藤黄，用山羊血50kg。

【饮片质量标准】

（1）藤黄　不规则碎块状、片状或细粉状，表面棕黄色、红黄色或橙棕色，质脆易碎，断面有光泽，无臭，味辛。

（2）制藤黄　与藤黄的主要区别：表面粗糙，黄褐色，断面显蜡样光泽。

【炮制作用】

（1）藤黄　味酸、涩，性寒，有大毒。归胃、大肠经。生品不能内服。具有消肿排毒、散瘀解毒、杀虫止痒的作用。外用于痈疽肿毒、顽癣。

（2）制藤黄　制后毒性降低，可供内服，并能保证药物的洁净度。用于跌打损伤、金疮肿毒、肿瘤。

【处方应付】　写藤黄，应付制藤黄。

【贮存保管】　贮干燥容器内，密闭，置阴凉干燥处；按毒剧药管理。

知识链接 ▶▶▶

　　藤黄具有抗肿瘤、止泻、抗炎、抗惊厥等作用，并有毒性和刺激性。经炮制后，能降低毒性和致突变作用，且具有较强的抗炎作用。藤黄中，藤黄酸、新藤黄酸为抗肿瘤的活性成分，建议用藤黄酸和新藤黄酸的含量控制藤黄的成品规格。

二、任务实施

（一）任务单

煮　　制

1. 任务内容

煮制延胡索。

2. 技能目标

（1）熟悉并掌握药物煮制技术的操作程序及注意事项。

（2）了解可倾式蒸煮锅的性能，准确把握药物炒制的火力。

3. 器具材料

可倾式蒸煮锅、电炒锅、刷子、盛药器具、电子秤；延胡索、米醋。

4. 操作过程

（1）准备

①检查实训工具是否完备，蒸煮锅、排气扇工作是否正常。将要炮制的药物筛去碎屑、杂质，药物大小、粗细分档备用。检查蒸煮锅、盛药器具是否洁净，必要时进行清洁，放置在煤气灶上。

②将分档后的药物置洁净的容器内，按要求加入一定量的辅料或水与药物拌匀，润透。

（2）操作

醋延胡索：将分档后的延胡索加入一定量的米醋，再加适量的清水（以液面与药面持平为宜），置煮制器具内，沸腾后用文火加热，煮至延胡索无干心、醋液被吸尽时，取出，晾至六成干，切厚片或晒干后筛去碎屑，也可以干燥后捣碎。

每100kg净延胡索，用米醋30kg。

（二）操作单

药材(可另选药材)	工艺过程	工艺控制关键点	标准要求
延胡索			

1. 注意事项

煮时应用文火，保持微沸。

2. 思考题

（1）试述各药的炮制作用及注意事项。

（2）煮沸后为何改用微火？

（三）评价单

评价项目	重点评价内容	评价标准	标准分值	评价得分
过程评价	准备工作	洁净和检查工具,准备工作到位	10	
	操作步骤	严格操作流程,操作过程没有大的失误	15	
	辅料用量	辅料用量及闷润时间正确	10	
	火力控制	煮法火力使用得当,成品符合质量要求	10	
	创新训练	能主动查阅资料,对各个药材水火共制技术开展探讨	10	
结果评价	意外事件	整个操作过程中,没有发生器具损坏及不安全事件	5	
	分组讨论	能找出本组操作中存在的问题,找到合理的解决方法	10	
	炮制程度	各个药物从颜色、质地等外观上都达到了炮制标准	10	
	场地清理	能及时清洗实训器具,清理桌面,药物归类放置	5	
	实训报告	报告字迹工整,条理清晰,结果准确,分析透彻	15	
总分			100	

子任务 7-3　燀　制

一、必备知识

将药物置沸水中浸煮短暂时间，取出，分离种皮的方法称为燀法，亦称为水烫。多适于须去种皮的种子类药物，如苦杏仁、桃仁、白扁豆等。

1. 目的

（1）在保存有效成分的前提下，除去非药用部分　如苦杏仁燀后可破坏所含的酶而保存苦杏仁苷，达到杀酶保苷的目的；另外杏仁、桃仁通过"燀"分离非药用部位种皮。

（2）分离不同的药用部分　如白扁豆通过"燀"分离不同的药用部分扁豆仁和扁豆衣。

2. 工艺

先将多量清水加热至沸→将药物连同具孔盛器（如笊篱、漏勺等）投入沸水中翻烫 5～10min→种皮由皱缩到膨胀易于挤脱时→取出，浸漂于冷水中→捞起搓开种皮与种仁→晒干，拨去或筛取种皮。

3. 注意事项

（1）水量要大，以保证水温，一般为药量的 10 倍以上。若水量少，投入杏仁后，水温迅速降低，酶不能很快被灭活，反而使苷被酶解，影响药效。亦影响扁豆的去毒效果。

（2）待水沸后投药，加热时间以 5～10min 为宜，以免水烫时间过长，成分损失。

（3）燀去皮后，宜当天晒干或低温烘干。否则易泛油，色变黄，影响成品质量。

4. 常见药材

苦杏仁

【常用别名】　杏核仁、杏仁、木落子、光杏仁。

【来源】　本品为蔷薇科植物山杏、西伯利亚杏、东北杏或杏的干燥成熟种子。

【历史沿革】　苦杏仁始载于《神农本草经》，原名杏核仁，列为下品，炮制始见于《伤寒论》。其使用的炮制品有燀杏仁、煮杏仁、炒杏仁、蒸杏仁等，《中国药典》（2015 年版）收载有杏仁、燀杏仁、炒杏仁三种炮制品。

【炮制工艺】

（1）生杏仁　取原药材，筛去皮屑杂质，拣净残留的核壳及褐色油粒。用时捣碎。

（2）燀杏仁　取净杏仁置 10 倍量沸水中略煮，加热约 5min，至种皮微膨即捞起，用凉水浸泡，取出，搓开种皮与种仁，干燥，筛去种皮。用时捣碎。

（3）炒杏仁　取燀杏仁置锅内用文火炒至微黄色，略带焦斑，有香气，取出放凉。用时捣碎。

【饮片质量标准】

（1）苦杏仁　为心脏形，略扁，表面黄棕色或深棕色，有微细纵皱，顶端略尖，底部钝圆肥厚，左右不对称，富油性。气微，微苦。

（2）燀苦杏仁　分离为单瓣，无种皮。表面乳白色，有特殊的香气，味苦。

（3）炒苦杏仁　形如燀杏仁，表面微黄色，偶带焦斑，有香气。

【炮制作用】

（1）苦杏仁　有小毒，燀去皮，除去非药用部位，便于有效成分煎出，提高药效。

（2）燀杏仁　燀制品善于降气止咳、润肠通便，多用于新病咳喘、肠燥便秘。炒制后可去小毒，并具有温肺散寒作用，多用于肺寒咳嗽、久患肺喘。

【处方应付】　处方写苦杏仁、杏仁、光杏仁，付燀苦杏仁；写杏仁霜、杏仁饼、麦麸炒杏仁、蜜杏仁、甘草制杏仁，各随方付给。

【贮存保管】　贮于干燥容器内，置阴凉干燥处；防蛀。

💙 知识链接 ▶▶▶

苦杏仁中含有苦杏仁苷，是苦杏仁中止咳平喘的药效成分。在入汤剂煎煮过程中，开始有一段时间的温度适宜苦杏仁中含的苦杏仁酶发挥作用，使苦杏仁苷迅速酶解放出氢氰酸而逸散。燀制品中的苦杏仁酶在燀制过程中因沸水煮烫破坏，故煎剂中苦杏仁苷的含量高于生品。带皮苦杏仁与去皮苦杏仁在同样条件下煎煮，煎出的苦杏仁苷可相差一半，故苦杏仁以燀后去皮、打碎入煎为宜。

桃　仁

【常用别名】　桃核仁、山桃仁、大仁。

【来源】　本品为蔷薇科植物桃和山桃的干燥种子。

【历史沿革】　桃仁始载于《神农本草经》，列为下品。桃仁炮制始见于《伤寒论》，谓"去皮"。历代使用的桃仁炮制品有生桃仁、炒桃仁、桃仁炭、桃仁霜、盐桃仁、酒桃仁、麸制桃仁等，《中国药典》（2015年版）收载有桃仁、燀桃仁、炒桃仁三种炮制品。

【炮制工艺】

（1）生桃仁　取原药材，筛去灰屑、杂质，拣净残留的壳及泛油的黑褐色种子。用时捣碎。

（2）燀桃仁　取净桃仁置沸水中，加热烫至种皮微膨起即捞出，在凉水中稍泡、捞起，搓开种皮与种仁，干燥，筛去种皮。用时捣碎。

（3）炒桃仁　取燀桃仁，置锅内用文火炒至黄色，略带焦斑，取出放凉。用时捣碎。

【饮片质量标准】

（1）桃仁　为扁长椭圆形或类卵圆形，黄棕色，有纵皱，顶端尖、中间膨大、底部略小，钝圆而偏斜，边缘薄，有油质。气微，味微苦。

（2）燀桃仁　无种皮，表面呈淡黄白色，有细皱纹。

（3）炒桃仁　形如燀桃仁，微黄色，略具焦斑，有香气。

【炮制作用】

（1）生桃仁　生桃仁以行血祛瘀力强，可用于经闭不通及跌打伤痛。

（2）燀桃仁　燀后易去皮，除去非药用部位，有效物质易于煎出，提高药效。

（3）炒桃仁　炒后偏于润燥和血，多用于肠燥便秘、心腹胀满等。

【处方应付】　处方写桃仁、光桃仁、燀桃仁，付燀桃仁；写炒桃仁、麦麸炒桃仁、桃仁霜、生桃仁，各随方付给。

【贮存保管】　贮干燥容器内，置阴凉干燥处；防蛀。

💙 知识链接 ▶▶▶

桃仁主要含苦杏仁苷、挥发油、脂肪油、蛋白质等。桃仁不粉碎，直接煎煮，水溶性浸出物的含量依次为：燀桃仁＞炒桃仁＞带皮桃仁＞生桃仁。说明燀制去皮可显著提高其水溶性成分的溶出，提高疗效。

白扁豆

【常用别名】 南扁豆、峨眉豆、羊眼豆。

【来源】 本品为豆科植物扁豆的干燥成熟种子。

【历史沿革】 白扁豆始载于南梁《本草经集注》，列为下品。白扁豆炮制，始见于宋《博济方》，历代医家使用的白扁豆有生白扁豆、光白扁豆、炒白扁豆、烫白扁豆、白扁豆炭、土白扁豆、麸白扁豆、醋白扁豆、陈皮制白扁豆等数种，《中国药典》（2015年版）收载有白扁豆、炒白扁豆两种炮制品。

【炮制工艺】

(1) 白扁豆　取原药材，除去杂质，用时捣碎。

(2) 扁豆衣　取净扁豆置沸水锅中，加热约5min，至种皮微膨起即捞起，用凉水浸泡，取出，分离种皮和种仁，分别干燥，种皮为扁豆衣。

(3) 炒扁豆　取净扁豆或仁，置锅中用文火炒至微黄，略有焦斑，取出放凉。

【饮片质量标准】

(1) 白扁豆　为扁椭圆形，表面黄白色，平滑而具光泽。质坚硬。种皮薄，种仁黄白色嚼之有豆腥气。

(2) 扁豆衣　呈不规则的卷缩状种皮，乳白色，质脆易碎。

(3) 炒扁豆　表面微黄，略具焦斑，有香气。

【炮制作用】

(1) 生扁豆　以清暑化湿力强，用于暑湿及消渴，如感受暑湿、恶寒发热、腹痛吐泻，治脾胃积热、津液耗伤、口渴引饮。

(2) 扁豆衣　气味俱弱，健脾作用较弱，偏于去暑化湿。

(3) 炒扁豆　偏于健脾止泻。可用于脾虚泄泻、白带过多。

【处方应付】 写白扁豆、扁豆、炒扁豆，付炒扁豆；写烫扁豆、土炒扁豆、麦麸炒扁豆、生扁豆，各随方付给。

【贮存保管】 贮于干燥容器内，置阴凉通风处；防蛀。

🕮 知识链接 ▶▶▶

扁豆中含有对人体红细胞呈非特异性的凝集素。凝集素甲不溶于水，无抗胰蛋白酶活性，可抑制大鼠生长，甚至引起肝脏的区域性坏死，加热后则毒性大减；凝集素乙可溶于水，有抗胰蛋白酶活性，加压蒸气消毒或煮沸1h后，活力损失86%～94%。因此，加热处理能去毒。

二、实训操作实例

以煣杏仁（现代制法）为例。

(1) 高压蒸制法　将净生杏仁均匀地置于特制的多层网架上，使每层苦杏仁的厚度不超过1cm，然后推进卧式蒸汽消毒柜内，控制压力在101.3kPa，蒸3min，取出，晾干备用。

(2) 微波制法　苦杏仁中含有4.5%～5%的水分。将温度定于80℃，待4～5min，苦杏仁酶完全灭活，苦杏仁苷不受损失。此法工艺简单、操作方便。

(3) 蒸汽蒸制法　取净生苦杏仁30kg，置已沸水的蒸具内，盖密，强火加热，蒸至冒气温度在95℃，蒸制30min，取出，干燥。

（4）机械电磨去皮法　将净杏仁置沸水中（比例为1∶10），煮约10min。待外皮微皱，捞出，迅速放入凉水中略浸，捞出，倒入电磨加料斗内。根据颗粒大小，将磨头调至合适档位，开机脱皮。干燥后，簸净种皮备用。

三、任务实施

（一）任务单

燀　　制

1. 任务内容

燀制苦杏仁、白扁豆。

2. 技能目标

（1）熟悉并掌握药物燀制技术的操作程序及注意事项。

（2）了解可倾式蒸煮锅的性能，准确把握药物炒制的火力。

3. 器具材料

可倾式蒸煮锅、电炒锅、刷子、盛药器具、电子秤；苦杏仁、白扁豆。

4. 操作过程

（1）准备

检查实训工具是否完备，蒸煮锅、排气扇工作是否正常。将要炮制的药物筛去碎屑、杂质，药物大小、粗细分档备用。检查蒸煮锅、盛药器具是否洁净，必要时进行清洁，放置在煤气灶上。

（2）操作

① 燀杏仁。将10倍于药量的水烧开后，将杏仁置漏勺中于沸水中煮烫5min，至种皮鼓起后，立即放冷水中稍浸，搓开种皮与种仁。晒干后簸去或筛取种皮，将净种仁置洁净的容器内。

② 燀白扁豆。将10倍于药量的水烧开后，将白扁豆置漏勺中于沸水中煮烫5min，至种皮鼓起后，立即放冷水中稍浸，搓开、分离种皮与种仁。净种仁称扁豆仁，种皮为扁豆衣。

（二）操作单

药材(可另选药材)	工艺过程	工艺控制关键点	标准要求
苦杏仁			
白扁豆			

1. 注意事项

燀苦杏仁时水量宜大，待水沸后投入净药，时间不宜过长。

2. 思考题

试述各药的炮制作用及注意事项。

（三）评价单

评价项目	重点评价内容	评价标准	标准分值	评价得分
过程评价	准备工作	洁净和检查工具,准备工作到位	10	
	操作步骤	严格操作流程,操作过程没有大的失误	20	
	火力控制	燀法火力使用得当,成品符合质量要求	15	
	创新训练	能主动查阅资料,对各个药材水火共制技术开展探讨	10	
结果评价	意外事件	整个操作过程中,没有发生器具损坏及不安全事件	5	
	分组讨论	能找出本组操作中存在的问题,找到合理的解决方法	10	
	炮制程度	各个药物从颜色、质地等外观上都达到了炮制标准	10	
	场地清理	能及时清洗实训器具,清理桌面,药物归类放置	5	
	实训报告	报告字迹工整,条理清晰,结果准确,分析透彻	15	
总分			100	

➔ 任务小结

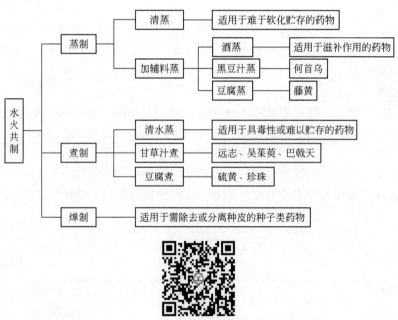

PPT课件

任务 8 其他制法

知识目标：能依据 2015 年版《中国药典》饮片规格，判断所炮制饮片成品是否合格。

技能目标：学会使用传统和现代炙药器械；会进行药物发酵、发芽、制霜、复制、煨制、提净、水飞、干馏等炮制技术；具备对炮制后的饮片进行外观和内在质量鉴定的技能；具备从事相关岗位的工作技能。

子任务 8-1 发 酵

一、必备知识

发酵是将经过净制或处理后的药物，在一定温度和湿度的条件下，利用霉菌和酶的催化分解作用，使药物发泡、生衣的方法。

1. 目的

（1）改变原有药物的性能，产生新的药物疗效，扩大用药范围 如六神曲、淡豆豉。

（2）增强药物的疗效 如半夏曲。

2. 工艺

根据不同品种，采用不同的方法进行加工处理→置温度、湿度适宜的环境下进行发酵。

常用的方法有：药料与面粉混合发酵，如六神曲、建曲、半夏曲、沉香曲等；直接用药料进行发酵，如淡豆豉、百药煎等。发酵要有适宜的条件，具体如下。

（1）要有菌种，传统的发酵方法多数是利用空气中微生物自然发酵。

（2）一般发酵最佳温度以 30～37℃ 为宜。若温度太高，则菌种老化、死亡，不能发酵；温度过低，虽能保存菌种，但繁殖太慢，不利发酵。

（3）发酵需要有一定的湿度，一般相对湿度以控制在 70%～80% 为宜。若湿度太大，则易霉烂，造成药物发暗；过分干燥，则药料不能成形。经验认为，以"握之成团，指间可见水迹，放下轻击则碎"为宜。

（4）pH 值 4～7.6，在有充足氧气的条件下进行。

3. 注意事项

（1）原料在发酵前应进行杀菌、杀虫处理，以免杂菌影响发酵质量。

（2）发酵过程必须一次完成，不能中断或中途停顿。

（3）温度与湿度应控制得当。

4. 常见药材

六神曲

【常用别名】 六曲、神曲、陈曲、六丁曲、百草曲、麦曲、炒神曲、焦神曲。

【来源】 本品为苦杏仁、赤小豆、鲜青蒿、鲜苍耳草、鲜辣蓼等药加入面粉（或麦麸）混合后，经发酵而成的曲剂。

【历史沿革】 始载于《药性论》，历代有焙制、炒黄、火炮、煨制、枣肉制、酒制、煮制、制炭等方法，现主要有麸炒、炒焦等炮制方法。《中国药典》（2015年版）未收载该药。

【炮制工艺】

（1）六神曲 取杏仁、赤小豆碾成粉末，与面粉混匀，加入鲜青蒿、鲜辣蓼、鲜苍耳草药汁，揉搓，制成"捏之成团、掷之即散"的粗颗粒状软材，置模具中压制成扁平方块（33cm×20cm×6.6cm）。用鲜苘麻叶包严，放入箱内，按"品"字形堆放，上面覆盖鲜青蒿。室温在30～37℃，经4～6天即能发酵，待药面生出黄白色霉衣时取出，除去苘麻叶，切成2.5cm见方的小块，干燥。每100kg面粉，用杏仁、赤小豆各4kg，鲜青蒿、鲜辣蓼、鲜苍耳草各7kg。药汁为鲜草汁与其药渣煎出液。

（2）麸炒六曲 将锅预热，均匀撒入麦麸。待起烟，将净制或切制后的药物投入锅中，与麦麸翻炒并控制火力。炒至药物表面呈黄色至深黄色，出锅，筛去麦麸，放凉。每100kg药物，用麦麸10～15kg。常用量为麦麸10kg。

（3）焦六曲 将净制或切制后的药物，置预热的炒制容器中，用中火或武火加热，翻炒至药物表面呈焦黄或焦褐色，内部颜色加深，并具有焦香气味。

【饮片质量标准】

（1）六神曲 具有芳香气，无霉烂发臭的气味为佳。表面粗糙，满布黄白菌丝及少数黑孢子，曲块边缘呈鲜黄色。用放大镜观察，可见黄色分生孢子柄的膨胀部，其间亦有已生黑色孢子的。如果曲的表面干燥，分生孢子甚至全部不发育，即为不良曲。良曲的块结实，成品可整块取出而不碎。如果曲不成块或成块不结实，都是菌丝发育不好的缘故。曲的内部用放大镜观察，亦多有菌丝及未成熟的孢子。

（2）炒神曲 表面黄色，偶有焦斑，质坚脆，有麸香气。

（3）焦神曲 表面焦黄色，内部微黄色，有焦香气。

【炮制作用】

（1）六神曲 性味甘、辛，温，归脾、胃经。生品可健脾开胃，并有发散作用，常用于感冒食滞。

（2）炒神曲 麸炒后产生甘香气味，以醒脾和胃为主，用于食积停滞、脘腹胀满、不思饮食等症。

（3）焦神曲 炒焦后长于消食化积，以治食积泄泻为主。

【处方应付】 写六神曲、神曲、炒六神曲，均付炒六神曲；写焦六神曲，付焦六神曲；写生六神曲，付六神曲。

【贮存保管】 置阴凉干燥处，防潮、防虫蛀。

红　曲

【常用别名】 赤曲、红米、福曲。

【来源】 红曲为曲霉科真菌紫色红曲霉的菌丝及孢子,经人工培养,使菌丝在粳米内部生长,使整个米粒变为红色的制品。

【历史沿革】 宋代始见红曲,《朱氏》记载有焙制法,现今有制曲后炒炭等。《中国药典》(2015年版)未收载该药。

【炮制工艺】

(1)红曲 选择红色土壤地,挖一深坑,在坑上下周围铺以篾席,将粳米倒入其中,上压以重石,使其发酵而变为红色。经3～4天后,米粒外皮呈紫红色,内心亦变为红色。若内心有白点,则表示尚未熟透,品质较差。取出,晒干。

(2)红曲炭 将净红曲置热锅内,用武火微炒,以使外部呈黑色、内部呈老黄色为度,喷淋清水,冷却,取出,晾凉。

【饮片质量标准】

(1)红曲 呈米粒状,多碎断,表面紫红或棕红色,断面粉红色。质脆,手捻之易粉碎,染指。微有醇酸气,味淡。

(2)红曲炭 表面呈黑色,内部老黄色,有焦香味。

【炮制作用】

(1)红曲 性味甘、温。归肝、大肠经。具有活血化瘀、健脾消食的功能。用于产后恶露不净、瘀滞腹痛、食积饱胀、赤白下痢,外用治跌打损伤。

(2)红曲炭 炒炭后长于化瘀止血,用于各种出血症。

【贮存保管】 置阴凉干燥处。防潮、防蛀。

⊙ 知识链接 ▶▶▶

将粳米洗净、湿透,置蒸笼中略蒸,稍熟。然后倒进笪上晾凉,撒上紫色红曲霉素种,放置于30℃的室温中发酵,促使紫色红曲霉素繁殖。10天后,待米粒内外均长满菌丝、变为红色时取出,晒干或烘干。

淡豆豉

【常用别名】 豉、豆豉、香豉、淡豉。

【来源】 本品为豆科植物黑大豆黑色成熟种子的发酵加工品。

【历史沿革】 始载于《名医别录》,历代有炒淡豆豉、蒸淡豆豉、焦淡豆豉等。《中国药典》(2015年版)载有淡豆豉一种炮制品。

【炮制工艺】 淡豆豉 取黑大豆洗净,另取桑叶、青蒿加水煎煮,滤过,将煎汁拌入净大豆中,待汤液被吸尽后,置蒸制容器内蒸透取出,稍凉;置容器内,用煎过汁的桑叶、青蒿渣覆盖,在温度25～28℃、相对湿度70%～80%条件下,闷至发酵、长满黄衣时,取出;去药渣,加适量水搅拌,捞出;置器内,保持温度50～60℃,闷15～20天,充分发酵,有香气逸出;取出,略蒸,干燥,即得。每100kg黑大豆,用桑叶、青蒿7～10kg。

【饮片质量标准】 本品呈椭圆形,略扁,长0.6～1cm,直径0.5～0.7cm。表面黑色,皱缩不平。质柔软,断面棕黑色。气香,味微甘。

【炮制作用】 具有解表除烦、宣发郁热功能。用于伤风感冒、恶寒发热、头痛或胸中烦闷、虚烦不眠等。

【处方应付】 写豆豉、香豆豉、淡豆豉,均付淡豆豉。

【贮存保管】 置通风干燥处,防蛀。

二、任务实施

（一）任务单

发 酵

1. 任务内容

制备六神曲。

2. 技能目标

（1）能够运用发酵技术的知识进行药物发酵操作。

（2）会使用常用的发酵工具。

3. 器具材料

瓷盆、磁盘、电炉、锅、锅铲、筛子、竹匾、刀、台秤、锯等；杏仁、赤小豆、鲜青蒿、鲜苍耳草、鲜辣蓼、面粉、麦麸。

4. 操作过程

流程：粉碎的药物＋面粉或麦麸→混合→拌曲→成型→堆曲→发酵→成品→切块→干燥。

处方：面粉 40g，麦麸 60g，杏仁 4g，赤小豆 4g，鲜青蒿、鲜苍耳草、鲜辣蓼各 7g（干者用 1/3）。

将杏仁与赤小豆碾成粉末（或将杏仁碾成泥状，赤小豆煮烂），与面粉、麦麸混匀→加入鲜青蒿、鲜辣蓼、鲜苍耳草，用适量水煎汤（占原料量的 25％～30％）→将汤液陆续加入上述混合物中→揉搓成"捏之成团、按之即散"的粗颗粒状软材→软材置模具中或用纱布包裹压成扁平方块（33cm×20cm×6.6cm）→再用鲜荷麻叶（或粗纸）包严，放入箱内→按"品"字形堆放，上面覆盖鲜青蒿（或湿麻袋）保温（一般室温在 30～37℃，相对湿度在 70％～80％，经 4～6 天即能发酵）→待药面生出黄白色霉衣时取出→除去包裹物，切成 2.5cm 见方的小块→干燥。

（二）操作单

药材	工艺过程	发酵工艺 关键点	标准 要求
六神曲			

1. 注意事项

（1）发酵过程中需要保证一定的温度和湿度，药物宜在夏季进行。

（2）要勤检查，防止发酵过度。

2. 思考题

（1）发酵为什么要求有一定的温度和湿度？什么条件最好？

（2）根据实训室的制备工艺，如何设计工业生产？

（三）评价单

评价项目	重点评价内容	评价标准	标准分值	评价得分
过程评价	准备工作	洁净和检查工具,准备工作到位	10	
	操作步骤	严格操作流程,操作过程没有大的失误	15	
	发酵关键工艺点的控制	对发酵过程中的各个工艺点的控制符合要求,操作规范,在操作过程中出现问题能及时解决	20	
	创新训练	能主动查阅资料,尝试新的发酵工艺操作方法	10	
结果评价	意外事件	整个操作过程中,没有发生器具损坏及不安全事件	5	
	分组讨论	能找出本组操作中存在的问题,找到合理的解决方法	10	
	炮制程度	各个药物从颜色、质地等外观上都达到了炮制标准	10	
	场地清理	能及时清洗实训器具,清理桌面,药物归类放置	5	
	实训报告	报告字迹工整,条理清晰,结果准确,分析透彻	15	
总分			100	

子任务8-2 发 芽

一、必备知识

将净选后新鲜成熟的果实或种子,在一定温度或湿度条件下,促使萌发幼芽的方法称为发芽。

1. 目的

发芽的目的是为产生新的功效、扩大用药品种,如谷芽、麦芽、大豆黄卷。

2. 工艺

发芽过程:选种→浸泡→发芽→干燥。

（1）选种 应取新鲜、成熟、饱满的果实或种子,要求发芽率在85%以上。

（2）温度 一般保持在18～25℃。

（3）湿度 浸渍度含水量应控制在42%～45%,每日喷淋清水数次,保持湿润。

（4）发芽 芽长出0.2～1cm时即可取出干燥。

3. 注意事项

（1）种子的浸泡时间应依气候、环境而定,一般春秋宜浸泡4～6h、冬季8h、夏季4h。

（2）适当避光并选择有充足氧气、通风良好的场地或容器进行发芽。

（3）发芽时先长须根而后生芽,不能把须根误认为是芽,并注意以芽长0.2～1cm为标准,发芽过长则影响药效。

（4）在发芽过程中,要勤检查、淋水,以保持所需温度,并防止发热霉烂。

动画:发芽-麦芽

4. 常见药材

麦 芽

【常用别名】 大麦芽、大麦蘖、麦蘖。

【来源】 本品为禾本科植物大麦的成熟果实经发芽干燥而得。

【历史沿革】 始载于《名医别录》,其炮制首见于《备急千金要方》,历代有熬制、炒黄、炒焦、炒黑、巴豆炒、焙法、发芽、煨等方法,现主要有炒黄、炒焦等炮制方法。《中国药典》(2015年版)载有麦芽、炒麦芽和焦麦芽三种炮制品。

【炮制工艺】

(1) 麦芽 取新鲜成熟饱满的净大麦,用清水浸泡六七成透,捞出,置能排水容器内,盖好,每日淋水2~3次,保持湿润,待叶芽长至0.5cm时,取出干燥即得。

(2) 炒麦芽 取净大麦芽,置预热的炒制容器中,用文火加热,不断翻动,炒制表面棕黄色、鼓起并有香气时,取出晾凉,筛去碎屑。

(3) 焦麦芽 取净大麦芽,置预热的炒制容器中,用中火加热,炒至有爆裂声、表面呈焦褐色、鼓起并有焦香气时,取出晾凉,筛去灰屑。

【饮片质量标准】

(1) 麦芽 发芽率应在85%以上,呈黄白色,有芽及须根,内含粉质,芽长0.5cm左右。

(2) 炒麦芽 表面棕黄色,鼓起并有香气。

(3) 焦麦芽 表面呈焦褐色,鼓起并有焦香气。

【炮制作用】

(1) 生麦芽 具健脾和胃、疏肝通乳的功能,用于消化不良、脾虚食少、乳汁郁积、脘腹痞满,对食积化热者尤宜生用。

(2) 炒麦芽 麦芽经炒后偏温而气香,增强了开胃消食作用,并能回乳。

(3) 焦麦芽 麦芽炒焦后性偏温而味甘微涩,增强了消食化滞、止泻的作用。

【处方应付】 处方写麦芽、炒麦芽,均付炒麦芽;写生麦芽,付生麦芽;写焦麦芽,付焦麦芽。

【贮存保管】 置通风干燥处,防蛀。

💗 **知识链接** ▶▶▶

大麦经发芽过程,酶活性因发芽程度不同而有显著差异。长出芽叶者,酶的活性为1:(7~10);而无芽叶者,酶的活性仅为1:(3~5)。而乳酸含量前者为0.8%~1.0%,后者为0.5%~0.75%,亦有差异。不同长度的麦芽,淀粉酶活性也各不相同。研究认为,最佳发芽长度应为麦粒本身长度的0.7~0.85倍,发芽要求均匀,发芽率在95%以上。

大豆黄卷

【常用别名】 大豆卷、大豆蘖、黄卷、卷蘖、黄卷皮、豆蘖、豆黄卷、菽蘖。

【来源】 为豆科植物大豆的种子,发芽后晒干而成。

【历史沿革】 始载于《神农本草经》,历代有炒大豆黄卷、焙大豆黄卷、蒸大豆黄卷、醋炒大豆黄卷等。《中国药典》(2015年版)收载大豆黄卷一种炮制品。

【炮制工艺】

（1）大豆黄卷　取拣净、颗粒饱满的大豆，加水浸泡至外皮微皱，捞出，置能排水的容器内，盖好，每日淋水 1～2 次，保持湿润，至发芽 0.5～1cm 时，取出，晒干。

（2）制大豆黄卷　取灯心草、淡竹叶置锅内，加入适量水煎煮两次，第一次 60min，第二次 30min，合并煎液，滤过。滤液与大豆黄卷共置锅内（药液高出豆面约 5cm），煮至药液被吸尽，取出，干燥。每 100kg 大豆黄卷，用灯心草 1kg、淡竹叶 2kg。

（3）炒大豆黄卷　取大豆黄卷，置锅内用文火微炒，取出，放凉。

【饮片质量标准】

（1）大豆黄卷　呈肾形，长约 8mm、宽约 6mm。表面黄色（原料为黄大豆）或黑色（原料为黑大豆），微皱缩，一侧有明显的脐点，一端有黄色卷曲胚根。外皮质脆易裂开，断面黄色或绿色。无臭，嚼之有豆腥味。

（2）制大豆黄卷　粒坚韧，味微苦，豆腥气较轻而微清香。

（3）炒大豆黄卷　粒坚韧，颜色加深，偶见焦斑，略有香气。

【炮制作用】

（1）大豆黄卷　生品善于通达宣利，其性偏凉，故可分利湿热，亦能解散表邪。

（2）制大豆黄卷　用灯心草、淡竹叶制，可增强其清热利咽或宣散表邪的作用。

（3）炒大豆黄卷　清解表邪作用极弱，长于利湿舒筋，兼益脾胃。

【贮存保管】　置阴凉干燥处，防蛀。

二、任务实施

（一）任务单

发　芽

1. 任务内容

制备麦芽、大豆黄卷。

2. 技能目标

（1）能够运用发芽技术的知识进行药物发芽操作。

（2）会使用常用的发芽工具。

3. 器具材料

瓷盆、磁盘、电炉、锅、锅铲、筛子、竹匾、刀、台秤模具、纱布等；大麦、大豆。

4. 操作过程

流程：选种→浸泡→发芽→干燥→备用。

（1）麦芽的制备　取新鲜、饱满、成熟的净大麦，用清水浸泡至六七成透，捞出，置能排水容器内，用纱布覆盖，每日淋水 2～3 次，保持湿润，待叶芽长至 0.5cm 时，取出，干燥。

（2）大豆黄卷的制备　取成熟饱满的大豆，筛净，用清水浸泡 6～8h，捞出，放置于竹制或其他漏水的容器中，每日淋水 2～3 次，保持湿润，待芽长至 0.5～1cm 时，取出，干燥。

（二）操作单

药材	工艺过程	关键工艺点	标准要求
麦芽			
大豆黄卷			

1. 注意事项

（1）发芽过程中若温度过高，可增加淋水次数。

（2）麦芽、大豆黄卷等芽长至要求长度时，一定要及时干燥，防止芽过长或变绿。

（3）要选用新鲜的大麦、黄豆或黑豆。

2. 思考题

（1）发芽技术的操作方法是什么？

（2）发芽技术的条件有哪些？

（3）发芽技术的炮制目的是什么？

（三）评价单

评价项目	重点评价内容	评价标准	标准分值	评价得分
过程评价	准备工作	洁净和检查工具，准备工作到位	10	
	操作步骤	严格操作流程，操作过程没有大的失误	15	
	发芽关键工艺点的控制	对发芽过程中的各个工艺点的控制符合要求，操作规范，在操作过程中出现问题能及时解决	20	
	创新训练	能主动查阅资料，尝试新的发芽工艺的操作方法	10	
结果评价	意外事件	整个操作过程中，没有发生器具损坏及不安全事件	5	
	分组讨论	能找出本组操作中存在的问题，找到合理的解决方法	10	
	炮制程度	各个药物从颜色、质地等外观上都达到了炮制标准	10	
	场地清理	能及时清洗实训器具，清理桌面，药物归类放置	5	
	实训报告	报告字迹工整，条理清晰，结果准确，分析透彻	15	
总分			100	

子任务8-3 制 霜

一、必备知识

药物经过去油制成松散粉末，或经过渗透析出细小结晶，或用其他方法制成细粉或粉渣的方法，称为制霜法。制霜法适合于种子类、矿物类、植物类及某些动物角质类药物。

1. 目的

（1）除去油中的有毒物质，降低毒性、缓和药性　如巴豆霜、千金子霜、大风子霜、木鳖子霜。

（2）消除副作用、便于粉碎和服用　如柏子仁、瓜蒌子。

（3）制出新药、增强疗效　如西瓜霜、柿霜。

（4）使药物纯净　如砒霜、百草霜。

（5）综合利用、扩大药源　如鹿角霜。

2. 工艺

根据操作方法不同，制霜法分为如下几类。

（1）去油制霜　将药物种仁碾成泥状，经过适当加热、压榨去油，制成松散粉末的方法，如千金子、巴豆。

（2）渗析制霜　药物通过物料析出细小结晶的方法，如西瓜霜（又称风化成霜）。

（3）升华制霜　药物经过高温加工处理，升华成结晶或细粉的方法，如信石。

（4）煎煮制霜　药物经过多次，长时间煎熬后，成粉渣另作药用的方法，如鹿角霜。

此外还有自然成霜，制霜技术如柿霜。

3. 注意事项

（1）药物加热所含油脂易于渗出，故去油制霜时应多加热或放置热处，趁热压榨去油。

（2）去油时，应反复压榨至药物，以松散成粉、不再黏结成饼为度。

（3）要勤换吸油纸，以尽快吸去油质、缩短炮制时间。

（4）有毒药物去油制霜，用过的布或纸要及时烧毁，使用的器具应清洗干净，以免误作他用，引起中毒，应注意防护。

4. 常见药材

巴　豆

【常用别名】　日刚子、巴仁、巴米、巴果、巴菽、江子、川江子。

【来源】　本品为大戟科植物巴豆的干燥成熟果实，多系栽培。主产于四川、广西、云南、贵州、湖北等地。秋季果实成熟时采收，堆置2～3天，摊开，干燥。以个大、饱满、种仁色白者为佳。

【历史沿革】　巴豆始载于《神农本草经》，列为下品，其炮制始见于《伤寒论》，历代有纸煨、面煨、麸炒、醋煮、烧存性、制霜等方法，现今内服均制霜用，《中国药典》（2015年版）收载有生巴豆和巴豆霜两种炮制品。

【炮制工艺】

（1）生巴豆　取药材除去杂质，浸湿后用稠米汤或稠面汤拌匀，置日光下暴晒或烘干后去掉外壳，取仁即得。

（2）巴豆霜

① 传统方法。取净巴豆仁，碾轧或捣烂如泥状，用数层吸油纸包裹，放置热处或加热微烘，上压重物，压榨去油；待纸吸油后，取出，再进行碾轧；包裹后置热处，进行压榨去油、换纸等操作。如此反复，直至纸上不显油痕、呈松散粉末状，取出，过箩，取粉末备用。或将净巴豆仁碾成泥状，用布包裹，蒸热后，压榨去油，以油尽为度，再碾细后过箩，取粉末备用。本品脂肪油含量应为18%～20%。

② 稀释法。取净巴豆仁研烂后，测定脂肪油含量，加适量淀粉，使脂肪油含量符合规

定，混匀，即得。

【饮片质量标准】

（1）生巴豆　种子呈椭圆形，略扁，表面棕色或灰棕色，有隆起的种脊，外种皮薄而脆、内种皮有白色薄膜。种仁黄白色，富油性，无臭，味辛辣。

（2）巴豆霜　呈暗黄色粉末，性滞腻，松散微显油性，不黏结成饼，味辛辣，并且含脂肪油应为18%～20%。

【炮制作用】

（1）巴豆　有大毒，生用仅外用蚀疮，多用于恶疮、疥癣、疣痣。

（2）炒巴豆　炒制后，可降低毒性，用于疮痈肿毒、腹水膨胀、泻痢。

（3）巴豆霜　去油制霜后，能降低毒性，缓和其泻下作用，用于寒积便秘、乳食停滞、腹水、二便不通、喉风、喉痹。

【处方应付】　写巴豆、巴豆霜，应付巴豆霜；写生巴豆，应付生巴豆。

【贮存保管】　巴豆仁装木箱，加盖，由专人保管，巴豆霜包好压紧，悬于僻净通风处，两个月换纸一次，或装瓷缸内。

◎ **知识链接** ▶▶▶

巴豆中的巴豆油（34%～57%）分解后产生的巴豆油酸及所含的少量树脂，能刺激肠蠕动引起剧烈腹泻，外用可引起皮肤发红、发泡甚至坏死。口服半滴至一滴即能产生口腔、咽及胃灼热感，服用20滴即可致死。通过加热去油制霜后，巴豆油含量下降，巴豆毒素凝固变性，从而达到降低毒性和缓和其泻下作用的目的。

生巴豆有剧毒，在制霜过程中，往往由于接触巴豆种仁、油蒸气而引起皮炎，局部出现红斑或红肿，有灼热感或瘙痒，眼鼻部亦有灼热感等。操作时应加注意，并应戴手套及口罩防护。工作结束时，可用冷水洗涤裸露部分，不宜用热水洗。如发生皮炎症状时，可用绿豆、防风、甘草煎汤内服。压榨去油时，药物要加热才易出油，如用粗纸包压时要勤换纸，以使油充分渗在纸上。用过的布或纸应立即烧毁，以免误用。

柏子仁

【常用别名】　柏仁、柏子、柏实、侧柏仁。

【来源】　本品为柏科植物侧柏的干燥成熟种仁。秋冬二季采收成熟种子，晒干，除去种皮，收集种仁。

【历史沿革】　柏子仁始载于《神农本草经》，炮制始见于南北朝的《雷公炮炙论》，历代使用柏子仁的炮制品种有生柏子仁、炒柏子仁、酒柏子仁、蒸柏子仁、柏子仁霜等，《中国药典》（2015年版）收载有柏子仁和柏子仁霜两种炮制品。

【炮制工艺】

（1）柏子仁　取原药材，除去杂质及残留的种皮，筛去灰屑。

（2）炒柏子仁　取净柏子仁，置温度适宜的热锅中，用文火炒至油黄色、有香气逸出时，取出，放凉。

（3）柏子仁霜　取净柏子仁，碾成泥状，用布（少量可用数层吸油纸）包严，蒸热，压榨去油，如此反复操作，以药物不再黏结成饼为度，再碾细。

【饮片质量标准】

（1）柏子仁　呈长卵形或长椭圆形，表面黄白色、淡黄色或淡黄棕色，顶端略尖，有深褐色小点，基部钝圆，质软，富油性，气微香，味淡。

(2) 炒柏子仁　表面油黄色，偶见焦斑，有焦香气。

(3) 柏子仁霜　为淡黄色松散粉末，气微香。

【炮制作用】

(1) 柏子仁　润肠通便、养心安神。但有异味、致恶心呕吐的副作用。

(2) 炒柏子仁　药性缓和，可消除副作用，使致泻作用减弱。多用于心烦失眠、心悸怔忡、阴虚盗汗等。

(3) 柏子仁霜　药性缓和，可消除呕吐和致泻副作用，主要用于安神。

【处方应付】　写柏子仁、柏子、柏实、侧柏仁、柏仁，应付柏子仁；写炒柏子仁，应付炒柏子仁；写柏子仁霜，应付柏子仁霜。

【贮存保管】　装铁箱内加盖贮存，防潮湿及虫蛀。

◎ **知识链接** ▶▶▶

传统制霜法较繁琐、费时、生产量少。改进工艺：取净柏子仁，以高速粉碎机研为泥团状，然后在大瓷盘内铺数层吸油纸，将药物铺平，再盖上吸油纸数层，以瓷盘层层相叠，上压木板或砖块，置电热干燥箱内加温，恒温65℃，12h，凉后取出，去油纸，研细粉即得。

西瓜霜

【常用别名】　西瓜硝、咽喉独圣散。

【来源】　本品为葫芦科植物西瓜的成熟果实与芒硝经加工制成的白色结晶粉末。

【历史沿革】　始载于清代《疡医大全》，现主要有制霜炮制方法，《中国药典》（2015年版）收载西瓜霜一种炮制品。

动画：制霜-西瓜霜

【炮制工艺】

(1) 西瓜析霜　取新鲜西瓜，沿蒂头切一厚片作顶盖，挖出部分瓜瓤，将芒硝填入瓜内，盖上顶盖，用竹签插牢，用碗或碟托住，悬挂于阴凉通风处。待西瓜表面析出白霜时，随时刮下，直至无白霜析出为止，晾干。

(2) 瓦罐析霜　取新鲜西瓜切碎，放入不带釉的瓦罐内，以一层西瓜一层芒硝填至罐容积的4/5，将口封严，悬挂于阴凉通风处。数日后，瓦罐外面析出白色结晶物，随析随收集，至无结晶析出为止。

每100kg西瓜，用芒硝15kg。

【饮片质量标准】　本品为白色结晶粉末。

【炮制作用】　西瓜霜性味咸、寒，归心、胃、大肠经。具有清热泻火、消肿止痛的功能。西瓜能清热解暑，芒硝能清热泻火，制成西瓜霜后，两药起到协同作用，增强清热泻火之功，并使药物更纯洁。

【处方应付】　写西瓜霜、西瓜硝、咽喉独圣散，应付西瓜霜。

【贮存保管】　置干燥、阴凉、通风处。

◎ **知识链接** ▶▶▶

改进工艺：取天然硝酸钾、硝酸钠，加热水溶解，滤过；滤液加萝卜20%，煮沸30min，滤过；滤液加西瓜40%，煮沸，滤过；滤液加活性炭1%煮沸，以布氏滤器加滑石粉助滤，经垂熔滤器过滤至澄明，减压蒸发浓缩，放冷析晶。结晶经风化后，按处方规定量加入冰片，过100～110目筛。

信　石

【常用别名】　砒霜、三氧化二砷、亚砷酐、白砒、亚砷酸酐。

【来源】　由氧化物类矿物砷华、硫化物类矿物毒砂或雄黄等含砷矿物加工制成。商品有红信石、白信石两种。

【历史沿革】　始载于《开宝本草》，其炮制首见于《雷公炮炙论》，历代有砒霜、白矾制霜、萝卜制霜、醋与甘草制、煅制、煨制、酒制、豆腐制等方法，现今有面煨、豆腐制、扣锅煅、制霜等方法。《中国药典》（2015 年版）未收载该药。

【炮制工艺】　将含砷矿物置煅锅内，扣上盖，用盐泥封住边缝，煅锅通气口处放几粒大米或白纸，于煅锅盖上压一重物，用文武火加热至大米或白纸呈老黄色时，停止加热，待凉时收集结晶。

【饮片质量标准】　本品为白色粉末。

【炮制作用】

（1）生品　有大毒，具有祛痰、截疟、杀虫、蚀腐功能。用于哮喘、疟疾，外治痔漏、癣疮、溃疡腐烂肉不脱。

（2）制霜　制霜可纯化药物，但毒性更大。内服可祛痰平喘、截疟。

【贮存保管】　置阴凉干燥处，由专人、专柜管理存放。

💟 知识链接 ▶▶▶

砒霜为白色粉末，无臭，无味，能溶于水、乙醇、酸类及碱类。加热则升散而发蒜臭。信石常混有云母、石英等矿物。天然样品尚含 Ag、Co、Ni、Sb 等成分，人工制品的混入成分取决于原料矿物。红砒（粉红色者）尚含少量硫化砷，药用以红砒为主。白砒（白色者）为较纯的氧化砷，制霜后产品更纯，毒性更大。本品辛酸，热，有毒。人经口致死量 70～180mg/kg，氢氧化铁与微经灼烧的氧化镁混合物可作解毒剂。现在可用于玻璃工业和制备药物、杀虫剂、除草剂等。

鹿角霜

【常用别名】　鹿角白霜。

【来源】　本品为鹿角去胶质的角块（熬制鹿角胶剩下的骨渣）。春、秋二季生产，将骨化角熬去胶质，取出角块，干燥。

【历史沿革】　始载于唐代《备急千金要方》，《中国药典》（2015 年版）收载鹿角霜一种炮制品。

【炮制工艺】　取鹿角加水没药面 3～4cm，煎熬，过滤。滤液为鹿角胶，残渣取出，干燥捣碎或研碎为鹿角霜。

【饮片质量标准】　为圆柱形或劈碎成半圆柱形的块，大小粗细不一。一般马鹿角的霜块较粗大，花鹿角的霜块较细小。外层灰白色，质较致密；内层色较深，质疏松多细孔。气无，味微苦涩，有黏舌感。以块整齐、色灰白、不糟朽者为佳。

【炮制作用】　鹿角霜味咸、性温，入肝、肾经。具有补虚助阳、收敛止血的作用。治肾阳不足、腰脊酸痛、脾胃虚寒、呕吐、食少便溏、子宫虚冷、崩漏带下。

【处方应付】　写鹿角白霜、鹿角霜，应付鹿角霜。

【贮存保管】　置干燥容器内，密闭，置通风干燥处；防潮。

二、实训操作实例

以制柏子仁霜（电烘箱制霜法）为例。

取净柏子仁，用高速粉碎机研为泥团状，放入大瓷盘内，铺吸油纸数层，将药泥置上铺平，再铺吸油草纸，置于电热干燥箱内加温，恒温65℃，12h，凉后取出。再如上法置干燥箱内70℃、恒温12h，凉后，研细粉即得。

三、任务实施

（一）任务单

<table>
<tr><td colspan="2" align="center">制　霜</td></tr>
<tr><td colspan="2">

1. 任务内容

制巴豆霜、西瓜霜。

2. 技能目标

（1）能够利用制霜方法制备各种中药霜剂。

（2）能够正确进行毒性药物操作，并得当处理操作工具。

3. 器具材料

乳钵、铜筛、草纸、压榨器、蒸锅、电炉、瓦罐、毛刷；巴豆仁、西瓜、芒硝。

4. 操作过程

（1）巴豆霜的制备

① 压榨法。取净巴豆仁，碾如泥状，里层用纸、外层用布包严，蒸热，用压榨器榨去油，如此反复几次，以药物松散成粉、不再黏结成饼为度。少量者，可将巴豆仁碾后，用数层粗纸包裹，放热炉台上烘热，压榨去油，换纸后再烘、再榨，如此反复数次，以纸上不再出现油痕、达到上述要求为度。

② 稀释法。取净巴豆仁碾碎后，照含量测定法测定脂肪油含量，加适量淀粉混匀，全部通过24目筛，使含油量在18%～20%。

（2）西瓜霜的制备　取新鲜西瓜切碎，放入不带釉的瓦罐内，一层西瓜、一层芒硝，将口封严，悬置于阴凉通风处10～15天，即自瓦罐外面析出白色结晶物，随析出随用毛刷收集，至无结晶析出为止。

每100kg西瓜，用芒硝15kg。

</td></tr>
</table>

（二）操作单

药材	工艺过程	制霜技术工艺关键点	标准要求
巴豆霜			
西瓜霜			

1. 注意事项

（1）制备西瓜霜应选在秋季凉爽有风时进行，瓦罐不可带釉，析出的霜应及时扫净。

（2）制备巴豆霜要注意劳动保护，应戴口罩、手套，实训用具应及时洗涮干净。

2. 思考题

（1）巴豆有哪些制霜的方法，其优缺点是什么？如何改进？

（2）制备巴豆霜、西瓜霜的目的是什么？

（3）巴豆霜的质量应由哪些方面进行控制？

（三）评价单

评价项目	重点评价内容	评价标准	标准分值	评价得分
过程评价	准备工作	洁净和检查工具，准备工作到位	10	
	操作步骤	严格操作流程，操作过程没有大的失误	15	
	工艺点控制	制霜技术各种方法的过程中，各个工艺点的控制符合要求，操作规范，在操作过程中出现问题能及时解决	20	
	创新训练	能主动查阅资料，尝试新工艺的操作方法	10	
结果评价	意外事件	整个操作过程中，没有发生器具损坏及不安全事件	5	
	分组讨论	能找出本组操作中存在的问题，找到合理的解决方法	10	
	炮制程度	各个药物在颜色、质地等外观上都达到了炮制标准	10	
	场地清理	能及时清洗实训器具，清理桌面，药物归类放置	5	
	实训报告	报告字迹工整，条理清晰，结果准确，分析透彻	15	
总分			100	

子任务 8-4　复　　制

一、必备知识

将净选后的药物加入一种或数种辅料，按规定操作程序，反复炮制的方法，称为复制法。一般多用于含有毒性的药材。由于辅料不同，常用辅料有甘草黑豆制、甘草白矾生姜制、胆汁白矾制、黑豆黄酒制等方法。现在的复制法，与传统方法比较，其辅料种类、用量及工艺程序，均有所改变。目前，复制法主要用于天南星、半夏、白附子等有毒中药的炮制。

💿 **知识链接** ▶▶▶

生半夏、生南星、生白附子分别属于国务院颁布的《医疗用毒性药品管理办法》中明令加强管理的毒性中药品种。这些药物的生品具有较强的毒性和刺激性。如半夏中毒后可以出现呕吐、腹泻、心悸、头痛、出汗、脉弱无力、呼吸不规律等毒性反应，严重者可出现呼吸抑制，最后因呼吸麻痹而死亡，同时生半夏对皮肤黏膜和胃肠道黏膜有较强的刺激作用和腐蚀作用；天南星的毒性和刺激性与半夏相类。因此生半夏、生南星不宜内服。选用白矾、生姜、甘草等辅料炮制这些药物，可以降低或消除其毒性和刺激性，便于内服。

1. 目的

（1）降低或消除药物的毒性　如半夏、天南星等药物的生品毒性较大，用白矾、生姜等辅料炮制后均能降低药物的毒性。

（2）改变药性　如天南星药性辛温，用苦寒的胆汁为辅料炮制后其性由温转凉、味由辛变苦，临床作用亦发生了变化。

（3）增强疗效　如半夏、白附子等，用一些辅料炮制后可以增强其临床功效。

（4）矫臭解腥。

2. 工艺

复制法的操作方法和辅料视加工的具体药物而定，一般有下列一些操作工序。

（1）清水浸漂工序　将净药物置于浸药池或其他容器中，用清水反复漂洗，如半夏、天南星、白附子等。

（2）辅料浸泡工序　将药物与辅料共同浸泡至一定程度，如法半夏等。

（3）辅料蒸、煮工序　将药物与辅料同置容器中蒸或煮制，如姜半夏、胆南星等。

3. 注意事项

（1）药物用水浸漂时，每天换水 2～3 次。若气温较高，水面易起白沫，可在换水后加入一定量的白矾（一般 100kg 药物，用白矾 2kg），泡一昼夜后，再继续换水浸漂，可以达到防腐作用。

（2）药物加辅料浸泡时，一般每天搅拌 1～2 次，使辅料与药物充分作用。

（3）炮制胆南星时，可以用牛、猪、羊的新鲜胆汁或用胆膏粉加适量清水为辅料。

4. 常见药材

半　夏

【常用别名】　水玉、仙半夏、主田、地雷公。

【来源】　本品为天南星科植物半夏的干燥块茎。

【历史沿革】　半夏始载于《神农本草经》，其炮制首见于《黄帝内经》，历代尚有醋半夏、炮半夏、酒半夏、米泔制半夏等。《中国药典》（2015 年版）载有生半夏、法半夏、清半夏和姜半夏四种炮制品。

【炮制工艺】

（1）生半夏　取原药材，除去杂质，洗净，干燥，用时捣碎。

（2）清半夏　将净半夏大小分开，置锅内，加入 8% 白矾水溶液煮，并不断搅拌 2～3h，至切开内无白心、口尝微有麻舌感时，捞出，晾至六成干，切薄片，干燥即得清半夏。

（3）姜半夏　取净半夏，大小分开，用清水浸泡至内无干心时，取出；另取生姜切片煎汤，加白矾与半夏共煮透，取出。晾至半干，切薄片，干燥。每 100kg 半夏，用生姜 25kg、白矾 12.5kg。

（4）法半夏　取净半夏，大小分开，用清水浸泡至内无干心，取出；取甘草煎汤，再将生石灰投入汤中搅拌，略沉淀；取上清液，将上述半夏投入其中，浸泡 4～5 天，至药材变黄、切开内无白心时，捞出，冲洗干净，阴干即得法半夏。每 100kg 半夏，加甘草 16kg、生石灰 20kg。

（5）半夏曲　取法半夏、赤小豆、苦杏仁共碾成粉，与面粉混合均匀后，加入鲜青蒿、鲜辣蓼、鲜苍耳的煎出液，搅拌均匀，堆置发酵，压成片状，切成小块，晒干。每 100kg 法半夏，用赤小豆 30kg、苦杏仁 30kg、面粉 400kg、鲜青蒿 30kg、鲜辣蓼 30kg、鲜苍耳 30kg。

（6）炒半夏曲　取麸皮，撒入热锅内，用中火加热，待冒浓烟时，随即投入半夏曲，迅速拌炒至表面呈深黄色时，取出，筛去麸皮，晾凉。每 100kg 半夏曲，用麦麸 10kg。

【饮片质量标准】

（1）生半夏　呈扁圆形、类圆形或偏斜形，大小不一，表面白色或浅黄色，顶端有凹陷的茎痕，周围密布麻点状根痕，下面钝圆，较光滑；质坚实，断面洁白，富粉性；无臭，味辛辣，麻舌而刺喉。

（2）清半夏　呈扁圆形、类圆形或不规则片状，片面淡灰色至淡白色，质脆，易折断，气微，味微咸、涩，微有麻舌感。

（3）姜半夏　呈淡黄棕色、片状，质硬而脆，味辛辣。

（4）法半夏　呈黄色或淡黄色、较为均匀的颗粒，质疏松，味甘淡，微有麻舌感。

（5）半夏曲　呈小立方块，表面浅黄色，质疏松，有细蜂窝眼。

（6）炒半夏曲　与半夏曲的主要区别：表面米黄色，具麸香气。

【炮制作用】

（1）半夏　味辛，性温，有毒。归脾、胃、肺经。具有化痰止咳、消肿散结的作用。生品可使人呕吐、咽喉肿痛、失音，一般不内服，多作外用，用于疮痈肿毒、湿痰咳嗽。

（2）清半夏　长于化痰，以燥湿化痰为主，用于湿痰咳嗽、痰热内结、风痰吐逆、痰涎凝聚、咳吐不止。

（3）姜半夏　可增强降逆止呕作用，以温中化痰、降逆止呕为主，用于痰饮呕吐、胸脘痞闷。

（4）法半夏　偏于祛寒痰，同时具有调和脾胃的作用，用于痰多咳喘、痰饮眩悸。

（5）半夏曲　味甘、微辛，性温。归脾、胃经。半夏经发酵制成曲剂后，可增强健脾温胃、燥湿化痰的作用。临床上以化痰止咳、消食积为主，用于咳嗽痰多、胸脘痞满、饮食不消等症。

（6）炒半夏曲　半夏曲经麸炒后，产生焦香气，可增强健胃消食的作用。

【处方应付】　写制半夏、半夏，均付清半夏；写姜半夏，均付姜半夏；写法半夏、法夏，均付法半夏；写生半夏，付半夏。

【贮存保管】　贮干燥容器内，密闭，置通风干燥处；防潮、防蛀。

💟 **知识链接** ▶▶▶

毒理实验表明，生半夏有刺激性，能刺激咽喉而导致失音，各种制半夏均无失音和刺激作用。因此半夏经炮制后，能降低毒性、缓和药性、消除副作用。一般认为半夏的毒性成分不溶或难溶于水，长时间浸漂会使水溶性成分丢失，而毒性成分减少甚微。应考虑以辅料解毒，而缩短水浸泡的时间，以免有效成分损失。

法半夏新工艺：将半夏以清水浸泡 1 天至透，加入石灰、甘草混悬液浸制，每日腌拌 1～2 次，浸 2～3 天，以口尝微有麻辣感、切面黄色均匀为度，再用清水洗净石灰，干燥即得。

天南星

【常用别名】　南星、虎掌、山棒子。

【来源】　本品为天南星科植物天南星、异叶天南星或东北天南星的干燥块茎。

【历史沿革】　天南星始载于《神农本草经》，其炮制首见于《仙授理伤续断秘方》，历代尚有煨天南星、醋天南星、皂角水制天南星、酒天南星等。《中国药典》（2015年版）载有生天南星、制天南星和胆南星三种炮制品。

【炮制工艺】

（1）生天南星　取原药物，除去杂质，洗净，干燥。

（2）制天南星　取净天南星，按大小分别用清水浸泡，每日换水2～3次。如水面起白沫，换水后加白矾（每100kg天南星，加白矾2kg），泡1天后，再进行换水，漂至切开口尝微有麻舌感时取出。另取白矾、生姜片置锅内加适量水煮沸后，倒入天南星共煮至无干心时取出。除去姜片，晾至四到六成干，切薄片，干燥，筛去碎屑。每100kg天南星，用生姜、白矾各12.5kg。

（3）胆南星　取制天南星细粉，加入净胆汁（或胆膏粉及适量清水）拌匀，蒸60min至透，取出放凉，制成小块，干燥；另取生南星粉，加入净胆汁（或胆膏粉及适量清水）拌匀，放温暖处，发酵5～7天后，再连续蒸或隔水炖9个昼夜，每隔2h搅拌一次，除去腥臭气，以呈黑色浸膏状、口尝无麻味为度，取出，晾干，再蒸软，趁热制成小块。

每100kg制天南星细粉，用牛（或猪、羊）胆汁400kg（胆膏粉400kg）。

【饮片质量标准】

（1）生天南星　呈扁圆形，外表类白色或淡棕色，顶端有凹陷的茎痕，周围有麻点状根痕，质坚硬，不易破碎，切面白色，粉性，气微辛，味麻辣。

（2）制天南星　表面黄白色或淡棕色薄片，半透明，质脆易碎，味涩微麻。

（3）胆南星　方块状，表面棕黄色或灰黄色，断面色稍浅，质坚实，具特异的腥气，味苦。

【炮制作用】

（1）天南星　味苦、辛，性温，有毒。归肺、肝、脾经。具有燥湿化痰、祛风止痉、散结消肿的作用。生品辛温燥烈，多外用；也有内服者，以祛风止痉为主，多用于破伤风、中风抽搐、癫痫等症。

（2）制天南星　毒性降低，燥湿化痰作用增强。多用于顽痰咳嗽、胸膈胀闷、痰阻眩晕等症。

（3）胆南星　毒性降低，其燥烈之性缓和，药性由温转凉，味由辛转苦，作用由温化寒痰转为清化热痰。以清化热痰、息风定惊力强，多用于痰热咳喘、急惊风、癫痫等症。

【处方应付】　写南星、天南星、制天南星，均付制天南星；写生天南星，付天南星。

【贮存保管】　贮干燥容器内，密闭，置通风干燥处；防霉、防蛀。

◉ 知识链接 ▶▶▶

天南星所含的生物碱是有毒成分，通过白矾、生姜、甘草等炮制后能解毒增效，其解毒机制可能与加入辅料后对毒性成分有一定的吸附作用，改变毒性成分的理化性质、生理活性，增强机体的解毒能力有关。

（1）实验表明，制天南星时采用长期水漂的方法，虽然可消除毒性，但有效成分也会随之流失。因此在炮制过程中，水浸、白矾用量和加热处理三个环节必须运用得当，方可达到既降低毒性又提高饮片质量的目的，确保临床疗效。

（2）将天南星生片，用8%白矾溶液闷润后，加热、加压60min，所得的天南星炮制品不但麻辣味消失，且水浸出物的量大大提高。

（3）胆南星中的胆汁一般为天南星的 4～8 倍，采用直接拌和法、浓缩胆汁与白酒等拌制或蒸制后烘干的方法，既缩短了炮制时间，又保证了胆汁中胆酸的含量。

白附子

【常用别名】 禹白附、独角莲、牛奶白附、鸡心白附。

【来源】 本品为天南星科植物独角莲的干燥块茎。

【历史沿革】 白附子炮制首见于宋代《太平圣惠方》，历代尚有炒白附子、酒白附子、醋白附子、煨白附子等。《中国药典》（2015 年版）载有生白附子和制白附子两种炮制品。

【炮制工艺】

（1）生白附子 取原药物，除去杂质。

（2）制白附子 取净白附子，大小分开，用清水浸泡，每日换水 2～3 次，数日后，如起泡沫，换水后加白矾（每 100kg 白附子，用白矾 2kg），泡 1 天后再进行换水，以口尝微有麻舌感为度，取出。另取白矾及生姜片加适量水，煮沸后，倒入白附子共煮至内无干心，捞出，除去生姜片。晾至六七成干，切厚片，干燥，筛去碎屑。每 100kg 白附子，用生姜、白矾各 12.5kg。

【饮片质量标准】

（1）生白附子 周边白色至黄白色，略粗糙，有环纹及须根痕，顶端有茎痕或芽痕；质坚硬，切面白色，粉性；无臭，味淡、麻辣刺舌。

（2）制白附子 与生白附子的主要区别：周边淡棕色，切面黄色至淡棕色，呈半透明状；味微涩，无麻舌感或微有麻舌感。

【炮制作用】

（1）生白附子 味微辛，温，有毒。归胃、肝经。具有祛风痰、定惊搐、解毒止痛的作用。一般多外用，用于口眼歪斜、破伤风，外治瘰疬痰核、毒蛇咬伤。

（2）制白附子 炮制后可降低毒性、清除麻辣味，能增强祛风痰作用，多用于偏头痛、痰湿头痛等症。

【处方应付】 写禹白附、白附子，均付制白附子；写生白附子，付白附子。

【贮存保管】 贮干燥容器内，密闭，置通风干燥处；防潮、防霉、防蛀。

松 香

【常用别名】 松脂、松胶、黄香、松脂香。

【来源】 本品为松科植物油松、马尾松或云南松树干中取得的油树脂，经蒸馏除去挥发油后的遗留物。

【历史沿革】 其炮制首见于南齐《刘涓子鬼遗方》，历代尚有酒松香、炒松香、蒸松香、烟叶制松香等。《中国药典》（2015 年版）未收载该药。现主要有松香和制松香两种炮制品。

【炮制工艺】

（1）松香 取原药物，除去杂质，置锅内，用文火加热，熔化后倾入清水中，放凉，取出晾干，捣碎。

（2）制松香 取葱煎汁，去渣，加入净松香及适量水，加热煮至松香完全熔化，趁热倒入冷水中，待凝固后，取出晾干。每 100kg 松香块，用葱 10kg。

【饮片质量标准】

（1）松香 不规则半透明块状，大小不一；表面淡黄色，常有一层黄白色霜粉；常温时质坚而脆，易碎，断面光亮，似玻璃状；具有松节油香气，味苦；加热则软化，然后熔化；燃烧时产生棕色浓烟。

（2）制松香　与松香的主要区别：颜色加深，味微苦。

【炮制作用】

（1）松香　味苦、甘，性温。归肝、脾经。生品多外用，入膏药或研细末贴敷患处。多用于风湿痹痛、痈疽、疥癣、湿疮、金疮出血。

（2）制松香　经葱汁制后可部分除去油脂及杂质，使其洁净，质地酥脆，便于制剂和粉碎，对多种致病性真菌具有不同程度的抑制作用；还可矫正其不良气味，减少刺激性。

【处方应付】　写松香，付松香；写制松香，付制松香。

【贮存保管】　贮干燥容器内，密闭，置阴凉干燥处；防火、防潮。

二、实训操作实例

以高压蒸制法半夏为例。

高压蒸制法半夏操作过程：取净半夏，大小分开，用4倍量的甘草、白矾水，在50℃温度下，浸泡48h，置于高压灭菌柜中，在压力150kPa下，蒸30min后，取出，晾至半干，切片，干燥。

三、任务实施

（一）任务单

复　　制

1. 任务内容

制半夏、天南星。

2. 技能目标

掌握半夏、南星的炮制方法及质量标准。

3. 器具材料

瓷盘、瓷盆、筛子、刀、量筒、烧杯、电炉、玻璃棒；半夏、天南星、石灰、甘草、明矾等。

4. 操作过程

（1）制半夏

① 清半夏。净半夏→大小分开→用8％白矾水溶液浸泡→泡至内无干心、口尝微有麻舌感→切厚片→干燥。

② 姜半夏。净半夏→大小分开，用水泡至内无干心，加生姜切片煎汤，加白矾→共煮透晾至半干→切薄片→干燥（半夏：生姜：白矾＝100：25：12.5）。

（2）制天南星　净天南星→按大小分别用水浸泡→至口尝微有麻舌感时取出，加生姜片煎汤，加白矾→共煮至内无干心→晾至四到六成干→切薄片→干燥（天南星：生姜：白矾＝100：12.5：12.5）。

注：天南星每日换水2～3次，如起白沫，换水后加白矾（每100kg天南星，加白矾2kg），泡1天后，再进行换水。

（二）操作单

药材	工艺过程	工艺关键控制点	标准要求
清半夏			
姜半夏			
天南星			

1. 注意事项

（1）漂泡时间的长短应根据药物的质地、大小及季节来决定。

（2）生天南星、生半夏有毒，应注意安全。

2. 思考题

天南星、半夏的炮制目的及临床作用是什么？

（三）评价单

评价项目	重点评价内容	评价标准	标准分值	评价得分
过程评价	准备工作	洁净和检查工具,准备工作到位	10	
	操作步骤	严格操作流程,操作过程中没有大的失误	15	
	工艺点控制	复制技术的各个工艺点的控制符合要求,操作规范,操作过程中出现问题能及时解决	20	
	创新训练	能主动查阅资料,尝试新的操作方法	10	
结果评价	意外事件	整个操作过程中,没有发生器具损坏及不安全事件	5	
	分组讨论	能找出本组操作中存在的问题,找到合理的解决方法	10	
	炮制程度	各个药物在颜色、质地等外观上都达到了炮制标准	10	
	场地清理	能及时清洗实训器具,清理桌面,药物归类放置	5	
	实训报告	报告字迹工整,条理清晰,结果准确,分析透彻	15	
总分			100	

子任务 8-5　煅　　制

一、必备知识

将药物用湿面或湿纸包裹，置于加热滑石粉中；或将药物直接置于加热的麦麸中；或将药物铺摊于吸油纸上，层层隔纸加热，以除去部分油质的方法，统称煅法。

1. 目的

（1）除去药物中部分挥发油及刺激性成分，从而降低副作用。

（2）缓和药性，增强疗效。

2. 工艺

（1）包煨　将药材喷淋适量清水湿润后，置匾内，如泛水丸法，挂上滑石粉（或面粉）3～4 层（约 3mm 厚），阴晾七成干。另取定量滑石粉（或蛤粉）置炒药锅内，用文火加热翻炒至粉热后，随即将上述裹有滑石粉（或面粉）的药材埋于热粉中，煨烫至裹物显焦黄火色，透香气，取出，用铁丝筛筛下滑石粉，摊晾凉，剥去裹物制得。

（2）隔纸煨　将切制后的饮片趁湿平铺于吸油的草纸上，间隔平铺数层后，压紧，置炉火上或烘干室内烘煨至油质渗于草纸上，干燥饮片，除去草纸制得。

📀 **知识链接** ▶▶▶

中药的煨制方法与加固体辅料炒有相同之处，但又有所不同。在辅料用量上，煨制方法多于加固体辅料炒法；在加热时间上，煨制方法长于加固体辅料炒法；在炮制的翻炒频率上，煨制方法低于加固体辅料炒法；在辅料加入时间上，煨制方法与加固体辅料炒法除麦麸加入方式外，其他辅料加入时间相同。

3. 注意事项

（1）煨制时火力不宜过大，以便油质徐徐渗入辅料内。

（2）煨木香时要将木香片单层放于纸上，药与纸要贴紧，放温度较高处。

4. 常见药材

肉豆蔻

视频：煨制-肉豆蔻

【常用别名】 肉果、玉果。

【来源】 本品为肉豆蔻科植物肉豆蔻的干燥种仁。

【历史沿革】 始载于《雷公炮炙论》，其炮制也始见于《雷公炮炙论》，历代有面裹煨、湿纸煨、炒黄、粟米炒、醋浸、炮煨去油、研去油等方法，现主要有麦麸煨、滑石粉煨、面裹煨等炮制方法。《中国药典》（2015 年版）收载有肉豆蔻和麸煨肉豆蔻两种炮制品。

【炮制工艺】

（1）肉豆蔻　取原药材，除去杂质、灰屑，洗净，干燥。

（2）麦麸煨豆蔻　将麦麸和肉豆蔻同置锅内用文火加热并适当翻动，至麦麸呈焦黄色、肉豆蔻呈深棕色时取出，筛去麦麸，晾凉，用时捣碎。每 100kg 肉豆蔻，用麦麸 40kg。

（3）滑石粉煨豆蔻　将滑石粉置锅内，加热炒至灵活状态，投入肉豆蔻，翻埋至肉豆蔻呈深棕色并有香气飘逸时取出，筛去滑石粉，晾凉，用时捣碎。每 100kg 肉豆蔻，用滑石粉 50kg。

（4）面裹煨豆蔻　面粉加水制成团块，压成薄片，逐个包裹肉豆蔻或用泛制法包裹 3～4 层，晒至半干，投入已加滑石粉的热锅中，适当翻动，至面皮呈焦黄色，放凉，剥去面皮。用时捣碎。每 100kg 肉豆蔻，用面粉 50kg、滑石粉 50kg。

【饮片质量标准】

（1）肉豆蔻　呈卵圆形或椭圆形，表面灰黄色或灰棕色，有时外被有白粉（石灰粉末），全体有浅色纵行沟纹及不规则网状沟纹。质坚硬，断面可见棕黄相杂的大理石样纹理。富油性，气香、浓烈，味辛。

（2）煨肉豆蔻　表面棕黄色或淡黄色，稍显油润，香气更浓郁，味辛辣。

【炮制作用】

（1）肉豆蔻　性味辛、温。归脾、胃经。具有温中行气、涩肠止泻的作用。生品辛温气香，长于暖胃消食、下气止呕。但由于生品含有25％～40％的脂肪油和8％～15％的挥发油，有滑肠的副作用，并具较强的刺激性，服用过量可致中毒，产生幻觉，故多制用。

（2）煨肉豆蔻　煨制后可除去部分油质，免于滑肠，减轻刺激性，增强了固肠止泻的作用。常用于脾胃虚寒、久泻不止、脘腹胀痛、宿食不消、呕吐等症。

【处方应付】　写肉果、玉果、肉豆蔻，均付煨肉豆蔻。

【贮存保管】　装缸内加盖；防潮、防虫。

💠 **知识链接** ▶▶▶

生肉豆蔻含有大量油质，有滑肠之弊，并具刺激性，一般多制用；煨制后可除去部分油质，免于滑肠，刺激性小，增强了固肠止泻的功能，用于心腹胀痛、冷痢、呕吐、宿食不消。经煨后挥发油含量降低，其含量为生品＞麸煨＞滑石粉煨＞面煨；比重增加，旋光度降低，折光率多数增加。现代认为肉豆蔻醚是毒性成分，煨制后肉豆蔻醚、黄樟醚的含量均降低，其含量为生品＞滑石粉煨＞麸煨＞面煨；止泻作用是面煨＞麸煨＞生品＞滑石粉煨；毒性则是生品＞滑石粉煨＞麸煨＞面煨。因而认为以传统面煨法为好，麸煨与其接近。煨后止泻作用增强是由于甲基丁香酚和甲基异丁香酚增加所致，证明古代炮制"煨后又能实大肠、止泻痢"是有道理的。肉豆蔻面裹煨以170～190℃、20min为宜；麦麸煨以130～150℃、20min为宜；滑石粉煨以140～160℃、20min为宜。

木　香

【常用别名】　蜜香、云木香、广木香、川木香。

【来源】　本品为菊科植物木香的干燥根。秋、冬二季采挖，除去泥沙及须根，切段，大的再纵剖成瓣，干燥后撞去粗皮。

【历史沿革】　始载于《神农本草经》，列为上品，其炮制始见于《雷公炮炙论》，历代使用的木香炮制品有生木香、炒木香、酒木香、煨木香、黄连制木香等，现今常用的为生木香和煨木香两种。《中国药典》（2015年版）载有木香和煨木香两种炮制品。

【炮制工艺】

（1）木香　取原材料，除去杂质，洗净，闷润至可软切厚片，晾干。筛去碎屑。

（2）纸煨木香　取未干燥的木香片，平铺于吸油纸上，一层木香片一层纸，如此间隔平铺数层，上下用平坦木板夹住，以绳捆扎结实，使木香与吸油纸紧密接触，放烘干室或温度较高处，煨至木香所含挥发油渗透到纸上，取出木香，放凉，备用。

（3）麸煨炒木香　先将锅烧热，均匀撒入定量麦麸，用中火加热，炒至起烟时将木香片投入锅内，炒至深黄色，见有焦斑时，迅速取出，筛去焦麦麸，摊凉。每100kg木香，用麦麸40kg。

【饮片质量标准】

（1）木香　为类圆形的厚片，片面灰褐色或棕黄色，有放射状纹理及散在的褐色点状油室，质坚。气芳香、浓烈而特异，味苦。

（2）煨木香　形如木香，气微香。

【炮制作用】

（1）木香　生木香行气作用强，多用于脘腹胀痛。

（2）煨木香　煨后除去部分油脂，实肠止泻作用增强，多用于脘腹胀痛、肠鸣泄泻、下痢腹痛及里急后重。

【处方应付】　写木香、广木香、云木香，应付木香；写川木香，应付川木香；写煨木香、炒木香，应付煨木香。

【贮存保管】　置干燥处，防潮。

◎ **知识链接** ▶▶▶

　　木香煨制前后的临床应用：生木香气芳香而辛散温通，擅长于调中宣滞、行气止痛，多用于脘腹胀痛。在临床上，川木香主要用于治疗胃溃疡疾病、心血管疾病，同时还具有抗菌、抑制血小板聚集、降血糖等作用。

　　木香经煨制后，能增强实肠止泻的作用。《本草纲目》中有："凡入理气药，只生用，不见火；若实大肠，宜面裹煨熟用。"《本草必用》有"生用理气，煨熟止泻"的阐述。

　　煨木香在古人的配方中的应用情况如下：①用于脾虚泄泻，常与党参、白术、茯苓等同用，具有健脾止泻的作用，用于脾虚失运、大便溏泻、腹胀隐痛等症；若与白术（四制）、莲肉（炒）、干姜（炒）等同用，具有温中理气、健脾止泻的作用，用于肠胃虚寒、滑泄不禁、日夜不度，如补脾丸（《寿世保元》）。②用于湿热泄泻，常与葛根、黄芩、黄连、陈皮等同用，用于湿热泄泻、泻下黄色稀水、肛门灼热等症。③用于食积泄泻，常与山楂、莱菔子、枳实、槟榔等同用，用于食积泄泻、便下不畅、粪臭如败卵。④用于元脏气虚泄泻，常与茯苓、人参、附子（炮）同用，用于元脏气虚、真阳耗败、两耳常鸣、头晕目眩、四肢倦怠、泄泻不止，如四柱散（《局方》）。

葛　根

【常用别名】　葛、粉葛根、甘葛、干葛、粉葛、鹿藿。

【来源】　葛根为豆科植物野葛或甘葛藤的干燥根。

【历史沿革】　始载于《神农本草经》，其炮制首见于《食疗本草》，历代有蒸制、醋制、去心微灸、焙制、炒制、干煮、炒黑、煨制等方法，现今有煨制（湿纸煨、麸煨）等方法。《中国药典》（2015年版）载有葛根一种炮制品。

【炮制工艺】

（1）葛根　取原药材，除去杂质灰屑，洗净，稍泡，捞出闷润，切厚片，晒干，筛去碎屑。

（2）煨葛根

① 湿纸煨。取葛根片或块，用三层湿纸包好，埋入无烟热火灰中，煨至纸呈焦黑色、葛根呈微黄色时取出，去焦纸，晾凉。每100kg葛根，用草纸适量。

② 麦麸煨。取少量麦麸撒入热锅中，用文火加热，待冒烟后，倒入葛根片，上面再撒剩余的麦麸，煨至下层麦麸呈焦黄色时，随即用铁铲将葛根与麦麸不断翻动，至葛根片呈焦黄色时取出。筛去麦麸，晾凉。每100kg葛根，用麦麸30kg。

【饮片质量标准】

（1）葛根　呈不规则的厚片和立方块，表面类白色或淡棕色，粗糙，纤维性，富粉性，可见纤维与粉末相间形成的纵纹。体重，质硬，无臭，味略甜。

（2）煨葛根　表面焦黄色，气微香。

【炮制作用】

（1）葛根　性味甘、辛，凉。归脾、胃经。具有解肌退热、生津、透疹、升阳止泻的作用，多用于热病口渴、麻疹等症。

（2）煨葛根　煨后可缓和发散之性，增强止泻作用，多用于湿热泻痢、脾虚泄泻。

【处方应付】　写葛根、野葛、柴葛，应付生葛根；写粉葛，应付粉葛；写煨葛根、炒葛根，应付煨葛根。

【贮存保管】　置干燥容器内，密闭，置通风干燥处，防蛀。

💙 **知识链接** ▶▶▶

葛根主含黄酮类成分葛根素、大豆苷等。研究表明，葛根经麸煨制后，水煎液中有效成分总黄酮、葛根素的含量均高于生品。采用 HPLC 法测定葛根炮制品中葛根素含量，依次为醋炙品＞炒黄品＞麸煨品＞米汤煨品＞生品＞炒炭品。

《中国药典》（2015 年版）规定：本品含水量不得超过 14.0％，野葛根总灰分不得超过 7.0％，含葛根素（$C_{21}H_{20}O_9$）含量不低于 2.4％。葛根炮制工艺：面裹煨以 170～190℃、20min 为宜；麦麸煨以 130～150℃、20min 为宜。滑石粉煨以 140～160℃、20min 为宜。

二、实训操作实例

以煨肉豆蔻（炒药机）为例。

将肉豆蔻温水洗净，投入炒药锅内转动，均匀喷入 1％浓度面粉浆，搅拌均匀；随即撒入面粉，反复包衣 5～6 次后即可生火加热；当锅内面粉包衣呈焦黄色时取出，冷却后剥去包衣面皮即可药用。

三、任务实施

（一）任务单

煨　　　制

1. 任务内容

面裹煨肉豆蔻；纸煨木香。

2. 技能目标

掌握煨制的操作方法，灵活使用操作工具。

3. 器具材料

电炉锅、锅铲、铁筛、吸油纸、固定木夹；肉豆蔻、木香。

4. 操作过程

（1）肉豆蔻　取面粉，加水适量混合均匀成适宜的团块，再压成薄片，将肉豆蔻逐个包裹或表面用水湿润，如水泛丸法包裹面粉，再湿润、再包裹至 3～4 层，晾至半干。投入已炒热的滑石粉锅内，适当翻动，至面皮呈焦黄色时取出，筛去滑石粉，剥去面皮。每 100kg 肉豆蔻，用面粉 50kg。

（2）木香　取未干燥的木香片，平铺于吸油纸上，用一层草纸、一层木香片，间隔平铺数层，上下用平坦木板夹住，以绳捆扎结实，使木香与吸油纸紧密接触，置炉火旁或烘干室内，烘煨至木香中所含的挥发油渗至纸上，取出。

（二）操作单

药材	工艺过程	生药品量	炮制后药材量	炮制药材损耗量	标准要求
肉豆蔻					
木香					

1. 注意事项

（1）煨制时火力不宜过大，以便油脂徐徐渗入辅料内。

（2）煨木香要将木香片单层放于纸上，药与纸要贴紧，放温度较高处。

2. 思考题

（1）煨制肉豆蔻、木香的目的何在？有何质量要求？

（2）用煨法炮制药物的原理是什么？操作时应注意什么？

（三）评价单

评价项目	重点评价内容	评价标准	标准分值	评价得分
过程评价	准备工作	洁净和检查工具,准备工作到位	10	
	操作步骤	严格操作流程,操作过程没有大的失误	15	
	工艺点控制	煨法过程中的各个工艺点的控制符合要求,操作规范,在操作过程中出现问题能及时解决	10	
	火力控制	能够准确把握和控制火力的大小	10	
	创新训练	能主动查阅资料,尝试新的工艺操作方法	10	
结果评价	意外事件	整个操作过程中,没有发生器具损坏及不安全事件	5	
	分组讨论	能找出本组操作中存在的问题,找到合理的解决方法	10	
	炮制程度	各个药物从颜色、质地等外观上都达到了炮制标准	10	
	场地清理	能及时清洗实训器具,清理桌面,药物归类放置	5	
	实训报告	报告字迹工整,条理清晰,结果准确,分析透彻	15	
总分			100	

子任务8-6　提　净

一、必备知识

某些矿物药，特别是一些可溶性无机盐类药物，经过溶解、过滤、除净杂质后，再行重结晶，以进一步纯制药品，这种方法称为提净。

1. 目的

使药物纯净，提高疗效；缓和药性；降低毒性。

2. 工艺

根据药物的不同性质，常用的提净技术有以下两种。

（1）降温结晶（冷结晶）　将药物与辅料加水共煮后，滤过杂质；将滤液置阴凉处，使之冷却重新结晶，如芒硝。

（2）蒸发结晶（热结晶）　将药物先适当粉碎，加适量水加热溶化后，滤去杂质；将滤液置于搪瓷盆中，加入定量米醋；再将容器隔水加热，使液面析出结晶物，随析随捞取，至析尽为止。或将原液与醋共煮后，滤去杂质，将滤液加热蒸发至一定体积后再使之自然干燥，如硇砂。

3. 注意事项

（1）药物提净时，加水量不宜过多，达到药物全部溶解即可，否则不易结晶。

（2）芒硝易风化，要密闭保存。

（3）紫硇砂有腐蚀性，应禁用金属容器。

4. 常见药材

动画：提净-芒硝

芒　硝

【常用别名】　朴硝、玄明粉。

【来源】　本品为天然产的硫酸盐类矿物芒硝族芒硝，经加工精制而成的结晶体，主含含水硫酸钠（$Na_2SO_4 \cdot 10H_2O$）。

【历史沿革】　芒硝始载于《神农本草经》，原名朴硝，列为上品，且记载有"炼"的制法。历代使用的炮制品有朴硝、芒硝、飞芒硝、萝卜制芒硝、豆腐制芒硝、玄明粉等，现在常用的为芒硝、玄明粉两种。《中国药典》（2015年版）载有该药材。

【炮制工艺】　取适量新鲜萝卜，洗净，切成片，置锅中，加适量水煮透，捞出萝卜，再投入适量天然芒硝共煮，至全部溶化；取出过滤或澄清以后取上清液，放冷。待结晶大部分析出，取出置避风处适当干燥即得。其结晶母液经浓缩后可继续析出结晶，直至不再析出结晶为止。每100kg朴硝，用萝卜20kg。

【饮片质量标准】　芒硝为棱柱状、长方形或不规则的块状及粒状，无色透明或类白色半透明。久置空气中，表面风化而覆盖一层白色粉末。质脆易碎，断面常不整齐，呈玻璃样光泽，无臭，味咸。

【炮制作用】　芒硝性味咸、苦，寒。归胃、大肠经。生品有较多杂质，不宜内服，以消积散痞见长，多外用治乳痈；提净后，使药物纯洁，缓和其咸寒之性，增强消积滞、化痰热、下气、宽中作用。如调胃承气汤、大承气汤等。

【处方应付】　写芒硝，应付芒硝；写玄明粉、元明粉，应付玄明粉。

【贮存保管】　密闭，在30℃以下保存，防风化。

💟 **知识链接** ▶▶▶

与芒硝密切相关的有朴硝和玄明粉。朴硝为天然硫酸盐类，经加工而得的粗制品。芒硝为硫酸盐类矿物芒硝族芒硝经加工精制而得的结晶体，主要成分为（$Na_2SO_4 \cdot 10H_2O$）。芒硝风化后称风化硝（玄明粉）。朴硝可泻热通便、润燥软坚、清火消肿，泻下作用峻于芒硝、玄明粉，但质地不纯，不宜内服。芒硝性味功效同朴硝，唯经提净后质地纯净，可供内服，经与萝卜制后，可缓和芒硝的咸寒之性，并取其消导降气之功，增强其润燥软坚、消导、下气通便作用。此外，药物与萝卜共煮，还易于杂质沉淀，使药物色泽更佳。玄明粉其性较芒硝缓和。炮制研究认为：芒硝的结晶条件一般在 2～4℃较好，风化时温度一般不超过 32℃。

硇　砂

【常用别名】　北庭砂、赤砂、黄砂、狄盐、气砂。

【来源】　本品为氯化物矿物硇砂或紫色石盐的晶体，前者称白硇砂，后者称紫硇砂，主含氯化钠。

【历史沿革】　其炮制首见于《千金翼方》，现主要有重结晶等炮制方法。《中国药典》(2015 年版) 未收载该药。

【炮制工艺】　除去杂质，打成碎块。取硇砂碎块，置沸水中溶化，澄清，除去残渣，倾入瓷盆中，加醋隔水加热蒸发，随时将液面的白色浮霜捞出，置白纸上，干燥即成。每 100kg 硇砂，用醋 50kg。

【饮片质量标准】　本品为白色结晶体，呈不规则的块状或粒状，大小不一。全体白色，有的稍带淡黄色。质较脆，易碎，用指甲即可刮下白色粉末，断面显束针状纹理，有光泽，臭微，用舌舔之，味咸苦而刺舌。以块整、色白、有光泽、无杂质者为佳。

【炮制作用】　生品有毒，只外用，用于息肉、瘰疬、恶疮等；提净后药物纯洁，可降低毒性，增强软坚化瘀、消积块的作用。

【处方应付】　写赤砂、紫硇砂、白硇砂，应付硇砂。

【贮存保管】　贮存于干燥通风处，避免雨淋、受潮。

二、任务实施

(一) 任务单

提　净

1. 任务内容

精制芒硝、紫硇砂。

2. 技能目标

(1) 明确提净技术的操作目的和操作工艺。

(2) 能够独立完成提净操作。

3. 器具材料

烧杯、电炉、锅、锅铲、玻璃棒、刀、吸潮纸；鲜萝卜、芒硝、硇砂、米醋。

4. 操作过程

(1) 芒硝的精制　取鲜萝卜→洗净→切薄片→置锅中加水煮透→捞出萝卜→溶液中投入天然芒硝→煮沸并搅拌→溶化后取出→趁热抽滤→滤液倒入烧杯中→放冷→析出结晶→取出→置避风处干燥即得。每 100kg 天然芒硝，用萝卜 20kg。

(2) 紫硇砂的精制　硇砂破碎→适量沸水溶化后→用漏斗过滤→滤液倒入烧杯中→加入米醋→电炉上加热→溶液表面析出结晶时，随即捞出结晶于白色吸潮纸上→晾干。每 100kg 硇砂，用米醋 50kg，水约为硇砂的 2 倍。

（二）操作单

药材	工艺过程	生药品量	炮制后药材量	炮制药材损耗量	标准要求
芒硝					
紫硇砂					

1. 注意事项

（1）制芒硝、紫硇砂加水量不宜过多，达到药物全部溶解即可，否则不易结晶。

（2）紫硇砂有腐蚀性，应禁用金属容器。

2. 思考题

（1）皮硝和硇砂为什么要精制？得率与哪些因素有关？

（2）芒硝的炮制方法及炮制过程中加入萝卜的作用是什么？

（3）提净操作的目的是什么？

（三）评价单

评价项目	重点评价内容	评价标准	标准分值	评价得分
过程评价	准备工作	洁净和检查工具,准备工作到位	10	
	操作步骤	严格操作流程,操作过程没有大的失误	15	
	关键工艺点的控制	提净过程中各个工艺点的控制符合要求,操作规范,操作过程中出现问题能及时解决	20	
	创新训练	能主动查阅资料,尝试新的操作方法	10	
结果评价	意外事件	整个操作过程中,没有发生器具损坏及不安全事件	5	
	分组讨论	能找出本组操作中存在的问题,找到合理的解决方法	10	
	炮制程度	各个药物从颜色、质地等外观上都达到了炮制标准	10	
	场地清理	能及时清洗实训器具,清理桌面,药物归类放置	5	
	实训报告	报告字迹工整,条理清晰,结果准确,分析透彻	15	
总分			100	

子任务 8-7　烘　焙

一、必备知识

将净选或切制后的药物用文火直接或间接加热，使之充分干燥的方法，称为烘焙。

1. 目的

对某些昆虫或其他药物，为了便于粉碎和贮存，往往采用烘焙的方法进行处理。

2. 工艺

（1）烘　是将药物置于近火处或利用烘箱、干燥室等设备，使药物中所含水分徐徐蒸发。

（2）焙　是将净选后的药物置于金属容器或锅内，用文火经较短时间加热，并不断翻动，焙至药物颜色加深，质地酥脆。

3. 注意事项

烘焙法不同于炒法，焙的温度较低，一定要用文火，时间较短，并要勤加翻动，以免药物焦化。

在近些年的炒法、炙法等炮制工艺的改革中，常用烘箱等一些干燥设备替代炒制设备，以烘法代替炒法、炙法等，这样既减少了传统方法中的翻炒操作，减轻了劳动强度，又避免了烟熏火燎和药物的损耗，还可以使药物受热均匀，便于控制炮制程度，提高饮片质量。

4. 常见药材

虻　虫

【常用别名】　牛蟊，牛虻，牛蚊子，中华虻、白斑虻、灰虻。

【来源】　虻虫为虻科昆虫复带虻的雌虫干燥全体。

【历史沿革】　始载于《本草经集注》，历代有炒黄、去翅足、炒黑、糯米炒、麸炒、去足翅焙用、炙法等方法。《中国药典》（2015 年版）未收载该药材。

【炮制工艺】

（1）虻虫　取原药材，除去杂质，筛去泥屑，去掉足翅。

（2）焙虻虫　先将锅加热，放入净虻虫，用文火焙至黄褐色或棕褐色、质地酥脆时取出，晾凉。

（3）米炒虻虫　取净虻虫，用文火与米拌炒至米呈深黄色，取出，筛去米粒，晾凉。每100kg 虻虫，用米 20kg。

【饮片质量标准】

（1）虻虫　呈椭圆形，头部呈棕黑色，有光泽，有凸出的两只复眼及长形的吸吻；背部黑棕色，有光泽；腹部黄褐色，有横纹节。轻质脆，具腥臭气味。

（2）焙虻虫　表面黄褐色或棕黑色，无足翅，微有腥臭气味。

（3）米炒虻虫　形如虻虫，表面深黄色，略具米香气。

【炮制作用】

（1）虻虫　性味苦、微寒，有小毒。归肝经。具有破血逐瘀、散积消癥的作用。生品腥味较强，破血力猛，并有致腹泻的作用，故很少生用。

（2）焙虻虫或米炒虻虫　焙后或米炒后，可降低毒性，减弱其腥臭气味和致泻的副作用，便于粉碎。用于血滞经闭、癥瘕积聚及跌打损伤等症。

【处方应付】　写牛虻、虻虫，均付虻虫。

【贮存保管】　贮干燥容器中；焙虻虫及米炒虻虫密闭，置通风干燥处。

蜈　蚣

【常用别名】　天龙、百脚、吴公、百足虫、千足虫、天虫、千条腿。

动画：烘焙-蜈蚣

【来源】 蜈蚣为蜈蚣科动物少棘巨蜈蚣的干燥全体。

【历史沿革】 始载于《神农本草经》，其炮制首见于《雷公炮炙论》，历代有去头足炙、酒浸、姜制、薄荷叶裹煨熟、羊酥制、焙制、炒制等方法，现今有焙制法。《中国药典》（2015 年版）收载有焙蜈蚣一种炮制品。

【炮制工艺】

（1）蜈蚣 取原药材，除去竹片及头足，剪成长段。

（2）焙蜈蚣 取净蜈蚣，用文火焙至黑褐色、质地酥脆时取出，晾凉，剪断或研成细粉。

【饮片质量标准】

（1）蜈蚣 呈扁平状小段，背部棕绿色或黑绿色，有光泽，腹部淡黄色或棕黄色，质脆，具有特殊的刺鼻腥味，味辛而微咸。

（2）焙蜈蚣 焙后呈棕褐色或黑褐色，有焦腥气。

【炮制作用】

（1）蜈蚣 生蜈蚣性味辛、温，有毒。归肝经。具有熄风镇痉、解毒散结、通络止痛的作用。生品气味腥臭，多外用，用于疮痈肿毒、瘰疬溃烂、毒蛇咬伤等症。

（2）焙蜈蚣 焙后可降低毒性、矫臭矫味，并使其干燥酥脆，便于粉碎。功用同生品，用于急慢惊风、破伤风等症。

【处方应付】 写蜈蚣、百足虫、川蚣，均付蜈蚣；写焙蜈蚣，付焙蜈蚣。

【贮存保管】 贮干燥容器中，密闭，置阴凉通风处。

💿 知识链接 ▶▶▶

蜈蚣含有两种类似蜂毒的毒性成分，具有溶血作用，能引起过敏性休克。少量能兴奋心肌，大量能使心脏麻痹，并能抑制呼吸中枢。经焙后既能矫味，使之酥脆，便于服用和粉碎，又能破坏其毒性物质，降低毒性。传统认为头、足毒性大，历代用蜈蚣有去头、足的习惯。现在通过研究认为，蜈蚣使用，应以全体入药。

二、任务实施

（一）任务单

烘 焙

1. 任务内容

焙蜈蚣。

2. 技能目标

能够进行烘焙技术的操作。

3. 器具材料

烘箱、电炉、盛药器具；蜈蚣。

4. 操作过程

将蜈蚣置于近火处或利用烘箱、干燥室等设备，使药物所含水分徐徐蒸发，从而使药物充分干燥。用文火进行短时间加热，并不断翻动，焙至药物颜色加深，质地酥脆。

（二）操作单

药材	工艺过程	生药品量	炮制后药材量	炮制药材损耗量	标准要求
蜈蚣					

1. 注意事项

烘焙法火力不能过大，适宜用文火。

2. 思考题

蜈蚣烘焙的目的是什么？

（三）评价单

评价项目	重点评价内容	评价标准	标准分值	评价得分
过程评价	准备工作	洁净和检查工具，准备工作到位	10	
	操作步骤	严格操作流程，操作过程没有大的失误	15	
	关键工艺点的控制	烘焙过程中各个工艺点的控制符合要求，操作规范，在操作过程中出现问题能及时解决	10	
	火力控制	能够准确把握和控制火力的大小	10	
	创新训练	能主动查阅资料，尝试新的操作方法	10	
结果评价	意外事件	整个操作过程中，没有发生器具损坏及不安全事件	5	
	分组讨论	能找出本组操作中存在的问题，找到合理的解决方法	10	
	炮制程度	各个药物从颜色、质地等外观上都达到了炮制标准	10	
	场地清理	能及时清洗实训器具，清理桌面，药物归类放置	5	
	实训报告	报告字迹工整，条理清晰，结果准确，分析透彻	15	
总分			100	

子任务 8-8　水　　飞

一、必备知识

利用粗细粉末在水中悬浮性不同，将不溶于水的矿物类药物经反复研磨制备成极细腻粉末的方法，称水飞。

1. 目的

（1）去除杂质，洁净药物，使药物质地细腻，便于内服和外用。

（2）防止药物在研磨过程中粉尘飞扬，污染环境。

（3）除去药物中可溶于水的毒性物质，如砷、汞等。

2. 工艺

将药物适当破碎，置乳钵中或其他容器中，加入适量清水，研磨成糊状；再加多量水搅拌，粗即下沉，立即倾出混悬液；下沉的粗粒再研磨，如此反复操作，至研细为止。最后将不能混悬的杂质弃去。将前后倾出的混悬液合并静置，待沉淀后，倾去上面的清水，将干燥沉淀物研磨成极细粉末。

3. 注意事项

（1）加水量　研磨与搅拌混悬所用水量有一定差异。

（2）干燥温度　不宜过高，防止产生有毒成分。

（3）使用的器械　朱砂、雄黄忌铁器。

4. 常见药材

朱　砂

【常用别名】　辰砂、丹砂、汞砂、赤丹、洋尖砂、珠宝砂、劈砂、镜面砂、飞朱砂。

【来源】　本品为硫化物类矿物辰砂族辰砂，主含硫化汞（HgS）。

【历史沿革】　始载于《神农本草经》，原名丹砂，其炮制始见于《华氏中藏经》，历代使用的炮制品有研朱砂、水飞朱砂、炒朱砂、煅朱砂、煨朱砂、浸朱砂、蒸朱砂、醋朱砂、蜜朱砂、酒朱砂、磁石制朱砂、麻黄制朱砂、荞麦制朱砂、荔枝制朱砂、甘草制朱砂、甘草天葵制朱砂等。现今通用的饮片只有朱砂粉（水飞朱砂或磁石制朱砂）。《中国药典》（2015年版）收载有朱砂粉一种炮制品。

【炮制工艺】　取原药物，用磁铁吸尽含铁的杂质，置乳钵内，加少量清水研磨成糊状，然后加多量清水搅拌，稍停，倾去混悬液；下沉的粗粉再按上法反复操作多次，直至手捻细腻、无亮星为止，弃去杂质；将取得的混悬液合并，静置，倾去上清液；取沉淀物，晾干或40℃以下干燥，研散。或取净朱砂，置球磨机内加适量清水共磨成极细粉末，60℃以下烘干，过200目筛。

【饮片质量标准】　朱砂细粉为朱红色极细粉末，有光泽，体轻。以手撮之无粒状物，以磁铁吸之无铁末。无臭，无味。

【炮制作用】　朱砂性味甘，微寒，归心经，有毒。具有清心镇惊、安神解毒的作用。在临床应用中，无论内服外用，均宜水飞成朱砂粉入药。经水飞后使药物纯净、细腻，便于制剂及服用，降低毒性。用于心悸易惊、失眠多梦、癫痫发狂、小儿惊风、口疮、疮疡肿毒等症。如朱砂安神丸，磁朱丸等。

【处方应付】　写朱砂、辰砂、朱砂粉，应付朱砂粉。

【贮存保管】　装瓶内，闭盖。

雄　黄

【常用别名】　明雄黄、雄精、石黄、熏黄、丹山、黄食石、黄金石、天阳石、鸡冠石。

【来源】　本品为单斜晶系矿物雄黄，主含二硫化二砷（As_2S_2）。

【历史沿革】　雄黄始载于《神农本草经》，列为中品，该书同时提到炮制方法。历代医家使用的雄黄炮制品有研雄黄、飞雄黄、炒雄黄、煅雄黄、煨雄黄、醋雄黄、酒雄黄、油雄黄、萝卜制雄黄、竹制雄黄等，现在常用水飞雄黄。《中国药典》（2015年版）收载有雄黄粉一种炮制品。

【炮制工艺】　取净雄黄，加适量水共研至极细，再加多量水，搅拌，倾取混悬液，下沉部分再如上法反复操作多次，除去杂质，合并混悬液，静置后分取沉淀，晾干。

【饮片质量标准】 成品为灰白色或红棕色的极细粉，质轻松。

【炮制作用】 雄黄有毒，具有解毒杀虫、燥湿祛痰的功能。水飞后可纯净药物，使药物细腻，降低毒性。如雄黄解毒丸、雄黄消毒饮等。

注：主要除去有剧毒的化合物 As_2O_3。水飞的水量越多，砒霜含量越低。

【处方应付】 写雄黄、石黄，应付雄黄粉。

【贮存保管】 用木箱、瓷罐盛放，密封贮存于阴凉专用库房。

二、任务实施

（一）任务单

水　飞

1. 任务内容

水飞朱砂、雄黄。

2. 技能目标

掌握药材水飞的炮制操作。

3. 器具材料

磁铁、乳钵、烧杯；朱砂、雄黄。

4. 操作过程

（1）朱砂　将粗朱砂粉，用磁铁吸尽铁屑，置乳钵或其他容器中，加入适量清水，研磨成糊状，至手捻细腻无声时，再加多量清水搅拌，使之成红色混悬液，稍停，粗即下沉，立即倾出混悬液，下沉的粗粒再研磨，如此反复操作，至研细为止。最后将不能混悬的杂质弃去。将前后倾出的混悬液合并静置，待沉淀后，倾去上面的清水，将干燥沉淀物研磨成极细粉末。

（2）雄黄　水飞法同朱砂。

（二）操作单

药材	工艺过程	生药品量	炮制后药材量	炮制药材损耗量	标准要求
朱砂					
雄黄					

1. 注意事项

水飞过程中，开始研磨时稍加些水，防止药物飞扬，但水不可过多，否则不利于研磨；加水搅取混悬液时，水也不可加得太多。

2. 思考题

（1）朱砂、雄黄为什么用水飞法？此法有什么优缺点？能否进一步改进？

（2）雄黄与朱砂为何"忌火煅"？

（三）评价单

评价项目	重点评价内容	评价标准	标准分值	评价得分
过程评价	准备工作	洁净和检查工具,准备工作到位	10	
	操作步骤	严格操作流程,操作过程没有大的失误	15	
	关键工艺点控制	水飞过程中的各个工艺点的控制是否符合要求,操作是否规范,在操作过程中出现问题能否及时解决	20	
	创新训练	能主动查阅资料,尝试新的操作方法	10	
结果评价	意外事件	整个操作过程中,没有发生器具损坏及不安全事件	5	
	分组讨论	能找出本组操作中存在的问题,找到合理的解决方法	10	
	炮制程度	各个药物从颜色、质地等外观上都达到了炮制标准	10	
	场地清理	能及时清洗实训器具,清理桌面,药物归类放置	5	
	实训报告	报告字迹工整,条理清晰,结果准确,分析透彻	15	
总分			100	

子任务 8-9　干　馏

一、必备知识

将药物置于容器内,以火烤灼,使产生汁液的方法称为干馏。

1. 目的

干馏法的目的是制备适合临床需要的药物。

2. 工艺

干馏法温度一般较高,多在 120～450℃进行。但由于原料不同,各物裂解温度也不一样,如蛋黄油在 280℃左右,竹沥油在 350～400℃,豆类的干馏物一般在 400～450℃制成。药料由于高热处理,产生了复杂的质的变化,形成了新的化合物,如鲜竹、木材、米糠干馏所得的化合物是以不含氮的酸性、酚性物质为主要成分（如己酸、辛酸、庚酸、壬酸、癸酸、愈创木酚等）；含蛋白质的动植物药（鸡蛋黄、大豆、黑豆）干馏所得的化合物则以含氮碱性物质为主,如吡啶类和卟啉类的衍生物。它们都有抗过敏、抗真菌的作用。

干馏的操作方法,简单说是以火烤灼药料：一种是以砂浴加热,在干馏器上部收集冷凝的液状物,如豆类等干馏；一种是在容器的周围加热,在下面收集液状物,如竹沥油；还有一种是用武火加热制备油状物,如蛋黄油。

3. 注意事项

干馏时要注意火力的控制。

4. 常见药材

蛋黄油

视频：干馏-蛋黄油

【常用别名】　鸡子鱼、凤凰油。

【来源】　本品为雉科动物家鸡的蛋，煮熟后剥取蛋黄，经熬炼制得。

【历史沿革】　始载于《神农本草经》，其炮制首见于《食疗本草》，历代尚有炒蛋黄油、蛋黄油炭、醋蛋黄油等。《中国药典》（2015 年版）未收载该药材。

【炮制工艺】　将鸡蛋洗净煮熟，去壳及蛋白取黄，置蒸发皿内，压碎，文火加热，并不断翻炒，待水分蒸发后再用武火（280℃）继续翻炒，至蛋黄呈焦黑色，有油馏出，及时倾出即得。

【饮片质量标准】　本品呈棕黑色油状液体，并具有青黄色荧光。

【炮制作用】　蛋黄油味甘，性平。归心、肾经。具有清热解毒的功能。用于烧伤、湿疹、耳脓、疮疡已溃等症。经炮制研究，蛋黄油也具有抗过敏、抗真菌的作用。

【处方应付】　单写付蛋黄油。

【贮存保管】　瓶中贮存，密闭，置阴凉干燥处。

黑豆馏油

【来源】　本品为豆科植物黑大豆的黑色种子经干馏制得。

【历史沿革】　始载于《神农本草经》，其炮制首见于《食疗本草》，历代有炒黑豆馏油、黑豆馏油炭等方法。《中国药典》（2015 年版）未收载该药材。

【炮制工艺】　取净黑大豆，轧成颗粒，装入砂质壶中 2/3 处，盖好，用黏土泥密封壶盖及壶口周围，置炉火上进行加热；另在壶嘴接一薄铁制成的冷凝器及接收瓶（连接处亦需密封），可得到黑色黏稠液体，即粗制黑豆馏油。传统制法所得就是这种粗制黑豆馏油。若进一步精制，则将粗制品放在分液漏斗中，静置 20～30min 后便分层，上层是馏油、下层为水或水溶性混合物，弃掉下层。取上层馏油置蒸馏瓶内，于水浴上蒸馏，温度保持 80～100℃约经 30min。蒸馏出来的是淡黄色透明液，为干馏中的挥发性物质，临床验证无效；而留在蒸馏瓶中的残液（黑色而有光泽的浓稠物）即精制的黑豆馏油，可供临床应用。

【饮片质量标准】　为黑色、有光泽的浓稠液体，气焦臭。

【炮制作用】　黑大豆经干馏法制备成馏油后，可产生新的作用，具有消炎、抗菌、收敛的功效，用于各型湿疹、神经性皮炎、牛皮癣等症。

【处方应付】　处方写黑豆馏油，付黑豆馏油。

【贮存保管】　装瓶，密闭，置阴凉干燥处。

竹　沥

【常用别名】　竹油、鲜竹沥、淡竹沥、竹沥水、火泉、竹汁。

【来源】　为禾本科植物淡竹的嫩茎，用火烤灼而流出的汁液。

【历史沿革】　始载于《神农本草经》，历代有明火炙竹制沥法、新竹烧取法、竹段装瓶倒悬炭火围逼制竹沥法等，现今有干馏法。《中国药典》（2015 年版）未收载该药。

【炮制工艺】　取鲜嫩淡竹茎，从两节间锯断，直劈成两部分，架在文火上加热，两端流出的液体接于容器中，即得。

或取鲜嫩淡竹茎（50cm 长的小段）劈开，去掉竹节，洗净，装入坛内；装满后坛口朝下，架起，坛的底面和四周用锯末和劈柴围严，坛口下置一盛器，点燃锯末和劈柴，竹片受热后即有汁液流出，滴注于盛器，直至竹中汁液流尽为止。取出竹液，即得。

【饮片质理标准】 为青黄色或黄棕色浓稠汁液，具烟熏气，味苦、微甜。

【炮制作用】 味甘、寒，归肺、胃经。具有清热化痰的作用。可用于肺热咳嗽痰多、气喘胸闷、中风昏迷、痰涎壅塞等症。

【贮存保管】 置干燥容器内，密闭，于阴凉干燥处贮存。

💗 **知识链接** ▶▶▶

研究表明，竹材在干馏时，从 120℃ 左右开始、350～400℃ 热分解最盛、450℃ 以下逐渐减少。烧制鲜竹沥的时间，一年之中以秋、冬季为好。秋、冬两季相比，冬季比秋季好。在一天 24h 内，以 18 时至次日 9 时之间烧制为好。药理实验表明，竹沥对白色葡萄球菌、枯草杆菌、大肠埃希菌及伤寒杆菌等有较强的抗菌作用。

渗漉法制备竹沥：选同一批淡竹适当粉碎后，称取淡竹粗粉。用 60% 乙醇适当润湿后，分次装入渗漉筒中，盖一层滤纸，上压碎玻片，然后加入相同溶剂使淡竹粉全部浸没并留有 2～3cm 液层；浸泡 18h 后用 60% 乙醇，以 0.4mL/min 的流速渗漉，收集渗漉液，回收乙醇至无醇味，抽滤。利用渗漉法所得的竹沥量较传统烧制法有所增加，收得率高出 10 倍左右。

二、任务实施

（一）任务单

干　馏

1. 任务内容

干馏法制备蛋黄油。

2. 技能目标

能够进行干馏技术的操作。

3. 器具材料

鸡蛋、电炒锅、锅铲、烧杯等。

4. 操作过程

煮熟鸡蛋→取鸡蛋黄→置锅内压碎→文火加热炒→待除尽水分后，改用武火熬制→蛋黄呈焦黑色，有油馏出→装瓶贮存。

（二）操作单

药材	工艺过程	馏油量	标准要求
蛋黄油			

1. 注意事项

制蛋黄油时，鸡蛋要新鲜；熬油时应注意火力控制；所得蛋黄油要及时装瓶贮存。

2. 思考题

（1）蛋黄油在临床上有什么用途？

（2）干馏法的炮制目的是什么？

（三）评价单

评价项目	重点评价内容	评价标准	标准分值	评价得分
过程评价	准备工作	洁净和检查工具，准备工作到位	10	
	操作步骤	严格操作流程，操作过程没有大的失误	15	
	关键工艺点控制	干馏过程中的各个工艺点的控制符合要求，操作是否规范，在操作过程中出现问题能及时解决	10	
	火力控制	能够准确把握和控制火力的大小	10	
	创新训练	能主动查阅资料，尝试新的工艺操作方法	10	
结果评价	意外事件	整个操作过程中，没有发生器具损坏及不安全事件	5	
	分组讨论	能找出本组操作中存在的问题，找到合理的解决方法	10	
	炮制程度	药物从颜色、质地等外观上都达到了炮制标准	10	
	场地清理	能及时清洗实训器具，清理桌面，药物归类放置	5	
	实训报告	报告字迹工整，条理清晰，结果准确，分析透彻	15	
总分			100	

➜ 任务小结

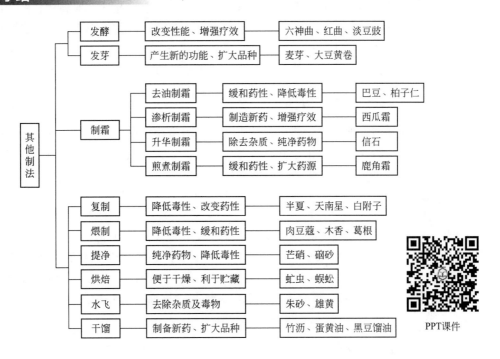

PPT课件

项目4

中药饮片质量检测与贮藏保管

> 知识目标：知道中药饮片质量检查的主要内容和标准；知道中药饮片日常养护的基本知识；学习中药饮片性状、净度、水分、灰分、水溶性浸出物的检测方法。能正确识别发霉、虫蛀、泛油等变异现象。能正确分析中药饮片变异现象产生的原因。
>
> 技能目标：掌握饮片传统的贮藏保管技术新技术，以及中药饮片质量检测的方法；熟悉中药饮片的质量检测与指标、变异现象及其识别；能适应和胜任贮藏保管岗位与中药材质检技术岗位。

中药炮制品的质量优劣直接影响到临床疗效，因此，炮制品具有一定的质量要求或规格。一方面应注重炮制方法、炮制工艺及相关因素对饮片质量的影响；另一方面要在贮存期间，对饮片质量进行稳定性考察，研究其合理的保管方法和贮存条件。

中药饮片种类繁多、性质各异，其所含的成分相当复杂。此外，炮制辅料的加入及外界因素的影响等，均给炮制品的贮藏带来困难。若解决不当，则饮片中所含的各类活性成分特别是有效成分会造成损失或破坏，也会使一些其他成分发生变性或变质。因此，良好的贮存条件、合理的保管方法是保证中药炮制品质量的重要环节。

一、中药饮片质量检测与指标

现代科学技术的发展，为中药炮制品质量的检测与评价提供了科学依据。从传统的经典检测方法到现代检测技术的应用，从饮片的"形、色、气、味"等外观指标到内含成分的质量，从定性鉴别到定量测定，中药炮制品的质量要求更趋于客观化、合理化、科学化。

（一）净度

净度系指炮制品的纯净度，以及炮制品中所含杂质及非药用部位的限度。炮制品应有一定的净度标准，以保证调配剂量的准确。饮片的"质"与"量"是影响临床疗效的主要因素。炮制品中不应夹带泥沙、灰屑、霉烂品、虫蛀品，应该剔除非药用部位（如壳、核、芦头、栓皮、头、足、翅等）。检查方法：取定量样品，拣出杂质，草类、细小种子类过三号筛，其他类过二号筛。药屑、杂质合并称量计算。

（二）片型及粉碎粒度

经挑选整理或经水处理后的药材，需根据药物特征和炮制要求用手工或机械切制成具一定规格的片型，使之便于调剂、炮制、干燥和贮藏。经切制的饮片，破碎后的碎屑多少也是检验饮片质量的标准之一。各种片型破碎后残留的碎屑都应有一定的限量规定。

（三）色泽（含光泽）

中药炮制对制品的色泽有特殊的要求。它的意义在于：其一，药材经炮制后应显其固有色泽，如黄芪饮片表面显黄白色，内层有棕色环纹及放射状纹理（习称"菊花心"）。其二，通常在炮制操作中，常以饮片表面或端面的色泽变化作为控制炮制程度的直观指标，如甘草表面黄白色，经蜜炙后，要求表面呈老黄色等。其三，饮片的色泽是反映其质量要求的一项指标，如熟地黄要求切面乌黑发亮，血余炭、棕榈炭要求表面乌黑而富有光泽，都是以色泽变化作为评价要求的。其四，炮制品色泽的不正常变化说明其内在质量的变异，如白芍变红、红花变黄等，均说明药物内在成分已发生变化。故色泽的变异，不仅影响其外观，而且是内在质量变化的标志之一。

（四）气味

炮制品原有的气和味，与炮制品内在质量有着密切的关系，进而与治疗作用有一定的关系，往往也是鉴别品质的重要依据，如檀香的清香气、阿魏的浊臭气、桂枝的辛辣味等。一方面，炮制品虽经切制或炮制，但应具有原有的气和味，不应带异味或气味散失变淡；另一方面由于炮制过程中加热和加辅料的作用，外源性因素能导致药物气和味的改变。炮制品若是用酒、醋、盐、姜、蜜等辅料炮制，除具原有的气和味，还应带有所用辅料的气和味。如醋制品，应带有醋香气味；酒制品，应带有酒香气；盐制品，应带有咸味；麸炒品应带有麦麸皮的焦香气等。

（五）饮片含水量

水分是中药饮片发霉变质的主要原因之一。检查炮制品中水分的含量，是一项重要的、必不可少的内容。药物制成饮片，有的须经水处理，有的要加入一定量的液体辅料。如操作不当，可使药材"伤水"；或部分药物吸水过多，倘若又未能充分干燥，则炮制品极易霉烂变质；部分经过蒸、煮的药物，如熟地黄、制黄精、制肉苁蓉等，其质地柔润，含糖类及黏性成分较多，内部不易干燥，更应防止其含水量过高；少数胶类药物，如阿胶、鹿角胶等，含水量直接影响其品质和硬度，同样还会影响其炮制操作和炮制品的质量。

一方面，炮制品中含有多量水分，不仅在贮存保管过程中易生虫、霉变，使有效成分分解、酶解变质，且在配方称量时相对减少了实际用量，影响应有的治疗效果；另一方面某些炮制品含水量过少又会影响其质量，如胶类药物易出现龟裂。因此，控制炮制品的水分含量，对保证炮制品质量有重要意义。按炮制方法及各药物具体性状，一般炮制品的水分含量宜控制在 7%～13%。

（六）灰分

将干净而又无任何杂质的炮制品加高热灰化，所得之灰分称"生理灰分"。而同一品种之生理灰分往往在一定的范围内。所以测定炮制品之灰分的意义，在于通过对不挥发性无机盐的测定来鉴定和评价炮制品的质量和净度。同一炮制品，其灰分量应该相近。灰分超过正常值，说明其无机盐杂质的含量多，其原因可能是掺杂或有外源性杂质，故炮制品净度不符合要求；灰分低于正常值，应考虑炮制品的质量问题，是否有伪品或劣品之嫌。因此，总灰分、酸不溶性灰分的测定，为炮制品的质量评价提供了有力的佐证。

（七）浸出物

浸出物测定系指用水、乙醇或其他适宜溶剂，有针对性地对药材及制剂中可溶性物质进行测定的方法。适用于有效成分尚不清楚或确实无法建立含量测定；和虽建立含量测定，但所测含量甚微的药材。作为控制药品质量的指标之一，浸出物测定根据采用溶剂不同，分为水溶性浸出物测定、醇溶性浸出物测定及挥发性醚浸出物测定三种。其中水溶性浸出物的测定和限量，对炮制工艺、方法及炮制品质量都具有重要的指导意义。例如，绝大多数中药在切制前均需经过水处理，使药材软化。当药材在水中的浸漂时间过长，以致"伤水"，其水溶性成分就有所流失。又如蒸法、煮法等，某些药物按规程操作，液体辅料或固体辅料的煎液，在蒸或煮制过程中应以被药物吸尽为度；若不按规程操作，草率处置，其质量势必欠佳。这些均可用水溶性浸出物测定测出。因此，水溶性浸出物的测定也是对炮制工艺的检验。

（八）显微鉴别与理化鉴别

显微鉴别与理化鉴别是利用显微镜、化学方法或其他仪器，来观察、分析、鉴定炮制品真伪、纯度或质量的方法。

1. 显微鉴别

显微鉴别系指利用显微镜来观察炮制品的组织结构或粉末中的组织、细胞和内含物等特征，以鉴别炮制品的真伪、纯度，甚至质量。显微鉴别的方法主要分组织鉴别及粉末鉴别两个方面。

（1）组织鉴别 炮制后的饮片，由于已进行了净选和切制处理，如分离不同的药用部位或除去非药用部位，故植物药的部分组织已不完整［"去心""去芦""去栓皮（粗皮）"等当属此类］。像巴戟天、地骨皮等根类药材，入药用其根皮，制成炮制品后已去除木质心，因此，进行巴戟天或地骨皮炮制品的组织鉴别时，镜检中就不应有木质部位组织细胞存在。在某些药物的特殊炮制工艺中，经长时间的蒸制后，常经"整形"处理，故其切片后的组织结构、细胞特征及其排列已非正常，如天麻、熟地黄等，应与生药饮片作相应的对照而鉴别之。

（2）粉末 由于加水、加热（蒸、煮等）使存在于细胞内的淀粉粒、糊粉粒、菊糖、黏液质等均已受到不同程度的影响，与生药粉末差异较大，因此，显微鉴别不仅可以鉴别炮制品的真伪、优劣，也可鉴别饮片的生熟及炮制程度等。例如，生熟炮制品的组织结构、纤维、石细胞、导管、茸毛、淀粉粒、草酸钙结晶、花粉粒等在数量及形态方面均会发生一定程度的变化，像淀粉粒常因炮制过程中加水、加热而糊化或结成团块等。故研究粉末，可作鉴别炮制品质量的佐证。

2. 理化鉴别

理化鉴别系指用化学与物理的方法对炮制品中所含某些化学成分进行的鉴别试验。通常只作定性试验，少数可作限量试验。理化鉴别主要包括：显色反应与沉淀反应、荧光鉴别、升华物鉴别及薄层色谱鉴别等。作为对炮制品质量的鉴定，薄层色谱法具有较高的专属性和准确性，越来越多地被广泛应用，成为中药材的首选鉴别方法。

（九）饮片所用辅料质量

这个指标的建立是在弄清了各种辅料所含主要有效成分的前提下制定的。有了这个指标就可以对凡是用辅料炮制的饮片中的辅料加以定性或定量，以及用显微鉴别的方法加以区别，以便控制辅料的选择和用量。值得指出的是，凡是辅料和饮片发生了化学反应的，则应检测生成物的含量。如延胡索用辅料醋炮制后，辅料醋和延胡索生物碱生成了生物碱的盐类，需要检测生物碱盐类的含量；再如麸炒苍术，首先对麦麸进行研究，结果发现生麦麸与和苍术炒后的麦麸所含成分不一样。

（十）有效成分含量

测定炮制品中有效成分的含量，是评价炮制品质量中最可靠、最准确的方法。对于已经清楚的与中药临床疗效相符的中药有效成分，在炮制成饮片以后一定要有规定含量。如果一药有多种有效成分，亦应建立多个指标，并制定相应的检测方法。对于炮制后发生变化的成分，则应以炮制后的成分为准。有效成分含量指标的建立，可以保证饮片疗效，控制饮片在炮制过程中有效成分的随意流失。对于多数目前尚不清楚有效成分的饮片，则可在规定的流程下测定其生物效价，或建立相应的药理指标。

炮制品的含量测定工作，一般要比生药更加复杂和困难，不只是因为炮制品的品种多（一种生药通常制成多种不同规格的饮片），更重要的是由于辅料的加入或长时间的加热处理，势必对原生药的某些成分产生影响，因而对提取、分离、色谱等定量条件产生干扰，增加测定的难度。然而，有效成分的含量测定项目必然成为炮制品评价中不可缺少的内容，因为这关系到饮片在临床应用的疗效，同时也是控制药物在炮制过程中有效成分的流失、检查炮制方法与工艺是否合理且科学，并可为工艺的改进提供准确信息的实训依据及指标。

（十一）有毒成分的限量

有毒成分的限量指标一般应包括有毒副作用的成分、重金属的含量、农药残留量等。这类成分直接威胁着生命健康，故该类成分的限量尤为重要，建立该类指标可以改变传统口尝不安全的弊病。对饮片中重金属的含量和农药残留量的限定不可忽视，如有必要，还应进行急性毒性试验。

某些中药其有毒成分亦是其有效成分，其中包括了有毒药物及炮制品的含量和限量。如制川乌，双酯型生物碱以乌头碱（$C_{34}H_{47}NO_{11}$）、次乌头碱（$C_{33}H_{45}NO_{10}$）及新乌头碱（$C_{33}H_{45}NO_{11}$）的总量计，不得过 0.040%。又如马钱子，含士的宁（$C_{21}H_{22}N_2O_2$）应为 1.20%～2.20%，其炮制品马钱子粉含士的宁（$C_{21}H_{22}N_2O_2$）应为 0.78%～0.82%；再如巴豆炮制品巴豆霜，含脂肪油量应为 18%～20%。

（十二）中药饮片的含菌数

鉴于中医临床用药的传统习惯，某些炮制品常被研成粉末，直接供患者冲服（如人参末、三七末、珍珠末等），有些为烊化冲服（如阿胶、鹿角胶、龟板胶等），又有些是泡服（如肉桂末、菊花、胖大海、千层纸等）。更多的炮制品被直接粉碎成细末后，制成散剂、丸剂供人们服用。中药饮片，由于药物在采收、加工、贮运等条件的影响下，往往造成细菌对饮片的严重污染，含菌数可高达 1 万至数万，因此，对炮制品作卫生学检查也是必不可少的。应该对饮片中可能含有的致病菌、细菌总数、霉菌总数及活螨等做必要的检查，并客观地做限量要求。

（十三）包装的检查

包装的目的是为了保护药物，便于贮存、运输和装卸。包装不仅可以保持药物的完整性和清洁，有些包装容器，尤其是目前迅速发展起来的无菌包装，尚能防止微生物、害虫等的侵蚀，以及避免外界温度、湿度、有害气体和阳光的影响。因此检查炮制品的包装是否完好无损，对炮制品在贮存、保管及运输过程中起着保质、保量的重要作用。

二、常见的变异现象及其预防

陈嘉谟在《本草蒙鉴》中指出："凡药贮藏，宜常提防，倘阴干、暴干、烘干未尽去湿，则蛀蚀霉垢朽烂不免为殃……见雨久着火频烘，遇晴明向日旋曝。粗糙悬架上，细腻贮坛中。"由此可见，历代医家对饮片的贮存是十分关注的。众所周知，饮片的贮存保管是否得当，直接对药物质量产生影响，进而关系到临床用药的安全与有效，因此，绝不可等闲视之。

（一）贮藏中的变异现象

1. 虫蛀

（1）虫蛀现象　虫蛀是指中药及其炮制品有被蛀蚀的现象。一般易在饮片重叠空隙处、裂痕处及碎屑中发生。虫蛀的饮片有圆形洞孔，严重的被蛀空而成粉末。花类药被虫蛀后，可使整个花瓣散乱；有些比较细小的药物，还会被虫丝缠绕成串状或饼状；动物类药物的皮、肉、内脏被蛀空。

（2）易生虫药材　药物中含糖类、脂肪、蛋白质等成分，是害虫生长繁殖的有利营养来源，故易生虫。尤其是含蛋白质（如乌梢蛇、土鳖虫、九香虫等）、淀粉（如白芷、山药、芡实等）、油脂（如苦杏仁、柏子仁、郁李仁等）、糖（如党参、枸杞、大枣等）的炮制品易受虫蛀蚀。而含辛辣、苦味成分的药物（如细辛、花椒、干姜、黄柏、黄连等）一般不易虫蛀。质地柔润的药物（如红参、地黄、党参等）在潮湿状况下容易生虫；而质地坚硬、致密的药物（如桂枝、赭石、石决明等）一般不易生虫。原药材外表面有保护组织（如木栓、角质、茸毛等）的，害虫不易侵入。

（3）虫蛀危害　虫害能够消耗、污染药品，造成浪费，传播疾病。害虫食害药品时，积聚大量的粪便、虫蜕、虫尸、微生物并排泄大量的水分，可导致药品在短期内发热、发霉变质。人们服用这些被污染的药品后会生病。如螨类能引起皮炎、皮疹，若随药品内服后，螨能穿过胃壁进入内部器官，当进入泌尿道时可产生血尿，进入呼吸系统可引起哮喘，进入血液循环系统可引起发烧、水肿等全身症状。而鼠类传播的疾病更多。

2. 发霉

中药贮藏的最大问题是霉变，因其危害最大。我国地处温带，特别是长江以南地区，夏季炎热、潮湿，药材最易发霉。中药大都是植物的花、果、叶、根、茎，以及兽、虫、鱼等有机体，含有丰富的养料，如脂肪、蛋白质、糖类、维生素、水分等，因此极适合于霉菌的繁殖和生长。

发霉是指药物受潮后，在适宜温度条件下其表面或内部寄生和繁殖了霉菌。开始时先见到许多白色毛状、线状、网状物或斑点，继而萌发成黄色或绿色的菌丝。这些菌逐渐分泌一种酵素，溶蚀药材组织，使很多有机物分解。不仅可使药材腐烂变质，而且有效成分也会遭到很大的破坏，以致不堪药用。故药物发霉后，即使经过整理、把霉去掉，也会使药材色泽变黯、气味变淡薄，并带有霉的气味。俗话说："霉药不治病"，说明了发霉对药物危害的严重性。

3. 泛油

泛油又称"走油"，是指药物中所含挥发油、油脂、糖类等，因受热或受潮而在其表面出现油状物质和返软、发黏、颜色变混、发出油败气味等现象。药物泛油是一种酸败变质现象，影响疗效，甚至可产生不良反应。含油质多的药物，常因受热过高而使其内部油质易于溢出表面而造成走油现象，如杏仁、桃仁、柏子仁、郁李仁、当归、炒苏子、炒莱菔子、炒酸枣仁等；含糖量多的药物，常因受潮而造成返软而"走油"，如天冬、麦冬、玉竹、牛膝、黄精、熟地黄等。防止"泛油"的主要方法是冷藏和避光保存。

4. 变色

变色是指药物的天然色泽起了变化。各种药物都有固有的色泽，也是检查中主要的质量指标之一。

（1）酶引起的变色　若药材中所含成分的结构中有酚羟基，则在酶作用下，经过氧化、聚合形成了大分子的有色化合物，使药材变色，如含黄酮类、羟基蒽醌类、鞣质类等药材。

（2）非酶引起的变色　原因比较复杂，或因药材中所含糖及糖酸分解产生糠醛及其类似化合物，与一些含氮化合物缩合成棕色色素；或因药材中含有的蛋白质中的氨基酸与还原糖作用，生成大分子的棕色物质，使药材变色。

此外，某些外因（如温度、湿度、日光、氧气、杀虫剂等）多与变色的快慢有关，如白芷、泽泻、天花粉、山药等的颜色由浅变深，黄芪、黄柏等由白色变为黄色等。因此，防止药材的变色，常需干燥避光冷藏。

5. 气味散失

气味散失是指药物固有的气味在外界因素的影响下，气味消失或变淡薄。药物固有的气味，是由各种成分组成的，这些成分大多是治病的主要物质。如芳香型药物薄荷、荆芥、细辛、香薷、白芷、冰片等，其有效成分也随着气味的散失而受到不同程度的减少。因此，气味散失也是药物质量受到严重影响的标志。

6. 风化

风化是指某些含结晶水的矿物类药物，因与干燥空气接触，日久逐渐脱水而成为粉末状态。风化是由于药物失去了结晶水，改变了成分结构而发生的，其质量和药性也随之改变。易风化的药物有芒硝、硼砂等。

7. 潮解溶化

潮解溶化是指固体药物吸收潮湿空气中的水分，并在湿热气候影响下，其外部慢慢溶化成液体状态，如咸秋石、硇砂、青盐、芒硝等药物。这些药物一旦变异后更难贮存。

8. 粘连

粘连是指某些熔点比较低的固体树脂类药物，受潮后粘连成结块，如乳香、没药、阿魏、芦荟、儿茶、阿胶、鹿角胶、龟板胶等。

9. 挥发

某些含挥发油的药物，因受温度和空气的影响及贮存日久，使挥发油挥散，失去油润，产生干枯或破裂现象，如肉桂、沉香、厚朴等。

10. 腐烂

腐烂是指某些鲜活药物，因受温度和空气中微生物的影响，引起发热，造成微生物繁殖和活动而导致腐烂，如鲜生地黄、鲜生姜、鲜芦根、鲜石斛、鲜茅根、鲜菖蒲等。药物一经腐烂，即不能再入药。

（二）造成变异的自然因素

造成中药炮制品在贮存过程中发生虫蛀、发霉、泛油、变色、变味等变异现象的因素很多，其中主要的是日光、空气、温度、湿度、霉菌、虫害等因素的直接或间接影响，使炮制品产生复杂的物理、化学和生物的变化。变化的速度和程度与本身的性质、质量及外界自然因素作用强弱有关系。影响炮制品质量变异的自然因素，主要归纳为以下几方面。

1. 空气

炮制品在贮藏过程中，总要与空气接触。空气乃是氮、氧、氢和其他气体（氖、臭氧等）的混合物。空气中混有少量的水蒸气、二氧化碳、灰尘等。其中氧和臭氧对药物的变异起着重要作用。臭氧在空气中的含量虽然微少，但作为强氧化剂，臭氧可以加速药物中有机物质，特别是脂肪油的变质。氧气可以使花类药物变色、气味散失；也能氧化矿物药，使"灵"磁石变为"呆"磁石。药物经炮制加工制成饮片，改变了原药材的形状，不同规格的饮片与空气接触面积较原药材大，更容易发生泛油、虫蛀、霉变等变异现象。因此，饮片一般不宜久贮，贮存时应包装存放，避免与空气接触。

2. 温度

药物在贮存过程中，外界气温的改变，对药物变质速度也有很大的影响。一般来说，药物的成分在常温（15～20℃）条件下是比较稳定的，但随着温度的升高，则物理、化学和生物的变化均可加速。若温度升高，将加速物质分子的运动，促使药材的水分蒸发，以致降低含水量和重量；同时加速氧化、水解等化学反应，促使化学成分迅速改变。如含油脂多的饮片就会因受热而使油脂分解引起泛油；含挥发油多的，受热后促使挥发油挥散，使芳香气味散失；外表油润的炮制品，因受热和空气的影响而引起外表失润；动物胶类药和部分树脂类药物，因受热而易发软，粘连成块。但是温度过低，对某些新鲜的药物（如鲜石斛、鲜芦根等），或某些含水量较多的药物，也会发生有害的影响。

3. 湿度

空气的湿度是随晴雨、冷暖而改变的，是影响药物质量的一个极重要因素。它不仅可引起药物的物理和化学变化，如含水量、化学成分、外形或状态发生改变，而且能导致微生物的繁殖及害虫的生长。一般炮制品的绝对含水量控制在 7％～13％，炮制品本身能否保持正常的含水量，和空气中的湿度有密切关系。如果贮存容器不当、包装不好，吸收了空气中的水分，含水量即会增高。对于含淀粉、黏液质、糖类等成分怕潮易霉的药物，受潮后就容易发生霉变；对于含盐类的矿物药，在潮湿空气影响下易潮解、溶化；对于蜜炙药物，特别容易吸湿、粘连，吸湿后药物表面极易生霉；对于盐炙类的药物，很容易吸收空气中的水分而变潮，继而生霉。对于一些粉末状的炮制品更易吸潮而粘连成块。然而相对湿度在不达60％时，炮制品的含水量又易逐渐降低，对含结晶水的药物，易失去结晶水而风化。所以要使炮制品在贮存保管中保持质量不变，必须按其不同性质，调节适当的温度、湿度，分仓保存。

4. 日光

日光是一种可见的辐射波。日光的照射，由于其红外线的热力作用，必然会引起温度的升高，所以日光是使药物变色、气味散失、挥发、风化、泛油的因素之一。在日光的直接或间接照射下，对很多药物炮制品的色素有破坏作用，使其变色而影响质量。如玫瑰花、月季花、红花、蜜炙款冬花等花类药，常经日光照射，不仅色泽渐渐变暗，而且变脆，引起散瓣；又如当归、川芎、薄荷等含芳香挥发性成分的药，常经日光照射，不仅使药物变色，而且使挥发油散失，降低质量。

5. 霉菌

霉菌的生长繁殖同所有的生命体一样，深深地受着环境的影响。一般室温在 $20\sim35℃$，相对湿度在 75% 以上，霉菌极易萌发为菌丝，发育滋长，溶蚀药物组织，使之发霉、腐烂变质而失效。尤以含营养物质的饮片，如淡豆豉、瓜蒌、肉苁蓉等，极容易感染霉菌而发霉、腐烂变质。

6. 虫害

药物害虫的发育和蔓延，是根据环境内部的温度、空气的相对湿度及药材的成分与含水量而定。一般而论，温度在 $18\sim35℃$、药材含水量达 13% 以上及空气的相对湿度在 70% 以上时最适宜害虫的繁殖生长。一般药物炮制品均有一定的含水量，若炮制品的含水量增高到 13% 以上，尤其是含蛋白质、油脂、糖类的炮制品最易被虫蛀，如蕲蛇、泽泻、党参、芡实、莲子等。所以饮片入库贮存，一定要充分干燥、密闭保管或密封保管。另外，仓鼠在贮存保管过程中，可盗食、污染药物，传播病毒和致病菌，破坏包装和建筑物，历来是中药贮存时防治的对象之一。

三、中药贮藏保管技术

中药及其炮制品的贮藏保管是一门综合性学问，是一项比较复杂和技术性相当强的工作。中药材性质复杂、品种繁多、保管技术要求较高，在贮藏保管方面，人们在长期的生产实践中积累了丰富的经验。

（一）传统的贮藏保管技术

中药贮藏保管的传统技术具有经济、有效、简便易行、防虫治虫等优点，仍是目前重要的基础措施，有一定的实用价值。其方法大致可分为以下几个方面。

1. 清洁养护技术

清洁养护是一切防治工作的基础。经验证明，清洁养护工作由于杜绝了害虫的感染途径，遏制了害虫的生活条件，是防止仓虫侵入最基本和最有效的方法。其内容主要包括清洁卫生、药剂消毒和隔离感染。

（1）清洁卫生 中药、仓库及其周围环境要清洁，产地或外地运来的药材包装等应严实、完整和清洁，仓库四周的杂草、砖砾、坑洼等应彻底清除，以防止仓虫真菌潜伏，库内应保持上下四周整洁，使仓虫无容身之地。

（2）药剂消毒 为预防中药受污染，对空仓、实仓及用品可用药剂进行消毒。入库前应空仓消毒，用溴氰菊酯等消毒剂；也可定期进行实仓消毒，于库内四周、墙角、货垛底部喷射消毒药剂，但应避免直接喷到中药或包装上。

（3）隔离感染 将虫蛀中药隔离消毒，可防止蔓延。库内中药应定期检查，凡查有虫害、霉变的中药，应严格与无虫霉中药分离，不得混存。要在密闭库房内处理、消毒已染虫害真菌的中药、包装材料及用具，避免仓虫真菌传播入库。

2. 防湿养护技术

通过保管来改变库房小气候或利用自然吸湿物的技术称为防湿养护技术。如对生石灰等在密封不严下吸湿养护，可起到抑制霉菌和害虫发生的作用。常用的方法有通风、吸湿和防潮。

（1）通风技术　通风是利用空气自然流动的规律，使库内、库外的空气进行交换，或利用机械设备使库房内外的空气得以循环，以达到调节和控制库内空气温湿度的目的。通风的原理主要依据库内外空气自然流动，是从压力大的地方流向压力小的地方。通风既可降热，也可以散热、散湿。它是利用库外温度低于库内温度。库内温度对商品质量产生影响时，利用不同风速产生不同风压，使风从窗门和通风口吹入仓内。风自库外携带较库内温度低的空气，使之和库内空气混合，令库内的气温下降。

同时对商品垛与温度下降后的库内空间进行热平衡，从而实现通风效果。通风效果主要取决于库内外产生的温度差。当库内温度比库外高时，库内空气密度比库外空气密度小。密度小的空气其气压也小，密度大的空气，其气压就大。所以，通风时库内热空气从库房上部排出，库外的冷空气从库房下部进入，从而达到降温的效果。进行通风降温是要有条件的，必须进行库内外温湿度对比，参考风力、风向进行。盲目通风，不仅不会收益，反而库内的温湿度不利于商品贮存，造成不应有的损失。

（2）吸湿技术

① 吸湿剂吸潮技术。当库内的相对湿度较大（接近或超过70％）时，或药材在贮存中吸湿返潮，可利用吸湿剂来吸收水分，以保持库房中药材的干燥，防止药材的霉变。一般常用的吸湿剂有生石灰、木炭、炉灰、草木灰、无水氯化钙和硅胶等。用吸湿剂降湿在目前是降低库内湿度的一种切实可行的有效方法。如人参、枸杞子、鹿茸等，可采用石灰箱、石灰缸或石灰吸潮袋的干燥法。

② 机械吸潮技术。是利用机械设备除去仓库环境中的水汽，以降低相对湿度的一种除湿方法。它适用于各种潮湿仓库的吸湿降潮，特别是地下仓库、半地下仓库、洞库等。常用的机械设备有空气去湿机、电热去湿干燥器、垛底通风驱潮机。

③ 光电调控吸潮技术。光电调控吸潮法是利用光电控制设备自动控制与调节库房温湿度，保持中药干燥的方法。

◎ 知识链接 ▶▶▶

白糖参和怀牛膝应怎样贮藏？

白糖参经暴晒或火烘后，内含的白糖易溶化外溢，有损质量；怀牛膝暴晒易脆断变色，这类中药采用石灰箱吸潮较合适。所放石灰约占灰缸容量高度的1/6～1/5。生石灰（CaO）具有取材容易、使用方便、价格低廉、吸潮率高等优点，使用后还可作其他用。CaO吸水量一般达自身的20％～30％，如果库内的空气比较潮、相对湿度在75％以上，一般5～7天就能达到较高的吸水量，8～9天后就基本上全部化成粉末。

（3）干燥技术　干燥可以除去中药中过多的水分，同时可杀死霉菌、害虫及虫卵，起到防治虫、霉，久贮不变质的效果。常用的干燥方法有晒、晾、烘等。对于颗粒较小的粉末状药材，还可用微波干燥法或远红外加热干燥法。

可用此法烘干的品种有：大黄、山药、川芎、千年健、延胡索、天冬、天花粉、白术、白芍、白芷、巴戟天、冬虫夏草、防风、当归、贝母、羌活、金果榄、沙参、独活、石菖蒲、前胡、常山、苍术、锁阳、泽泻、紫丹参等。烘干药材时必须掌握烘干的温度、时间及其操作法，一定要根据药材的性质及加工炮制要求分别对待，以免影响质量。例如，介虫类药材可用猛火，而花类及果皮类宜用文火。大黄一般需烘5h，翻动时应戴手套，避免手汗沾染后使药材颜色变黑；而冬瓜仁、桔梗等可烘3～4h，火力要弱些，否则会变成黄色。

3. 密封养护技术

密封法是在一定的范围内，对空气进行温湿度控制与调节，并把这个范围的空间与外界隔绝起来，从而达到防止中药霉变与虫蛀的传统方法。密封是中药仓储管理的基础措施，很多养护方法，如吸潮法、气调法、冷冻法、熏蒸法等，都要在密封条件下才能进行。密封方法运用得当，能够收到防潮、防热、防冻的良好效果，从而有效地防止虫蛀、霉腐、潮解、泛油、变色、失气味、酸败等质变现象发生。

密封的形式多种多样，应根据中药商品的种类、数量、性能、流转情况及库房条件等采用不同的密封形式。一般分整库密封、货架（柜、橱）密封、小仓库密封、堆垛密封、橱柜密封、货架密封、桶密封、箱密封、缸密封、窖密封等。这些密封方法可单独使用，也可以结合使用。应根据中药不同种类养护的需要，结合季节气候和条件因地制宜、就地取材、灵活应用，以确保贮存的安全。

4. 对抗同贮技术

对抗同贮也称异性对抗驱虫养护，是利用不同品种的中药所散发的特殊气味、吸潮或含特有驱虫去霉化学成分的性质来防止另一种中药发生虫霉变质等现象的一种贮藏养护方法。简而言之，即利用不同性能的中药所具有的相互制约虫害的作用，来进行中药贮藏保管的养护方法。使用方法一般有混入同贮法、层积共藏法、垫底覆盖包围法、拌入密闭贮藏法和喷雾撒粉法等。无论采用哪一种对抗同贮法，一定要实施于药材被蛀发霉以前，而不宜在其后进行，这样才能收到良好的防虫效果。

例如，陈皮与高良姜交互层层存放，可免虫蛀；泽泻、山药、白术、天花粉、冬虫夏草易生虫，丹皮易变色，若各药分别与丹皮贮存在一起，既可防生虫，又可防止丹皮变色；藏红花与冬虫夏草同贮于低温干燥的地方，可使冬虫夏草久贮不坏；芡实和薏苡仁含丰富的淀粉，在贮藏保管中极易遭虫害，如果适量加入用纸包好的生大蒜瓣（于纸包上刺一些小孔，使大蒜的气味得以挥发扩散），即可起到良好的防虫效果。

此外，大蒜头与土鳖虫、斑蝥、全蝎、僵蚕等虫类药材同贮，也能使这些虫类药材不易生虫；鹿茸虽为传统贵重中药，但易生虫难保管，若在锯茸后将细辛碾末调成糊状，涂在锯口和有裂缝或边缘处，再烤干，置于密闭的木箱内（尤以樟木箱最好），且在箱内撒些樟脑或细辛，盖严密封后置阴凉干燥处贮藏，可保存的鹿茸不会生虫；细辛分别与人参、全蝎、海马等同贮，花椒分别与鹿茸、蕲蛇、白花蛇、蛤蚧、全蝎、海马等同贮，三七与樟脑同贮，柏子仁与滑石、明矾同贮，冰片与灯心草同贮，硼砂与绿豆同贮，胶类药物与滑石粉或米糠同贮，均能达到防止虫蛀、霉变或泛油的目的。

（二）中药贮藏保管的新技术

中药品种繁多、性质各异，而且大多量大质泡，加上目前包装材料简易，特别容易霉变虫蛀。虽说传统贮藏保管经验和方法能解决一定的问题，但远不能适应目前中药发展的需要。一些物理、化学的方法不断在中药及炮制品贮藏保管上得到应用，使贮藏手段更科学化、合理化。

1. 气幕防潮技术

气幕又称气帘或气闸，是装在库房门上、配合自动门、防止库内冷空气排出库外和库外热空气侵入库内的装置，从而达到防潮的目的。有关方面试验结果表明，虽在梅雨季节，库内相对湿度及温度均相当稳定，说明气幕可以阻止和减轻库外潮湿空气对库内的影响，从而起到防潮作用。

2. 气调贮藏技术

气调贮藏是一种新技术，它是利用控制影响中药变异的空气中的氧浓度，增加氮气、二氧化碳等气体的浓度来进行中药贮藏的一种有效方法。其特点是节约劳动力、减轻劳动强度、不污染环境、保存质量好、容易管理、费用低。气调贮藏中药材不仅能有效地杀灭药材中的害虫，还能防止害虫及霉菌的生长，具有保存药材色泽、皮色、品质等作用，是一种较理想的贮藏方法。尤其在贮藏极易遭受虫害的药材及贵重、稀有的药材方面，更有实际应用价值和较大的经济意义。

3. 气体灭菌技术

气体灭菌主要是指环氧乙烷防霉技术及混合气体防霉技术。作用机制主要是与细菌蛋白分子中氨基、羟基、酚基或巯基中的活泼氢原子起加成反应生成羟乙基衍生物，使细菌代谢受阻而产生不可逆的杀灭作用。特点是有较强的扩散性和穿透力，对各种细菌、霉菌、昆虫、虫卵均有十分理想的杀灭作用，已广泛用于医疗材料及某些药物的消毒灭菌。

4. ^{60}Co-γ 射线辐射技术

^{60}Co-γ 射线辐射技术是采用^{60}Co-γ 射线对中药材、炮制品、中成药进行杀虫灭菌处理的方法。一般将药材辐射后再行密封贮存，是适合中药及炮制品贮藏的，且杀虫效果显著，但因受管理限制，基建投资大，防护措施严，设备复杂、费用高，以及维护难等诸多问题未能推广应用。

5. 超高温瞬间灭菌技术

超高温瞬间灭菌是将灭菌物迅速加热到150℃，经 2～4s 完成灭菌的技术。其灭菌的基础是：采用气力输送技术与蒸汽灭菌技术，在输送药物过程中，作为输送动力的过热高温蒸汽一边进行输送、一边对药物进行灭菌。由于灭菌温度高、时间短，这样加热杀灭微生物的速度比药物成分发生反应的速度来得快，因此药效损失甚微。超高温瞬间灭菌具有无残毒、成本低、投资少、成分损失少等优点。

6. 挥发油熏蒸防霉技术

挥发油熏蒸防霉技术是利用某些中药挥发油的挥发性，熏蒸中药材或炮制品，而达到抑菌和灭菌作用的方法。其特点是能迅速破坏霉菌结构，使霉菌孢子脱落、分解，从而起到杀灭霉菌并抑制其繁殖的作用；且对中药表面色泽、气味均无明显改变。多种中药的挥发油具有一定程度的抑菌和灭菌效果，其中以荜澄茄、丁香挥发油的效果最佳。

7. 包装防霉法

包装防霉实质是指无菌包装。首先将中药材或炮制品灭菌，然后把无菌的中药材或炮制品放进一个霉菌无法生长的环境。这样，由于避免了再次污染的机会，于常温条件下，不需任何防腐剂或冷冻设施，在规定时间内不会发生霉变。进行这种包装时，需要三项基本条件：一是包装环境无菌，二是贮存物无菌，三是包装容器无菌。其中，产品及容器的灭菌较为重要。

（三）特殊中药材的保管与养护

1. 易燃中药材

易燃中药材及中药饮片主要有火硝、硫黄、海金沙、干漆、松香等。该类中药材或中药饮片遇火即燃烧，因此应远离电源、火源，同时应有专人保管。在库房附近，还应放置适量的灭火器、沙箱等消防设备。如遇这类药材着火，用土沙扑压效果最好。

2. 贵细中药材

贵细中药材及中药饮片主要有人参、鹿茸、麝香、牛黄、羚羊角、海龙、燕窝、三七、哈士蟆油、西红花、珍珠等。

人参、海马、海龙、三七、蛤蟆油等容易生虫发霉，牛黄、燕窝、蛤蟆油等受潮后易发霉，西红花则易失油变色或干枯，犀角、羚羊角等受热又易干裂。麝香的容器如不严密，易挥发散失气味；鹿茸如没有干透，里面易腐烂发臭；糖参不仅易生虫，还易返糖；红参因体坚质实，一般不易生虫；生晒参不仅易生虫，不干的或受潮后还会发霉泛油。人参、燕窝、牛黄等质脆易碎，在操作时，应特别注意防止其残损，一般都应该用固定的箱、柜缸、坛等密闭后，储存在干燥、阴凉、不易受潮和受热的地方。细贵中药材或中药饮片都可以采取密封储存。生晒参、糖参、红参和燕窝等在霉雨季节，为防潮可装在铺有生石灰的箱或罐缸中储存，但须注意不使中药材或中药饮片和生石灰接触；麝香、人参、燕窝、蛤蟆油等在霉雨季节时，都适宜冷藏，冷藏的温度一般为 $2 \sim 10℃$，但包装必须密封，以防止潮气侵入发霉。

3. 盐腌中药材

盐腌中药材及中药饮片有盐苁蓉、盐附子、全虫等。这些药材在空气潮湿时，易吸潮使盐霜溶化，如果长期受潮流水，极易变软、发霉或腐烂；同时，还应防止鼠害。盐腌中药材或中药饮片必须放在阴凉的库房内储存。

四、实训操作实例

1. 霉变品识别

（1）常见特征　发生霉变后的饮片，包件内常有发热现象，初期饮片表面常有白色毛状物，后期常可见到绿色、黑色、橘红色等霉点（如当归、薏苡仁等）、粉状物（如山药发霉后表面有粉状物，略带粉红色）等现象，并常伴有霉味或酸涩气味。潮湿时常会发黏（如生地黄、熟地黄、制黄精等）、质地变韧（如白术、黄芪等）。

（2）识别观察　黄芩、甘草、苍术、白术、厚朴、枸杞子、苦杏仁、白茅根、延胡索、牵牛子等饮片是否有发霉现象。若有发霉现象，应对霉变品的色泽、气味等进行描述，根据仓储条件和饮片进出登记等分析其发生的原因，并进行真实记录。

2. 虫蛀品识别

（1）常见特征　饮片被虫蛀后表面常有孔洞，甚至被蛀成粉末，可见害虫的排泄物等（如山药、党参、当归、苦杏仁、山楂等）；一些小的果实种子类饮片常被害虫的排泄物所包裹（如黑芝麻、莱菔子、谷芽等）。

（2）识别观察　生地黄、桃仁、金樱子、草乌、大黄、延胡索、泽泻、枸杞子、芥子、白芍等饮片是否有虫蛀现象。若有虫蛀现象，应对虫蛀品的外观进行描述，根据仓储条件和饮片进出登记等分析其发生的原因，并进行真实记录。

3. 泛油品识别

（1）常见特征　饮片质地返软（如党参），甚至发黏（如制黄精）、颜色变深（如枸杞子），并散发出油败气味（如当归）。

（2）识别观察　柏子仁、苦杏仁、燀桃仁、炒莱菔子、白术、天门冬、玉竹、生地黄、白芍、知母等饮片是否有泛油现象。若有泛油现象，应对泛油品的外观进行描述，根据仓储条件和饮片进出登记等分析其发生的原因，并进行真实记录。

4. 粘连品识别

（1）常见特征　饮片粘结成块或成团。

（2）识别观察　没药、阿魏、芦荟、儿茶、阿胶、鹿角胶等饮片是否有粘连现象。若有粘连现象，应对粘连品的外观进行描述，根据仓储条件和饮片进出登记等分析其发生的原因，并进行真实记录。

5. 潮解品和风化品识别

（1）观察　观察大青盐、芒硝、风化硝、蜜百合、炙甘草、盐知母、盐补骨脂的外部特征。

（2）制作潮解和风化品　将大青盐、芒硝、风化硝、蜜百合、炙甘草、盐知母、盐补骨脂放置在模拟的潮湿空气中或干燥通风处，定期观察上述饮片的外观变化。

（3）分析比较上述变异饮片与正常饮片的区别，并说明其发生的原因。

6. 何首乌质量标准指标检测

（1）取样

① 从所给的10件制何首乌饮片中随机抽取5件样品，从每件样品中取样300g（照通则0211药材取样法操作）。

② 将抽取的样品混匀，平摊成正方形，依对角线划"X"，使其分为四等份。取对角两份，如上反复操作（即按四分法再取样），使制何首乌最终抽取的供检验用样品量不少于300g。

③ 将所抽取的样品分为三等份，其中一份用于实训、一份用于复核、另一份留样。

④ 填写取样报告单。

（2）性状鉴别

① 制何首乌为不规则皱缩状的块片，厚约1cm。表面黑褐色或棕褐色，凹凸不平。质坚硬，断面角质样，棕褐色或黑色（未蒸透者不得超过3％）。气微，味微甘而苦涩。符合上述要求者为合格品，否则为不合格品。

② 填写检验记录。

（3）净度检查

① 将抽取的样品称重（保留1位小数），放置在净药台上，除去杂质等；过二号筛，称取净饮片重量（保留1位小数）。

② 按"（净饮片重量/样品重量）×100％"计算净度。

③ 若制何首乌的净度在99％以上，则判定为合格品，否则申请复核。

④ 填写检验记录。

（4）总灰分测定

① 将马弗炉温度调整在600℃，将洗净的坩埚置马弗炉内灼烧、冷却至恒重。

② 将制何首乌供试品粉碎，过二号筛，置已恒重的坩埚内，精密称重，保证供试品取样量在3～5g范围内。

③ 将坩埚置于电炉上，半盖坩埚盖，小心加热使试样在通气情况下逐渐炭化，直至无黑烟产生。

④ 试样完全炭化后，把坩埚移入温度已达600℃的马弗炉炉口处，片刻后再慢慢移入炉

腔内，坩埚盖斜倚在坩埚口，关闭炉门，灼烧至灰中无碳粒存在。关闭加热开关，打开炉门，用煅钳将坩埚移至炉口处冷却至200℃左右，再移入干燥器中冷却1h至室温，准确称重，再在上述温度下再次灼烧，降温冷却1h，称重，直至达到恒重。

⑤ 计算出供试品总灰分的含量。

⑥ 如果制何首乌总灰分含量的测定结果不超过9.0%，则判定为合格品，否则申请复核。

⑦ 填写检验记录。

（5）水分测定

① 将洗净的称量瓶置105℃烘箱内干燥、冷却至恒重。

② 将制何首乌供试品破碎成直径不超过3mm的颗粒或碎片。戴上手套取出称量瓶，将破碎好的供试品平铺于干燥至恒重的称量瓶中，厚度不超过5mm，盖好称量瓶，精密称重，保证供试品取样量在2~5g范围内。

③ 将称量瓶置烘箱内，在105℃下干燥5h，戴上手套盖好称量瓶，取出称量瓶至干燥器中，冷却30min，精密称定，再在上述温度下干燥1h，冷却30min，再称重，至连续两次重量差异不超过5mg为止。

④ 计算出供试品的含水量。

⑤ 若制何首乌供试品水分含量的测定结果不超过12.0%，则判定为合格品，否则申请复核。

⑥ 填写检验记录。

（6）浸出物测定

① 将洗净的蒸发皿置105℃烘箱内干燥、冷却至恒重。

② 将制何首乌粉碎，过二号筛，置已恒重的蒸发皿内，精密称重，保证供试品取样量在2~4g范围内。

③ 将供试品全部转移至250mL锥形瓶中，精密加乙醇100mL，密塞，称定重量，静置1h。

④ 连续冷凝回流，加热至沸腾，并保持微沸1h。放冷后，取下锥形瓶，密塞，再称定重量，用乙醇补足减失的重量。摇匀，用干燥过滤器过滤。

⑤ 精密量取滤液25mL，置已干燥至恒重的蒸发皿中，在水浴上蒸干。

⑥ 将蒸发皿移至烘箱内，在105℃下干燥3h，置干燥器中冷却30min，迅速精密称定重量。

⑦ 计算出供试品的浸出物含量。

⑧ 若制何首乌供试品浸出物含量的测定结果不少于5.0%，则判定为合格品，否则申请复核。

⑨ 填写检验记录。

五、任务实施

（一）任务单

通过多种手段，查找药材（可以自选药材）的相关资料，总结归纳红参和人参炮制品的质量标准及要求、传统及现代的贮存保管方法。

（二）操作单

人参炮制品的质量标准及要求

检查项目	质量标准	检查指标要求
净度		
片型及粉碎粒度		
色泽		
气味		
饮片含水量		
灰分		
浸出物		
显微及理化鉴别		
饮片所用辅料质量		
有效成分含量		
有毒成分的限量		
细菌检查		
包装的检查		

红参的质量标准及要求

检查项目	质量标准	检查指标要求
净度		
片型及粉碎粒度		
色泽		
气味		
饮片含水量		
灰分		
浸出物		
显微及理化鉴别		
饮片所用辅料质量		
有效成分含量		
有毒成分的限量		
细菌检查		

贮存保管方法

	人参	红参	优点	缺点
传统贮存保管				
现代贮存保管				

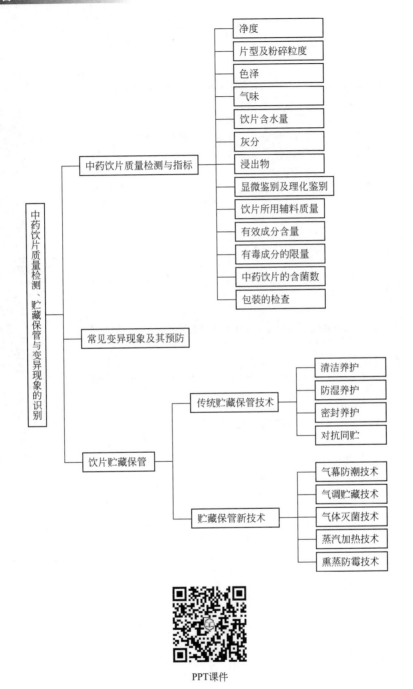

PPT课件

附　　录

附录一	中药炮制工技能考核题库及答案	
附录二	中药炮制技术课程标准	
附录三	药材和饮片取样法、药材和饮片检定通则、药材炮制通则	
附录四	中药饮片质量标准通则（试行）	

索　引

参 考 文 献

［1］ 国家药典委员会.中华人民共和国药典.2015 年版.北京：中国医药科技出版社.2015.

［2］ 莫小路，曾庆钱.药用植物识别技术.第 2 版.北京：化学工业出版社.2017.

［3］ 龚千锋.中药炮制学.第 10 版.北京：中国中医药出版社.2016.

［4］ 姚东云，朱艳.中药炮制技术，重庆：重庆大学出版社，2016.

［5］ 张中社，中药炮制技术.第 2 版.北京：人民卫生出版社，2013.

［6］ 蔡翠芳，中药炮制技术.第 2 版.北京：中国医药科技出版社，2013.

［7］ 曹晖，付静.全国中药炮制经验与规范集成（增修本）.北京：北京科学技术出版社，2017.

［8］ 时维静.中药分析与检测.第 2 版.北京：化学工业出版社，2016.

［9］ 刘波，李铭.中药炮制技术.第 3 版.北京：人民卫生出版社，2014.

［10］ 刘波，滕坤.中药炮制学实验实训操作技术.北京：北京科学技术出版社，2016.

［11］ 邵芸.中药炮制学.第 2 版.北京：科学出版社，2018.

［12］ 贾天柱，许枬.中药炮制化学.上海：上海科学技术出版社，2015.

［13］ 徐楚江，中药炮制学.第 5 版.上海：上海科学技术出版社，2018.

［14］ 刘逊，薛满，于立伟等.吴门医派中药炮制技艺.北京：北京科学技术出版社，2018.

［15］ 吴皓，李飞.中药炮制学.第 2 版.北京：人民卫生出版社，2016.